右江民族医学院

基于问题的学习（PBL）案例集
——儿科学分册 教师版

主 审 姚金光 唐毓金
主 编 黄秀峰 黄月艳

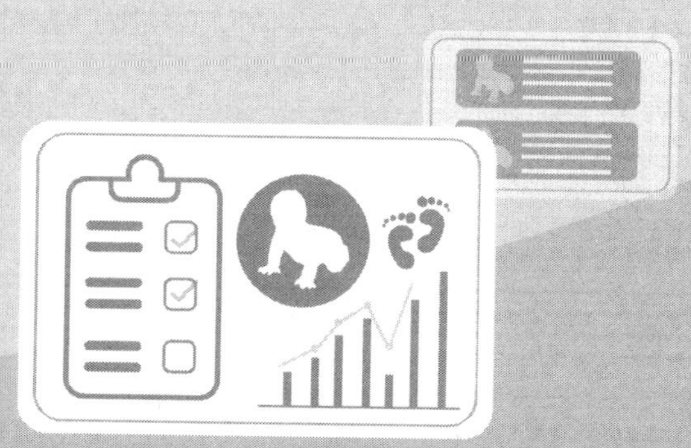

重庆大学出版社

图书在版编目(CIP)数据

基于问题的学习(PBL)案例集. 儿科学分册 : 教师版 / 黄秀峰, 黄月艳主编. -- 重庆 : 重庆大学出版社, 2022.6

ISBN 978-7-5689-2670-6

Ⅰ. ①基… Ⅱ. ①黄… ②黄… Ⅲ. ①儿科学—医学教育—案例 Ⅳ. ①R-4②R72

中国版本图书馆 CIP 数据核字(2021)第 077128 号

基于问题的学习(PBL)案例集
——儿科学分册(教师版)

JIYU WENTI DE XUEXI(PBL) ANLIJI
——ERKEXUE FENCE(JIAOSHIBAN)

主 审 姚金光 唐毓金
主 编 黄秀峰 黄月艳
策划编辑:袁文华
责任编辑:袁文华 版式设计:袁文华
责任校对:王 倩 责任印制:赵 晟

*

重庆大学出版社出版发行
出版人:饶帮华
社址:重庆市沙坪坝区大学城西路 21 号
邮编:401331
电话:(023) 88617190 88617185(中小学)
传真:(023) 88617186 88617166
网址:http://www.cqup.com.cn
邮箱:fxk@cqup.com.cn (营销中心)
全国新华书店经销
POD:重庆新生代彩印技术有限公司

*

开本:787mm×1092mm 1/16 印张:15.75 字数:276 千
2022 年 6 月第 1 版 2022 年 6 月第 1 次印刷
ISBN 978-7-5689-2670-6 定价:58.00 元

编委会

前 言

2018 年 9 月，习近平总书记在全国教育大会上强调，在党的坚强领导下，全面贯彻党的教育方针，坚持马克思主义指导地位，坚持中国特色社会主义教育发展道路，坚持社会主义办学方向，立足基本国情，遵循教育规律，坚持改革创新，以凝聚人心、完善人格、开发人力、培育人才、造福人民为工作目标，培养德智体美劳全面发展的社会主义建设者和接班人，加快推进教育现代化，建设教育强国，办好人民满意的教育。

2018 年 10 月，《教育部关于加快建设高水平本科教育 全面提高人才培养能力的意见》发布，意见中指出，把思想政治教育贯穿高水平本科教育全过程，强化课程思政和专业思政，推动课堂教学革命，以学生发展为中心，通过教学改革促进学习革命，积极推广小班化教学、混合式教学、翻转课堂，大力推进智慧教室建设，构建线上线下相结合的教学模式。因课制宜选择课堂教学方式方法，科学设计课程考核内容和方式，不断提高课堂教学质量。积极引导学生自我管理、主动学习，激发求知欲望，提高学习效率，提升自主学习能力。

我国高校的教学模式主要以学科专业为基础，依托教研室建立，主要是采用以教师讲授理论课为核心的传统教学模式，学生被动接受书本知识，教师决定着教学的方向和内容，掌握着教学目标、进程和结果。在这种传统教学模式下，学生被摆在一个被动接受知识的地位。实验教学以验证理论性实验为主，其教学方法主要为机械式、灌注式。整体来说，这种教学模式忽视了对学生创造性、批判性思维的激发，培养不了学生综合运用所学知识解决实际问题的能力。在这种模式下，虽然我国高校的理论教学水平并不比其他国家逊色，但学生的创造性思维和动手能力较差，不同学科之间也缺乏相互融合，学生所涉及的知识面狭窄，在使用所学书本知识解决实际问题时遇到极大困难。

PBL(Problem Based Learning)教学是一种以问题为核心，以解答问题为驱动力，以分组阐述、展示、讨论及相互交流为手段，以激发学生积极主动自学、培养学生创新性思维为主要目标的全新教学模式。PBL 教学的目标尤其突出培养学生的独立自学能力、创新思维能力、知识整合分析能力等。在这个环境中，学生以 6 ~ 8 人为一个小组，为其提供一个或几个带有若干重要提问和学习目标的临床案例，使学生围绕这些案例及一系列与临床密切相关的实际问题进行循序渐进且多次反复的讨论学习，最终得出有关案例的病因机制、诊断及治疗计划等方面的正确答案。面对案例中列出的各种问题，学生明确自己要查找的目标知识与信息，并在课外时间通过查阅有关资料获取问题解答所需的新知识与新信息；在 PBL 教学的学习讨论过程中，学生之间围绕重要问题自我主持、相互交流、相互讨论、自我评价。在这种气氛中，学生之间不是相互竞争，而是相互合作、相互依赖、共同提高，但在学习过程中需承担更多的责任。教师的角色发生了转变，由"教学核心"转换为学生求知过程中的合作者与引导者，即由"教"师转变为"导"师，从而使得学生的作用更加突出、素质更加全面、思维更加活跃。在教学过程中，教师的主要职责是辅助学生选择那些有价值的参考资料和技术信息，合理调动、组合各种知识和技术资源，指导、启发学生把注意力集中到解决问题上，并适当控制课堂教学进度和问题难度。鼓励学生大胆实践、勇于交流、建立自信，逐步培养善于解决临床实际问题的思维和能力，从而改变传统教学中学生的被动地位，使学习成为一种积极、主动、灵活的过程，使 PBL 教学变成建立在学生兴趣与自觉性基础上的实践活动。这样，学生不仅能通过多种渠道获得新的知识和信息，而且能学会如何通过这种学习方式来解决实际问题，还有利于培养学生创新意识和创新能力。这种基于临床案例讨论和问题解答的学习训练，将使学生受益无穷。

为了适应当前医学教育改革的需要，推动高校教育教学观念的更新，提高教学质量，近年来，右江民族医学院在临床医学专业的人体解剖学、药理学、妇产科学、内科学、外科学、儿科学等课程中进行了 PBL 教学改革尝试，取得了一定的教学效果，但因受到教学体制、师资力量、教学条件等因素影响，PBL 教学一直未能在全校范围内全面推广，其中，没有足够数量的 PBL 教学案例也是一个原因。本书就是在这种背景下，通过向学校广大教师进行 PBL 教学案例征集，并从中挑选出一批比较好的 PBL 教学案例汇编而成。

参与本书编写的教师来自右江民族医学院儿科学教研室、口腔医学教研室、外科学教研室和教育评价与教师发展中心。本书的出版得到了右江民族医学院领导及相关部门、同事的大力支持和帮助，以及右江民族医学院人才工程之教学名师培养项目经费的资助，在此谨致予衷心的感谢！

由于编者初次编写 PBL 教学案例，对 PBL 教学的认识和理解还不够深刻，难免存在缺点与不足，恳请读者批评、指正。

编　者

2022 年 4 月

目　录

案例1

1

一朵随风摇曳的花朵，一名窒息宝宝的经历

【学习目标】

1. 基础医学

(1)缺氧对机体的影响。

(2)缺氧-再灌注损伤的机体的功能和代谢变化。

2. 临床医学

(1)新生儿窒息的病因及发病机制。

(2)新生儿窒息复苏方法。

(3)新生儿窒息临床表现、诊断治疗及其治疗的循证依据。

3. 课程思政

(1)讨论新生儿窒息目前在我国的发生率,讨论如何在我国目前的医疗卫生体制下更有效地降低该疾病的死亡率。

(2)讨论如何预防新生儿窒息的发生。

(3)讨论在临床面对新生儿窒息时如何更好地与家属沟通,建立良好的医患关系。

【教学建议】

1. 本案例涉及课程内容

缺氧对机体的影响;缺氧-再灌注损伤的机体的功能和代谢变化;新生儿窒息的病因及发病机制;新生儿窒息复苏方法;新生儿窒息临床表现、诊断治疗及其治疗的循证依据。

2. 本案例的教学重点

新生儿窒息临床表现、Apgar 评分及复苏后可能发生的各种并发症(缺氧缺血性脑病等);新生儿窒息临床诊断及治疗方法。

3. 本案例适宜临床医学专业本科学生(大学三年级)做讨论的基础

缺氧对机体的影响;缺氧-再灌注损伤的机体的功能和代谢变化;新生儿窒息的病因及发病机制;新生儿窒息复苏方法。

【参考书目】

1. 邵肖梅,叶鸿瑁,丘小汕. 实用新生儿学[M]. 5 版. 北京:人民卫生出版社,2019.

2. 王天有，申昆玲，沈颖. 诸福棠实用儿科学[M]. 9 版. 北京：人民卫生出版社，2022.

3. Janet M Rennie. 罗伯顿新生儿学[M]. 4 版. 刘锦纷，译. 北京大学医学出版社，2009.

4. 王卫平，孙锟，常立文. 儿科学[M]. 9 版. 北京：人民卫生出版社，2018.

5. 桂永浩，薛辛东. 儿科学[M]. 3 版. 北京：人民卫生出版社，2015.

6. 王建枝，钱睿哲. 病理生理学[M]. 9 版. 北京：人民卫生出版社，2018.

案例摘要

患儿，男，系 G_4P_1，孕 39^{+1} 周，顺产出生，出生体重 3.26 kg，脐带、胎盘未见异常，前羊水清，后羊水浑浊，出生时无呼吸，全身皮肤发绀，肌张力低，心率 60 次/分，立即予吸痰、气管插管、气囊加压人工通气、保暖等抢救，Apgar 评分 1 分钟为 3 分(呼吸、喉反射、皮肤各 1 分)，5 分钟评分 7 分(呼吸、肌张力、喉反射各 1 分)，生后气促、呼吸困难，气管内给氧转入新生儿科。

查体：体温不升，呼吸 62 次/分，心率 135 次/分，反应欠佳，气管内给氧下皮肤红润，呼吸急促，吸气三凹征，两肺呼吸音粗，闻及痰鸣音，心音有力，腹部不胀，肠鸣音正常。四肢肌张力低，原始反射未引出。

辅助检查：血生化 CK 2063 U/L，CKMB 214 U/L，Na 131 mmol/L，血气分析 pH 7.4，$PaCO_2$ 29.5 mmHg，PaO_2 74 mmHg，BE −5.1 mmol/L。床边胸部 X 线：两肺透亮度稍低，肺纹理粗乱，可见斑片状密度增高影。脑电图检查：异常睡眠 EEG，异常 BEAM。头颅 MRI 检查：双侧大脑半球实质信号在 T1WI 斑片稍减低，双侧基底节区呈相对稍高信号，在 T2WI 脑实质呈稍高信号，脑白质及灰质信号分界模糊。

案例将要讨论内容的摘要

1. 基础医学

缺氧对机体的影响；缺氧-再灌注损伤的机体的功能和代谢变化。

2. 临床医学

新生儿窒息的病因及发病机制；新生儿窒息复苏方法；新生儿窒息临床表现、诊断治疗及其治疗的循证依据。

3. 课程思政

讨论新生儿窒息目前在我国的发生率，讨论如何在我国目前的医疗卫生体制下更有效地降低该疾病的死亡率;讨论如何预防新生儿窒息的发生;讨论在临床面对新生儿窒息时如何更好地与家属沟通,建立良好的医患关系。

第1幕(1学时)

1. 辅导注意事项及提示用问题

(1)上述病例包含哪些重要的信息?

(2)如何对窒息患儿家属进行详细病史询问?其要点是什么?

(3)为进一步作出临床判断,需要进一步了解并获取患儿的哪些信息才能有助于临床对疾病的诊断?

2. 主要讨论方向

(1)缺氧对机体的影响;缺氧-再灌注损伤的机体的功能和代谢变化。

(2)引起新生儿窒息的常见原因。

(3)哪些疾病可能导致了患儿的临床症状?

第2幕(1学时)

1. 辅导注意事项及提示用问题

(1)你认为最可能的疾病是什么?请提供依据。

(2)你认为还需要对患儿进行哪方面的检查?有什么检查意义?

(3)该患儿可能出现哪些并发症?

2. 主要讨论方向

(1)新生儿窒息的临床表现。

(2)新生儿窒息评分及注意事项。

(3)如何解读2021年版新生儿复苏指南?

(4)新生儿窒息的并发症有哪些?

第3幕(2学时)

1. 辅导注意事项及提示用问题

(1)可能发生什么并发症?

(2)需要做什么检查以帮助诊断?

(3)如何治疗?

2. 主要讨论方向

(1)如何预防新生儿窒息及降低并发症的发生？

(2)新生儿发生窒息时如何进行监护？

案例讨论小结(1 学时)

1. 学生各小组小结

各小组以 PPT 的形式进行小结，小结的内容应包括该案例发病病因、机制、临床表现、诊断标准及其治疗原则和预防措施。

2. 教师总结

(1)案例讨论所涉及专业知识：①缺氧对机体的影响；缺氧-再灌注损伤的机体的功能和代谢变化。②新生儿窒息的病因及发病机制；新生儿窒息复苏方法；新生儿窒息临床表现、诊断治疗及其治疗的循证依据。

(2)案例讨论过程点评：尤其要对团队合作、批判精神、逻辑思维等方面予以点评。

教师备课用材料

一、概念

新生儿窒息是指出生后无自主呼吸或呼吸抑制导致低氧血症、高碳酸血症及代谢性酸中毒。

二、临床表现

1. 胎儿缺氧表现

(1)胎心率：≥160 次/分，或<100 次/分。

(2)胎动：早期↑，晚期↓或消失。

(3)羊水胎粪污染。

2. 窒息程度判定：新生儿 Apgar 评分标准(表 1-1)

(1)时间：生后 1 分钟、5 分钟、10 分钟常规评分，如新生儿需复苏，15 分钟、20 分钟仍需评分。

(2)内容：皮肤颜色(Appearance)；心率(Pulse)；对刺激的反应(Grimace)；肌张力(Activity)；呼吸(Respiration)。

(3)评分标准：每项 0 ~ 2 分，共 10 分，0 ~ 3 分为重度窒息，4 ~ 7 分为轻度窒息，8 ~ 10 分为正常。

表 1-1　新生儿 Apgar 评分标准

<table>
<tr><td rowspan="2">体　征</td><td colspan="3">出生后 1 分钟内评分标准</td><td colspan="2">出生后评分</td></tr>
<tr><td>0 分</td><td>1 分</td><td>2 分</td><td>1 分钟</td><td>5 分钟</td></tr>
<tr><td>皮肤颜色</td><td>青紫或苍白</td><td>身体红,四肢青紫</td><td>全身红</td><td></td><td></td></tr>
<tr><td>心率(次/分)</td><td>无</td><td><100</td><td>>100</td><td></td><td></td></tr>
<tr><td>弹足底或插鼻管后反应</td><td>无反应</td><td>有些动作,如皱眉</td><td>哭,喷嚏</td><td></td><td></td></tr>
<tr><td>肌张力</td><td>松弛</td><td>四肢略屈曲</td><td>四肢活动</td><td></td><td></td></tr>
<tr><td>呼吸</td><td>无</td><td>慢,不规则</td><td>正常,哭声响</td><td></td><td></td></tr>
</table>

3. 多脏器受损症状

(1)脑:颅内出血、HIE。

(2)肺:吸入综合征。

(3)心:PPHN、缺氧缺血性心肌损害。

(4)肾:肾功能障碍。

(5)代谢:低氧、高碳酸血症、代谢性酸中毒、低血糖、高血糖、低钙血症、低钠血症。

(6)胃肠道:NEC。

(7)血液系统:DIC。

三、窒息病理生理

1. 胎儿向新生儿转变受阻

胎儿向新生儿呼吸、循环的转变受阻→胎儿循环开放、持续肺动脉高压→右向左分流→缺氧。

2. 各器官缺氧缺血性改变

血液重新分布,“潜水反射”→肺、肠、肾、肌肉、皮肤血流量减少→生命器官心、脑、肾上腺血流量增加。缺氧继续→心、脑、肾上腺血流量减少→多脏器功能损害。

3. 呼吸改变

(1)原发性呼吸暂停:脑、心、肾上腺血流增加,HR 下降,BP 升高,肌张力存，青紫。

（2）继发性呼吸暂停：脑、心、肾上腺血流减少，HR下降，BP下降，肌张力消失，苍白。

4. 血生化和代谢改变

（1）PaO_2 下降，pH值下降及混合性酸中毒。

（2）糖代谢紊乱，早期血糖正常或增高，后可低血糖。

（3）高胆红素血症。

（4）低钠血症和低钙血症。

四、窒息治疗

采用中国新生儿复苏方案，即ABCDE复苏方案（图1-1）。

（1）A（Air way）：清理呼吸道黏液。

（2）B（Breathing）：建立呼吸，增加通气。

（3）C（Circulation）：维持正常循环，保证足够心搏出量。

（4）D（Drug）：药物治疗。

（5）E（Evaluation）：评估。

新生儿复苏相关操作见图1-2至图1-4。

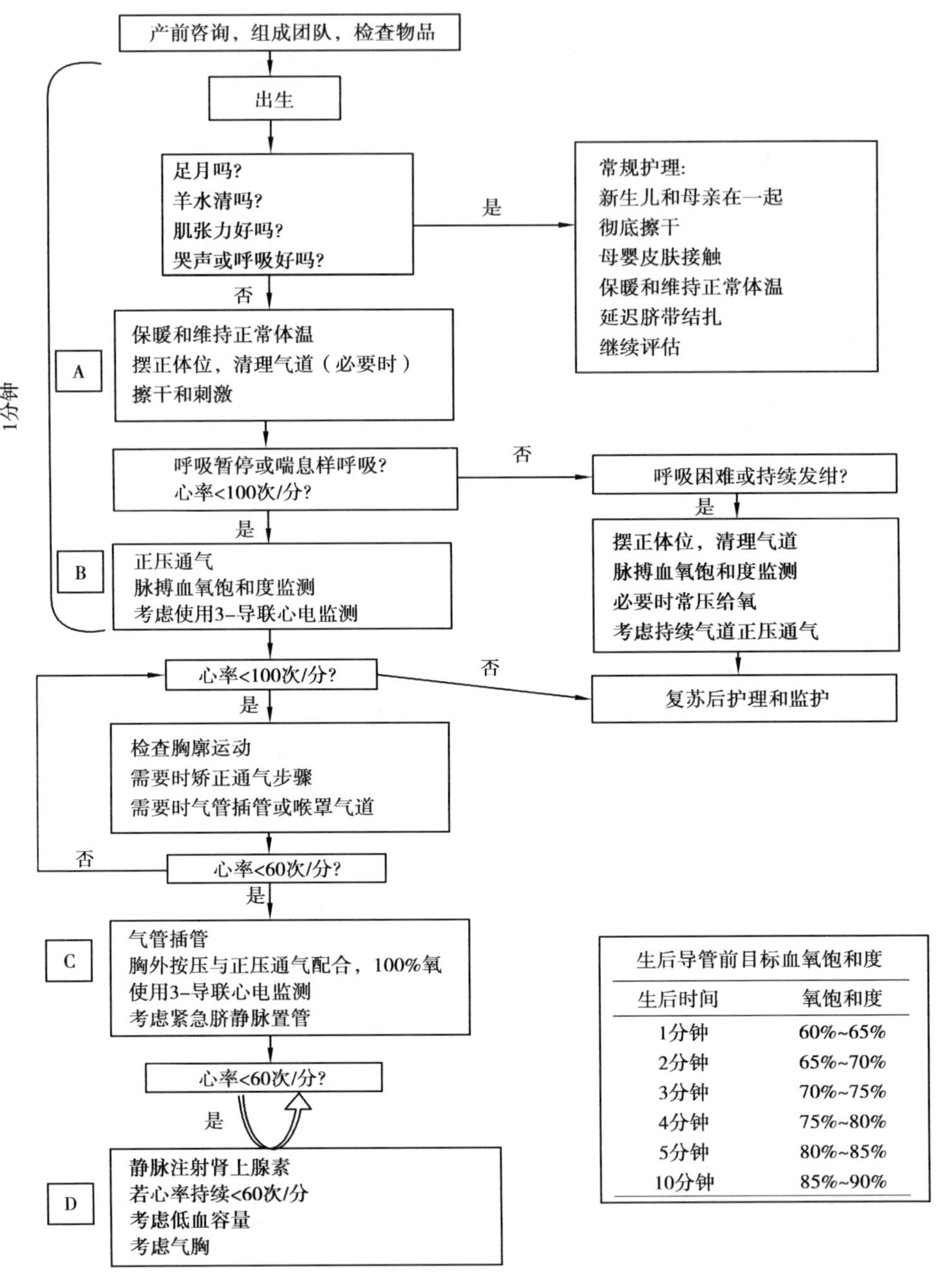

图 1-1 中国新生儿复苏流程图(2021 年)

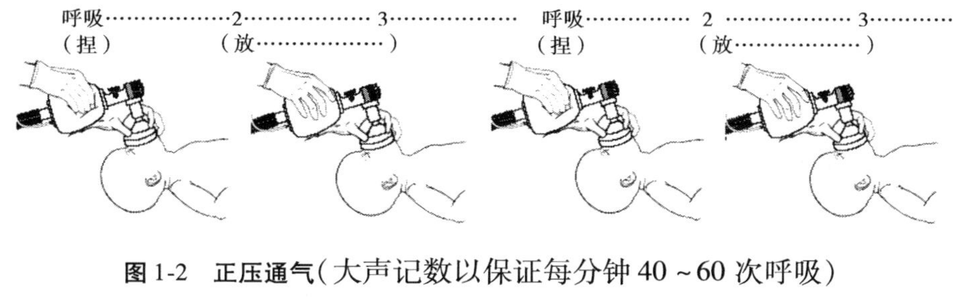

图 1-2　正压通气（大声记数以保证每分钟 40～60 次呼吸）

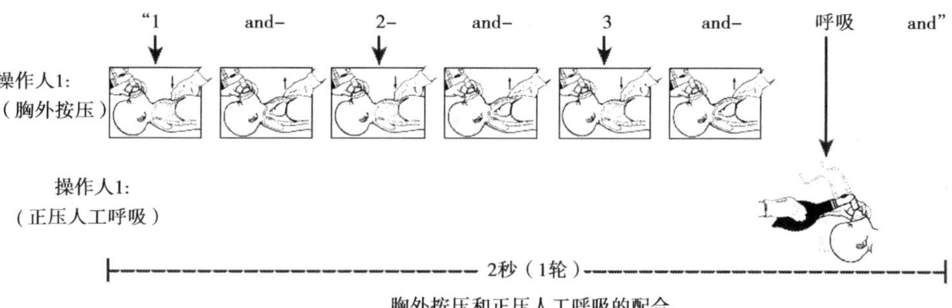

图 1-3　胸外按压（4 个动作为 1 个周期，应耗时约 2 秒）

每分钟应有 120 个"动作"（90 次按压和 30 次呼吸）

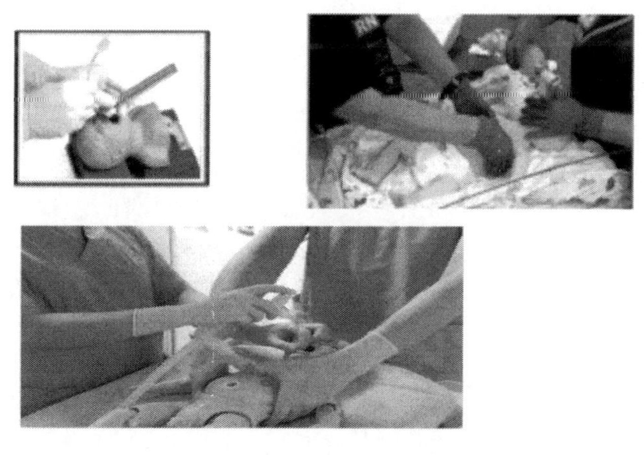

图 1-4　拇指法胸外按压

（梁玉美、冯燕妮、杨松媚、姚小敏）

案例2

2

一名早到小天使的呼吸

【学习目标】

1. 基础医学

(1)肺的发育过程。

(2)围产期肺表面活性物质(PS)的特点。

(3)PS 的成分。

(4)PS 的作用。

2. 临床医学

(1)新生儿呼吸窘迫综合征(NRDS)的病因及发病机制。

(2)实验室及器械检查在 NRDS 的临床应用。

(3)NRDS 的分级。

(4)NRDS 的诊治原则及其治疗的循证依据。

(5)NRDS 的并发症及其疾病的鉴别诊断。

3. 课程思政

(1)讨论目前 NRDS 在我国的发病情况及预后,讨论如何在我国目前的医疗卫生体制下更有效地降低该疾病的死亡率。

(2)讨论如何预防 NRDS 的发生。

(3)讨论在临床面对 NRDS 时如何更好地与家属沟通,建立良好的医患关系。

【教学建议】

1. 本案例涉及课程内容

肺的发育过程;PS 的特点;PS 的成分;PS 的作用;NRDS 的病因及发病机制;实验室及器械检查在 NRDS 的临床应用;NRDS 的分级;NRDS 的诊治原则及其治疗的循证依据;NRDS 的并发症及其疾病的鉴别诊断。

2. 本案例的教学重点

NRDS 的病因及发病机制;NRDS 的临床诊断及治疗。

3. 本案例适宜临床医学专业本科学生(大学三年级)做讨论的基础

肺的发育过程;PS 的成分;PS 的作用;NRDS 的病因及发病机制。

【参考书目】

1. 邵肖梅,叶鸿瑁,丘小汕. 实用新生儿学[M]. 5 版. 北京:人民卫生出版社,2019.

2. 王天有,申昆玲,沈颖. 诸福棠实用儿科学[M]. 9 版. 北京:人民卫生出版社,2022.

3. Janet M Rennie. 罗伯顿新生儿学[M]. 4 版. 刘锦纷,译. 北京:北京大学医学出版社,2009.

4. 王卫平,孙锟,常立文. 儿科学[M]. 9 版. 北京:人民卫生出版社,2018.

5. 桂永浩,薛辛东. 儿科学[M]. 3 版. 北京:人民卫生出版社,2015.

案例摘要

患儿,男,孕 28^{+6} 周,生后 4 小时入院。因足先露、双胎妊娠、试管婴儿在产科顺产出生,出生时羊水、胎盘、脐带无异常,Apgar 评分 1 分钟 8 分,5 分钟 9 分,出生体重 950 g。生后气促,呼吸困难,呻吟样呼吸。患儿母亲孕期定期产检,分娩前未使用激素促胎肺成熟药物。

查体:体温不升,心率 130 次/分,呼吸 65 次/分,早产儿貌,神清,反应差,呼吸急促,可见吸气三凹征,呼气性呻吟,双肺呼吸音低,未闻及啰音,心音有力,无杂音;腹平软,肝脾肋下未及,肠鸣音正常。双下肢皮肤瘀紫。四肢肌张力低,肢端稍凉。原始反射减弱。

患儿予积极 PS、呼吸机辅助通气治疗好转,第 3 天后患儿再次呼吸增快,呼吸 67 次/分,心率 70 次/分,呼吸机参数上调,心前区可闻及杂音。

案例将要讨论内容的摘要

1. 基础医学

肺的发育过程;围产期 PS 的特点;PS 的成分;PS 的作用。

2. 临床医学

NRDS 的病因及发病机制;实验室及器械检查在 NRDS 的临床应用;NRDS 的分级;NRDS 的诊治原则及其治疗的循证依据; NRDS 的并发症及其疾病的鉴别诊断。

3. 课程思政

讨论目前 NRDS 在我国的发病情况及预后,讨论如何在我国目前的医疗卫生体制下更有效地降低该疾病的死亡率;讨论如何预防 NRDS 的发生;讨论在临床面对 NRDS 时如何更好地与家属沟通,建立良好的医患关系。

第 1 幕(1 学时)

1. 辅导注意事项及提示用问题

(1) 上述病例包含哪些重要的信息?

(2)如何对 NRDS 患儿家属进行详细病史询问？其要点是什么？

(3)为进一步作出临床判断,需要进一步了解并获取患儿的哪些信息才能有助于临床对疾病的诊断？

2. 主要讨论方向

(1)肺的发育过程;围产期 PS 的特点;PS 的成分;PS 的作用。

(2)引起 NRDS 的常见原因。

(3)哪些疾病可能导致了患儿的临床症状？

第2幕(1学时)

1. 辅导注意事项及提示用问题

(1)你认为最可能的疾病是什么？请提供依据。

(2)你认为还需要对患儿进行哪方面的检查？有什么检查意义？

(3)该患儿可能出现哪些并发症？

2. 主要讨论方向

(1)NRDS 的临床表现、胸部 X 线特征。

(2)如何进行 NRDS 分级？

(3)如何解读现行版 NRDS 诊治指南？

(4)NRDS 的临床鉴别诊断有哪些？其鉴别要点是什么？

(5)NRDS 的并发症有哪些？

第3幕(2学时)

1. 辅导注意事项及提示用问题

(1)可能发生什么并发症？

(2)需要做什么检查以帮助诊断？

(3)如何治疗？

2. 主要讨论方向

(1)导致动脉导管未闭(PDA)的常见病因有哪些？

(2)PDA 的临床表现及病理生理如何？

(3)PDA 的治疗措施有哪些？对该患儿进一步的治疗措施有哪些？

案例讨论小结(1学时)

1. 学生各小组小结

各小组以 PPT 的形式进行小结,小结的内容应包括该案例发病病因、机制、临床表现、诊断标准、鉴别诊断及其治疗原则和预防措施。

2. 教师总结

(1)案例讨论所涉及专业知识:①肺的发育过程;PS 的特点;PS 的成分;PS 的作用。②NRDS 的病因及发病机制;实验室及器械检查在 NRDS 的临床应用;NRDS 的分级;NRDS 的诊治原则及其治疗的循证依据;NRDS 的并发症及其疾病的鉴别诊断。

(2)案例讨论过程点评:尤其要对团队合作、批判精神、逻辑思维等方面予以点评。

教师备课用材料

一、呼吸系统的发育

1. 出生前的肺组织形态发生

出生前的肺结构发育特点见表 2-1。肺支气管发育早在胚胎第 4 周已经开始,至第 7 周时已经形成支气管芽和由血管丛演变的原始肺循环血管。支气管分支受特定间充质基因、成纤维细胞生长因子(FGF)控制,并受到视黄酸(维 A 酸)调节。在第 6-7 周时如果气管发育出现障碍,会发生气管狭窄、食管-气管瘘等先天性病变。胸膜、平滑肌、软骨和其他间质结缔组织作为肺和气道的支持物,均从间充质分化发育而来,在第 16 周时可以识别出。假腺样期也是横膈膜的发育期,如果横膈膜结构没有完全融合,形成横膈疝,就会造成腹腔脏器进入胸腔,并导致同一侧(多为左侧)肺组织发育障碍和发育低下。

表 2-1 出生前的肺结构发育特点

类 别	胚胎期	假腺样期	导管期	囊泡期	肺泡期
胎龄/周	第 4—7	第 7—16	第 16—26	第 26—36	第 36—42
气道分支	+	++	+++	+++	+++
黏液腺		+	+	++	++
软骨		+	+	++	++
肺泡			+	++	+++
上皮细胞			低柱状	立方状	扁平
糖原			+	+++	+
板层小体			+	++	+++

续表

类　别	胚胎期	假腺样期	导管期	囊泡期	肺泡期
胎龄/周	第4—7	第7—16	第16—26	第26—36	第36—42
表面活性物质磷脂			+	++	+++
磷脂酰甘油				+	++
SP-A				+	+++
SP-B			+	++	+++
SP-C			+	++	+++
肺泡毛细血管			+	++	+++

肺泡的发育水平是胎儿出生后能否适应生存的关键。在假腺样期如果肺泡分化发育障碍,会导致导管期肺发育低下,其特点为近足月或足月儿肺质量占体重1%以下,肺泡数量显著减少,上皮细胞呈立方状,肺泡隔增宽。一般此种组织学特点多见于胎龄小于32周的早产新生儿肺,尤其在胎龄小于28周、出生体重低于1 kg的超低出生体重儿。肺表面活性物质是肺成熟最重要的生物标志。在导管期和囊泡期,相当于胎儿第24—26周时,由于支气管分支已经达到20级以上,伴随肺泡结构出现,同时有丰富毛细血管在肺泡隔出现,加上肺表面活性物质开始合成,使在此阶段出生的早产儿具备了生存的基本条件,在此阶段以前出生的早产儿一般不可能存活。

2. 对子宫外呼吸的适应

出生后的呼吸适应有以下几个特征性功能变化。

(1)肺表面活性物质的大量合成分泌。出生后第一次呼吸以及随后的几次呼吸,可以使肺泡扩张充气,在数分钟内达到平静呼吸,通气量保证机体氧和二氧化碳代谢需要。早产儿不成熟肺的肺泡内缺乏肺表面活性物质,肺泡因表面张力高而萎陷,出现吸气困难。

(2)由分泌肺液转换为气体交换和吸收肺泡内液体。在胎肺内液系上皮细胞 Cl^-泵作用下富含 Cl^-、K^+、H^+离子的液体,为胎肺发育所必需。在妊娠后期,胎肺液分泌放缓,特别当产程发动后,肺泡上皮细胞由分泌富含 Cl^-的液体转化为以吸收 Na^+为主的液体,并以 Na^+通道功能作为肺液吸收的主要途径。Na^+通道蛋白位于上皮细胞端面,可以被阿米洛利(氨氯吡咪)阻断。近年发现肺泡上皮细胞的水通道蛋白是肺液跨膜移动的途径,与 Na^+通道同时维持肺泡内液体和电解质移动与平衡。

(3)建立肺循环。出生后随着通气开始,由于肺泡扩张、吸入气体中氧和一氧化氮,或内源性舒张血管因素,可以弥散并作用于肺阻力性小血管的平滑肌,使血管松弛,血管阻力随之下降,右心房压力下降,卵圆孔关闭。肺内前列腺素分泌增加和肺动脉压力下降,可以使动脉导管关闭。最终结束胎儿循环,建立分离的体循环和肺循环。随着循环氧分压的提高,肺部血管阻力继续下降,血管肌层发育使肺血流在低阻力条件下维持,肺循环血流量保证左心回流量和心搏输出量。

3. 出生后的肺和呼吸系统发育

(1)出生后至2岁左右,肺泡结构和肺血管以不同的速度和程度发育。肺泡隔变薄,肺泡隔中的双层毛细血管融合为单层,肺泡内有新的肺泡隔不断出现,使原有肺泡在数量上增加,但同时肺内血管增长更快,肺中小动脉血管可以出现平滑肌的中层结构。在婴儿早期以上改变更明显。

(2)在2~10岁阶段,气道、肺泡和血管发育基本上成比例同步生长,此阶段肺泡容积增加为主,且肺泡和肺血管生长速度和身体发育速度相适应。此阶段会对青春期甚至成年的肺与呼吸系统功能起决定影响,特别在个体受所处环境、活动程度(体育锻炼、营养)和大气条件(海拔高度)影响,会使肺在适应性以及疾病损害发生、发展和代偿机能上表现出差异。

生长期肺体积变化见表2-2。

表2-2 生长期肺体积变化

类别	胎龄30周	足月儿	成人	相对出生时变化/倍
肺体积/mL	25	150~200	5	23
肺重/g	20~25	50	800	16
肺泡数量/百万	5~10	25~50	300	6~12
肺泡表面积/m^2	0.3	3~4	75~100	23
表面积/体重/($m^2 \cdot kg^{-1}$)		0.3	1.0	3
肺泡直径/μm	32	150	300	20
气道分支/级	24	23~24	22~24	1
气管长/mm		26	184	7
主支气管长/mm		26	254	10

二、新生儿呼吸窘迫综合征

1. 概念

肺透明膜病(HMD)又称新生儿呼吸窘迫综合征(NRDS),为肺表面活性物质(PS)缺乏所致,多见于早产儿,生后数小时出现进行性呼吸困难、青紫和呼吸衰竭。

2. 临床表现

(1)病史:本病主要见于胎龄< 35 周的早产儿。母亲若为糖尿病,婴儿不论是否早产,均易患本病。

(2)临床表现:生后不久(6 小时内)出现呼吸急促、呼气性呻吟、吸气时三凹征,病情呈进行性加重。继而出现呼吸不规则、呼吸暂停、青紫、呼吸衰竭,体检两肺呼吸音减弱。血气分析 $PaCO_2$ 升高,PaO_2 下降,酸中毒。生后 24 ~ 48 小时病情最重,病死率高。轻型病例,可仅有呼吸困难、呻吟,经 CPAP 治疗后可恢复。

本病恢复期易并发动脉导管开放,肺血流增加,出现心力衰竭、呼吸困难,病情加重。

(3)X 线检查:按病情程度可将胸片改变分为 4 级。①Ⅰ级:两肺野普遍透亮度减低,见均匀散在的细小颗粒和网状阴影。②Ⅱ级:除Ⅰ级变化加重外,可见支气管充气征,延伸至肺野中外带。③Ⅲ级:肺野透亮度更加减低,心缘、膈缘模糊。④Ⅳ级:整个肺野呈白肺,支气管充气征更加明显。多次床旁摄片可观察动态变化。

(4)鉴别诊断:①B 族溶血性链球菌感染宫内或分娩过程中发生的 B 族链球菌肺炎或败血症,极似 NRDS,但该病常有孕妇羊膜早破史或感染表现,肺部 X 线改变有不同程度的融合趋势,病程经过与 NRDS 不同,用青霉素有效。②新生儿期急性呼吸窘迫综合征(ARDS)临床表现与 NRDS 相似,但 ARDS 主要继发于严重窒息和感染,常在原发病后 1 ~ 3 天出现呼吸急促、青紫、呼吸循环衰竭,胸片以浸润性改变为主。③湿肺湿肺病程短,呈自限性,X 线表现以肺泡、间质、叶间胸膜积液为主。④吸入性肺炎生后即呼吸困难、呻吟,但不呈进行性发展,X 线表现肺气肿较明显。

3. 处理

(1)肺表面活性物质替代治疗时机:强调早期给药,一旦出现呼吸困难、呻吟,立即给药。剂量:一般每次 100 mg/kg。给药次数:按需给药,如呼吸机参数调值:吸入氧浓度(FiO_2)>0.5 或平均气道压(MAP)>0.78 kPa ($8\ cmH_2O$),应重复给药,多数病例需给 2 ~ 3 次,间隔时间 10 ~ 12 小时。给药方法:PS 有 2 种剂型,须冷冻保存,干粉剂用前加生理盐水摇匀,混悬剂用前解冻摇匀。用 PS 前先给患儿充分吸痰,然后将 PS 经气管插管注入肺内,分仰卧位、左侧、右侧位均等注入。

(2)持续气道正压呼吸(CPAP):CPAP 能使肺泡在呼气末保持正压,防止肺泡萎陷,有助于萎陷的肺泡重新张开。及时用 CPAP 可减少机械通气的使用,如用 CPAP 后出现反复呼吸暂停、$PaCO_2$ 升高、PaO_2 下降,则改用机械通气。

(3)机械通气:对严重 NRDS,如胸片为Ⅲ级或Ⅳ级、反复呼吸暂停或 CPAP 压力0.59 kPa(6 mmHg),PaO_2 仍然低于6.67 kPa(50 mmHg),应予机械通气。呼吸机参数预调值:呼吸频率 35 ~45 次/分,吸气峰压(PIP)1.96 kPa(20 cmH_2O),呼气末正压(PEEP)0.49 kPa(5 cmH_2O),也可采用高频通气,减少传统正压通气所致的副反应。

(4)支持疗法:NRDS 因缺氧、高碳酸血症导致酸碱、水电解质、循环功能失衡,应予及时纠正。液体量不宜过多,以免造成肺水肿,生后第 1 ~2 天控制在 60 ~80 mL/kg,第 3 ~5 天在 80 ~100 mL/kg;代谢性酸中毒可给 5% $NaHCO_3$,所需量(mL)= BE×体重(kg)×0.5,先给半量,稀释 2 倍;血压低可用多巴胺每分钟 5 ~7 μg/kg,静脉滴注,也可加用多巴酚丁胺每分钟 5 ~15 μg/kg。

(5)并发症治疗:并发 PDA 时,用吲哚美辛(消炎痛)。首剂:0.2 mg/kg;第 2 ~3 剂:日龄<2 天者,每剂 0.1 mg/kg,2 ~7 天,每剂 0.2 mg/kg,每剂间隔 12 小时,静脉滴注、口服或栓剂肛塞。日龄<7 天者疗效较好,消炎痛副反应有肾功能损害、尿量减少、出血倾向、低血钠、高血钾。可用布洛芬治疗,若药物不能关闭并严重影响心肺功能时,应行手术结扎。

4.预防

(1)出生前预防:对有可能发生早产的孕妇,应在分娩前 24 小时至 7 天给地塞米松 5 ~10 mg/d,静脉注射或肌内注射,qd×3 d,但激素有一定副反应。也可给氨溴索预防,该药能刺激 PS 的合成,并且无激素的副反应,剂量 0.5 ~1.0 g,qd×3 d。

(2)出生后预防:早产儿出生后再给激素预防,无效果。可用 PS 预防,在生后第一次呼吸前经喉镜吸清气道分泌物后,即滴入 PS,100 mg/kg,给 1 次。由于我国早产儿 NRDS 发病率较国外低,全部早产儿都给 PS 预防并不可取,应有选择性,如对胎龄<30 周或出生体重<1 200 g 者可考虑用 PS 预防。

(梁玉美、姚小敏、杨松媚、刘运强)

案例3

3

呼吸困难的小宝宝

【学习目标】

1. 基础医学

(1)胎粪的主要成分。

(2)羊水污染分度。

(3)宫内胎粪排出机制。

(4)胎粪被吸入过程。

(5)肺的解剖特点。

2. 临床医学

(1)胎粪吸入综合征(MAS)的病因及发病机制。

(2)实验室及器械检查在 MAS 的临床应用。

(3)MAS 的诊治原则及其治疗的循证依据。

(4)MAS 的并发症及其疾病的鉴别诊断。

3. 课程思政

(1)讨论 MAS 目前在我国的发病情况及预后,讨论如何在我国目前的医疗卫生体制下更有效地降低该疾病的死亡率。

(2)讨论如何预防 MAS 的发生。

(3)讨论在临床面对 MAS 时如何更好地与家属沟通,建立良好的医患关系。

【教学建议】

1. 本案例涉及课程内容

胎粪的主要成分;羊水污染分度;宫内胎粪排出机制;胎粪被吸入过程;肺的解剖特点;MAS 的病因及发病机制;实验室及器械检查在 MAS 的临床应用;MAS 的诊治原则及其治疗的循证依据;MAS 的并发症及其疾病的鉴别诊断。

2. 本案例的教学重点

MAS 的病因及发病机制;MAS 的临床诊断及治疗。

3. 本案例适宜临床医学专业本科学生(大学三年级)做讨论的基础

肺的解剖特点;MAS 的病因及发病机制;MAS 的诊治原则及其治疗的循证依据。

【参考书目】

1. 邵肖梅,叶鸿瑁,丘小汕. 实用新生儿学[M]. 5 版. 北京:人民卫生出版社,2019.

2. 王天有,申昆玲,沈颖. 诸福棠实用儿科学[M]. 9 版. 北京:人民卫生出版社,2022.

3. Janet M Rennie. 罗伯顿新生儿学[M]. 4 版. 刘锦纷,译. 北京大学医学出版社,2009.

4. 王卫平,孙锟,常立文. 儿科学[M]. 9 版. 北京:人民卫生出版社,2018.

5. 桂永浩,薛辛东. 儿科学[M]. 3 版. 北京:人民卫生出版社,2015.

案例摘要

患儿,男,系 G_1P_1,孕 38^{+2} 周,顺产出生,生后呼吸困难 1 小时入院。出生时羊水Ⅲ度,胎盘、脐带无异常,Apgar 评分 1 分钟 6 分(皮肤、呼吸、肌张力、喉反射各扣1 分),5 分钟 9 分(皮肤扣1 分),出生体重2.95 kg。患儿母亲孕期定期产检。

查体:体温36 ℃,心率130 次/分,呼吸65 次/分,体重2.95 kg。神清,反应差,呼吸急促,可见吸气三凹征,双肺呼吸音粗,可闻痰鸣音,未闻及啰音,心音有力,无杂音;腹平软,肝脾肋下未及,肠鸣音正常。四肢肌张力正常,原始反射减弱。

患儿予呼吸机辅助通气治疗,呼吸困难曾经好转,但 2 小时后血氧饱和度波动,哭闹时明显,后下降 75% ~85%,呼吸 67 次/分,心率 152 次/分,呼吸机参数上调,FiO_2 100%,PIP 30 cmH_2O,PEEP 6 cmH_2O,血氧饱和度下降 85% 左右,心前区未闻及杂音。

案例将要讨论内容的摘要

1. 基础医学

胎粪的主要成分;羊水污染分度;宫内胎粪排出机制;胎粪被吸入过程;肺的解剖特点。

2. 临床医学

MAS 的病因及发病机制;实验室及器械检查在 MAS 的临床应用; MAS 的诊治原则及其治疗的循证依据; MAS 的并发症及其疾病的鉴别诊断。

3. 课程思政

讨论 MAS 目前在我国的发病情况及预后,讨论如何在我国目前的医疗卫生体制下更有效地降低该疾病的死亡率;讨论如何预防 MAS 的发生;讨论在临床面对 MAS 时如何更好地与家属沟通,建立良好的医患关系。

第1幕(1学时)

1. 辅导注意事项及提示用问题

(1)上述病例包含哪些重要的信息?

(2)为进一步作出临床判断,需要进一步了解并获取患儿的哪些信息才能有助于临床对疾病的诊断?

2. 主要讨论方向

(1)胎粪的主要成分;胎粪被吸入的过程;肺的解剖特点。

(2)哪些疾病可能导致了患儿的临床症状?

第2幕(1学时)

1. 辅导注意事项及提示用问题

(1)你认为最可能的疾病是什么?请提供依据。

(2)你认为还需要对患儿进行哪方面的检查?有什么检查意义?

(3)该患儿可能出现哪些并发症?

2. 主要讨论方向

(1)MAS的临床表现、胸部X线特征。

(2)MAS的诊断依据是什么?

(3)MAS的并发症有哪些?

(4)MAS的治疗策略及循证医学是什么?

第3幕(2学时)

1. 辅导注意事项及提示用问题

(1)可能发生什么并发症?

(2)需要做什么检查以帮助诊断?

(3)如何治疗?

2. 主要讨论方向

(1)导致新生儿持续肺动脉高压(PPHN)的常见病因有哪些?

(2)PPHN的临床表现及病理生理如何?

(3)PPHN的治疗措施有哪些?对该患儿进一步的治疗措施有哪些?

案例讨论小结(1学时)

1. 学生各小组小结

各小组以PPT的形式进行小结,小结的内容应包括该案例发病病因、机制、临床表现、诊断标准、鉴别诊断及其治疗原则和预防措施。

2. 教师总结

(1)案例讨论所涉及专业知识:①胎粪的主要成分;羊水污染分度;宫内胎粪排出机制;胎粪被吸入过程;肺的解剖特点。②MAS的病因及发病机制;实验室及器械检查在MAS的临床应用;MAS的诊治原则及其治疗的循证依据;MAS的并发症及其疾病的鉴别诊断。

(2)案例讨论过程点评:尤其要对团队合作、批判精神、逻辑思维等方面予以点评。

教师备课用材料

一、MAS的概念

胎粪吸入综合征(MAS)或称胎粪吸入性肺炎,是吸入混有胎粪羊水引起的机械性阻塞及化学性炎症,临床上主要表现呼吸窘迫的临床综合征。多见于足月儿和过期产儿。

肺的内部就像一棵树的枝杈。支气管不断分支,越来越细。最细的分支称为细支气管,它比头发还细。每条细支气管末端是一团细小的称为肺泡的囊。肺解剖图见图3-1。

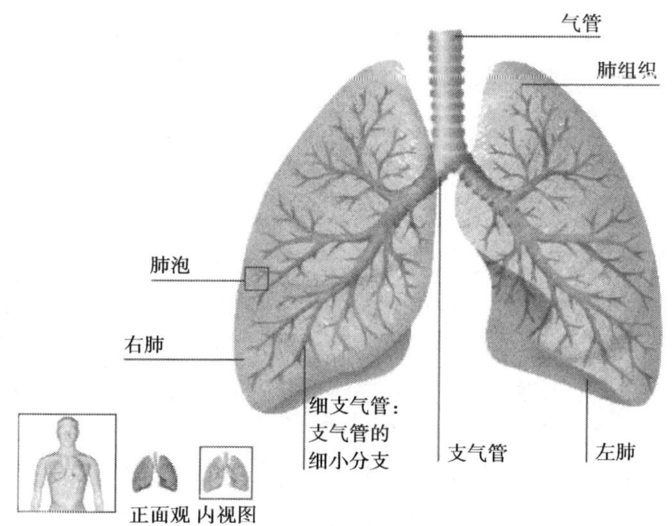

图3-1 肺解剖图

二、病因及发病机制

1. 胎粪污染羊水

(1)足月或过期胎儿在宫内可有少量胎粪排出:胃肠激素如肠动素水平增高,促使胎儿肠蠕动和排胎粪;胃肠神经丛髓鞘日渐成熟,当副交感神经兴奋时可促使胎粪排出。

(2)胎儿宫内缺氧:胃肠壁受到缺氧刺激产生胃动素;刺激迷走神经,使肛门括约肌松弛排出胎粪。

(3)促进宫内胎粪排出的因素:胎盘功能不良;孕母高血压、先兆子痫;羊水过少;孕母药物成瘾。

2. 羊水胎粪污染程度分类

(1)Ⅰ度:羊水着色呈黄色或浅黄色,质稀薄。

(2)Ⅱ度:羊水呈绿色或淡绿色,质黏稍混浊,但无颗粒状物。

(3)Ⅲ度:羊水呈黄绿色或墨绿色,质厚呈糊状或豌豆汤状,甚至沥青状,含有大量胎粪颗粒和粪块。Ⅲ度污染可占整个 MSAF 的 1/5 ~ 1/3(视产科监护质量而定)。

3. 羊水胎粪污染的临床意义

一般来说,羊水Ⅰ度甚至Ⅱ度污染而胎心始终良好者,不一定是胎儿窘迫;临床上最担心的是Ⅲ度污染,往往提示胎儿窘迫,应及早结束分娩。

4. 胎粪吸入

当胎儿宫内窘迫时,缺氧刺激呼吸中枢引起喘息,因此,胎粪可能被吸入肺内。出生时最初几次呼吸动作,胸腔内产生较大负压,咽喉部和气管内胎粪向下移动至下呼吸道,发生气道阻塞。

(1)胎粪引起的机械性损害:胎粪吸入下呼吸道,可形成活瓣样阻塞,形成肺气肿。肺泡破裂可导致肺间质气肿、纵隔气肿或气胸,并可发展到胸颈部皮下气肿。若胎粪完全阻塞气道,肺泡气体全部被吸收,阻塞远端肺泡萎缩,形成肺不张,增加了肺内分流和低氧血症。

(2)胎粪引起的化学性损害:胎粪含有大量胆红素,进入肺内可产生化学性炎症反应,形成弥散性化学性肺炎。肺泡内炎性渗出物、胎粪均可抑制 PS 的活性,造成 PS 继发性缺乏,引起肺不张和肺气肿,甚至 ARDS。

(3)继发性感染性肺炎:动物实验证明胎粪可促进肺内细菌的生长,因而 MAS 患儿易继发细菌性感染。

(4)易并发PPHN:宫内慢性缺氧使小血管平滑肌增厚;围产期窒息、酸中毒、高碳酸血症和低氧血症引起血管收缩,增加肺动脉压力;MAS患儿中约1/3可并发不同程度的PPHN。

三、病理生理特点

吸入的胎粪堵塞气道,肺内气体分布不均匀,形成肺不张、肺气肿并存;气道阻力增加,常产生内源性PEEP;顺应性降低,气道阻力增加,时间常数延长;胎粪颗粒可引起肺部化学性炎症,并继发细菌感染性炎症反应;宫内缺氧和酸中毒,使肺动脉壁平滑肌收缩,生后形成PPHN。

四、临床表现

多见于足月儿或过期产儿;多有宫内窘迫史或出生窒息史;病情轻重差异很大,可从无症状到严重的呼吸窘迫;呼吸症状表现青紫、呼吸困难,严重者伴呻吟。

并发肺气肿时胸廓隆起,呈桶状胸,呼吸音减弱或有啰音。并发纵隔气肿或气胸时,可突然出现青紫、呼吸困难加重。若患儿表现严重青紫,持续出现低氧血症,经吸入高浓度氧不能缓解,提示存在PPHN。PPHN表现青紫,需与先天性心脏病、严重肺部疾病鉴别。①高氧试验:吸入纯氧15分钟,如PaO_2或经皮氧饱和度($TcSO_2$)较前明显增加,提示肺部疾病所致;②高氧高通气试验:经气管插管纯氧抱球,以60~80次/分的频率通气10~15分钟,若PaO_2较通气前升高量>30 mmHg(4.0 kPa)或$TcSO_2$升高量>8%,提示PPHN存在;③动脉导管前、后血氧差异试验:测定动脉导管前(右桡或颞动脉)和动脉导管后(脐或下肢动脉)的PaO_2或$TcSO_2$,如PaO_2差值>15 mmHg(2.0 kPa)或$TcSO_2$差值>10%,表明存在动脉导管水平分流的PPHN,但卵圆孔水平分流的PPHN则无明显差异。

五、辅助检查

1.X线检查

在羊水胎粪污染新生儿,40%在胸片上显示斑片状阴影,但仅有20%有临床症状。X线表现两肺分布不均匀斑片状阴影,肺浸润或亚肺段肺不张,同时伴有肺过度膨胀。X线变化的严重程度,一般与临床症状一致。轻型病例一般24~72小时吸收,重型病例需1~2周才能完全吸收。

(1)轻度:肺纹理增粗,轻度肺气肿,膈轻度下降,心影正常。

(2)中度:散在粗颗粒、片状、团块状、云絮状影,或节段肺不张,心影常缩小。

(3)重度:双肺广泛粗颗粒状或斑片状影、肺气肿,常并发气漏、纵隔积气。

2. 超声波检查

怀疑 PPHN 患儿,行彩色多普勒超声检查。

六、治疗

1. 促进气管内胎粪排出:分娩后吸引

当羊水有胎粪污染时,无论胎粪是稠或稀,新生儿一娩出先评估有无活力。新生儿有活力时,继续初步复苏;如无活力,采用胎粪吸引管进行气管内吸引。新生儿有活力的定义:规则呼吸或哭声响亮,肌张力好,心率>100 次/分。以上三项中有一项不好者,为无活力。

通过气管内导管吸引胎粪:将气管内导管连接上胎粪吸引管和吸引器;堵住控制口进行抽吸;慢慢撤出气管导管;必要时重复插管和抽吸。

2. 对症

(1)氧疗:鼻导管、头罩、面罩。

(2)机械通气:约 1/3 患儿须机械通气治疗。

(3)体外膜肺氧合(ECMO)、部分液体通气(PLV):病情严重,常规机械通气治疗无效者。

3. PPHN 治疗

(1)血管扩张药物:西地那非、多巴胺、多巴酚丁胺、前列地尔、酚妥拉明。NO 吸入、高频振荡通气。西地那非:对肺血管床具有选择性扩张作用,口服 0.3 ~ 1 mg/kg,q6h×4 次。

(2)NO 吸入:选择性肺血管扩张剂。早期使用 PS 治疗、NO 吸入、高频通气。优点是改善氧合,缓解 PPHN。

1)NO 吸入治疗:首选。用法是 NO 的吸入初始剂量为 0.02‰,一般 4 小时后减为 0.006‰,持续 24 ~ 72 小时。

2)高频通气法(HFV)联合 NO 吸入治疗:HFV 可使肺处于最佳膨胀状态,使 NO 更易进入肺循环,发挥药理作用。重度 PPHN 伴有严重肺疾患或肺发育不良者,可配合使用 HFV 以促进吸入 NO 的有效释放和弥散。

3)PS 替代治疗:PS 治疗的理由是 MAS 继发性 PS 缺乏,胎粪抑制 PS 浓度依赖性活性;胎粪对肺泡Ⅱ型细胞的直接毒性作用;胎粪减少 PS 在肺泡内表面的分布;胎粪降低 SP-A、SP-B 水平。

PS 治疗方法是用稀释的 PS 肺泡内灌洗,PS 气管内滴注。

PS 治疗作用是降低呼吸窘迫的严重程度,减少应用 ECMO 的机会,但对 MAS 的病死率、住院时间、机械通气时间、氧疗时间,以及气胸、间质性肺气肿和慢性肺疾病的发生率无明显影响。

4. 其他治疗

纠正酸中毒、限制液体入量、维持正常循环。气胸:胸腔闭式引流;肺表面活性物质。

七、预防策略

近 10 年来 MAS 发生率降低,主要取决于:减少过期产,积极处理异常胎心,低 Apgar 评分婴儿数量减少。

八、预防

1. 产时吸引

胎头娩出后、肩胸娩出前,经口鼻吸引不再推荐。国外一项大样本 RCTs:2 514 例 37 周以上 MSAF,吸引组和非吸引组在 MAS 发生率、病死率、需要机械通气、氧疗时间等方面均无显著性差异。

2. 产后吸引

(1)气管内吸引指征:MSAF;婴儿无活力(呼吸抑制、肌张力差、心率<100 次/分)。

(2)口咽吸引指征:MSAF;婴儿有活力(有呼吸、肌张力正常、心率正常)。

(梁玉美、姚小敏、杨松媚、刘运强)

4 溶血病的小宝宝

【学习目标】

1. 基础医学

(1)胆红素代谢及新生儿黄疸代谢的特点。

(2)新生儿溶血病的病因及发病机制。

(3)新生儿溶血病的病理生理。

(4)胆红素脑病的发病机制。

2. 临床医学

(1)黄疸的分类及原因。

(2)新生儿溶血病的定义。

(3)新生儿溶血病的临床表现。

(4)新生儿溶血病的诊治原则及其治疗的循证依据。

(5)胆红素脑病的临床表现分期及预防。

3. 课程思政

(1)讨论新生儿溶血病目前在我国的发病率及预后,讨论如何在我国目前的医疗卫生体制下更有效地预防重症黄疸及其并发症,降低胆红素脑病的致残率、死亡率。

(2)讨论如何预防新生儿溶血病的发生及早期诊断。

(3)讨论在临床面对新生儿溶血病时如何更好地与家属沟通,建立良好的医患关系。

【教学建议】

1. 本案例涉及课程内容

胆红素代谢及新生儿黄疸代谢的特点;新生儿溶血病的病因及发病机制;新生儿溶血病的病理生理;胆红素脑病的发病机制;黄疸的分类及原因;新生儿溶血病的定义;新生儿溶血病的临床表现;新生儿溶血病的诊治原则及其治疗的循证依据;新生儿溶血病的并发症——胆红素脑病的临床表现分期及其预防措施。

2. 本案例的教学重点

新生儿溶血病的病因及发病机制;新生儿溶血病的临床诊断及治疗。

3. 本案例适宜临床医学专业本科学生(大学三年级)做讨论的基础

胆红素代谢及新生儿黄疸代谢的特点;新生儿溶血病的病因及发病机制;新生儿溶血病的病理生理;胆红素脑病的发病机制。

【参考书目】

1. 邵肖梅,叶鸿瑁,丘小汕. 实用新生儿学[M]. 5 版. 北京:人民卫生出版社,2019.

2. 王天有,申昆玲,沈颖. 诸福棠实用儿科学[M]. 9 版. 北京:人民卫生出版社,2022.

3. Janet M Rennie. 罗伯顿新生儿学[M]. 4 版. 刘锦纷,译. 北京:北京大学医学出版社,2009.

4. 王卫平,孙锟,常立文. 儿科学[M]. 9 版. 北京:人民卫生出版社,2018.

5. 桂永诺,薛辛东. 儿科学[M]. 3 版. 北京:人民卫生出版社,2015.

案例摘要

患儿,女,生后 21 小时因皮肤黄染 7 小时非急诊入院。患儿系母 G_2P_2,孕 37^{+4} 周,于前一日在产科经阴道娩出,出生体重 2.85 kg,胎盘、羊水、脐带未见异常,出生 Apgar 评分均为 10 分,否认窒息及抢救史,生后未见呼吸困难、发绀、抽搐、发热等表现。生后因母乳不足,添加配方奶喂养,吃奶一般,每次奶量少,仅 1 ~2 勺,无呕吐。今日发现皮肤黄染,达面部、躯干及四肢,经皮测胆红素 15 ~14 mg/dL,经医生会诊后建议转住院,疑“新生儿高胆红素血症、胆红素脑病?”生后仅排胎便 3 次,未解白陶土样大便,尿量少,无嗜睡、凝视、尖叫、激惹、抽搐,睡眠好。其母孕期定期产检,某日发现血压偏高,160/84 mmHg,遂于产科住院,其余产检未发现异常,否认毒物及放射线接触史。父亲血型不详,母亲血型 O 型 Rh 阳性,患儿有一个哥哥,其新生儿期有黄疸病史,曾住院治疗(具体不详),现 3 岁,体健。

查体:体温 36.5 ℃,心率 130 次/分,呼吸 46 次/分,体重 2.69 kg,神志清,反应一般,急性病容。皮肤重度黄染,波及躯干、四肢近端,手足心微黄,皮肤稍干燥,皮肤弹性尚可,未见皮下出血点。前囟平软,头颅无畸形,双眼未见分泌物,颈软,吸凹征(-),双肺呼吸音清,无啰音,心音有力,心律齐。腹平软,脐部干燥,未见渗血渗液,腹部触诊软,未触及包块,肝脾未触及肿大,肠鸣音正常。肢暖,四肢肌张力稍低,原始反射可,肢暖。辅助检查:经皮测胆红素为 17-20-15 mg/dL。

入院完善相关检查。肝功能检查:总胆红素 314.8 μmol/L(↑),直接胆红素 17.4 μmol/L(↑),间接胆红素 297.40 μmol/L(↑)。微柱凝胶(卡式)新生儿溶血三项试验:直接抗人球蛋白试验(阴性),抗体游离试验(阳性),抗体释放试验(阳性)。微柱凝胶新生儿血型卡:ABO 血型(B 型),Rh(D)血型(阳性)，直接抗人球蛋白试验(阴性)。

案例将要讨论内容的摘要

1. 基础医学

胆红素代谢及新生儿黄疸代谢的特点；新生儿溶血病的病因及发病机制；新生儿溶血病的病理生理；胆红素脑病的发病机制。

2. 临床医学

黄疸的分类及原因；新生儿溶血病的定义；新生儿溶血病的临床表现；新生儿溶血病的诊治原则及其治疗的循证依据；新生儿溶血病的并发症——胆红素脑病的临床表现分期及其预防措施。

3. 课程思政

讨论新生儿黄疸目前在我国的发病率及预后，讨论如何在我国目前的医疗卫生体制下更有效地预防重症黄疸及其并发症，降低胆红素脑病的致残率、死亡率；讨论本地区常见的重症黄疸原因；讨论如何预防新生儿溶血病的发生及进行早期诊断；讨论在临床面对新生儿溶血病时如何更好地与家属沟通，建立良好的医患关系。

第1幕(1学时)

1. 辅导注意事项及提示用问题

(1)上述病例包含哪些重要的信息？

(2)如何对黄疸患儿家属进行详细病史询问？其要点是什么？

(3)为进一步作出临床判断，需要进一步了解并获取患儿的哪些信息才能有助于临床对疾病的诊断？

2. 主要讨论方向

(1)胆红素代谢及新生儿黄疸代谢的特点。

(2)引起病理性黄疸的常见原因。

(3)哪些疾病可能导致了患儿的临床症状？

第2幕(1学时)

1. 辅导注意事项及提示用问题

(1)你认为最可能的疾病是什么？请提供依据。

(2)你认为还需要对患儿进行哪方面的检查？有什么检查意义？

(3)该患儿可能出现哪些并发症?

2. 主要讨论方向

(1)新生儿溶血病的临床表现。

(2)新生儿溶血病的实验室检查。

(3)血型及血型系统。

(4)新生儿溶血病的临床鉴别诊断有哪些?其鉴别要点是什么?

第3幕(2学时)

1. 辅导注意事项及提示用问题

(1)初步诊断及鉴别诊断是什么?

(2)下一步如何治疗?

(3)如何与患儿家属进行沟通?

(4)根据检测的血清胆红素水平是否有并发症可能?如何进一步诊断?

2. 主要讨论方向

(1)新生儿黄疸的治疗措施及干预标准。

(2)胆红素脑病的临床表现及病理生理如何?

(3)结合该病例,胆红素脑病预防措施有哪些?该患儿出院标准及出院后的指导有哪些?

案例讨论小结(1学时)

1. 学生各小组小结

各小组以PPT的形式进行小结,小结的内容应包括该案例胆红素代谢及新生儿黄疸代谢的特点、发病病因、机制、临床表现、诊断标准、鉴别诊断及其治疗原则和预防措施。

2. 教师总结

(1)案例讨论所涉及专业知识:①胆红素代谢及新生儿黄疸代谢特点;②新生儿溶血病的病因及发病机制;③新生儿溶血病的病理生理;④胆红素脑病的发病机制;⑤黄疸的分类及原因;⑥新生儿溶血病的定义;⑦新生儿溶血病的临床表现;⑧新生儿溶血病的诊治原则及其治疗的循证依据;⑨新生儿溶血病的并发症——胆红素脑病的临床表现分期及其预防措施。

(2)案例讨论过程点评:尤其对团队合作、批判精神、逻辑思维等方面予以点评。

教师备课用材料

一、新生儿黄疸

黄疸是新生儿最常见的症状之一，未结合胆红素明显增高者可导致胆红素脑病，发生后遗症，早产儿更易发生，应紧急处理。新生儿胆红素≥5 mg/dL 肉眼可见黄疸，成人>2 mg/dL 肉眼可见黄疸。胆红素代谢过程见图 4-1。

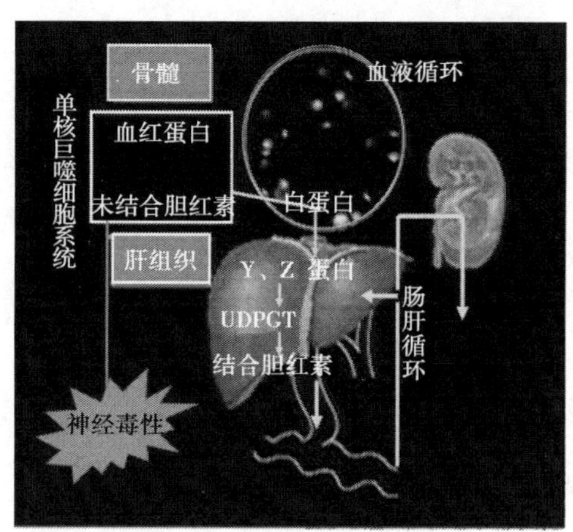

图 4-1　胆红素代谢过程

（一）新生儿胆红素代谢的特点

1. 胆红素生成过多

新生儿每天 8 mg/kg，成人每天 3.8 mg/kg。

（1）红细胞数量较多且破坏也多。

（2）红细胞寿命相对短：成人 120 天，足月儿 80 天，早产儿 70 天。

（3）旁路、其他来源的胆红素生成较多：肝脏、骨髓。

2. 血浆白蛋白联结胆红素能力不足

酸中毒、白蛋白不足。

3. 肝功能不成熟

（1）肝细胞摄取未结合胆红素的能力差：Y、Z 蛋白含量低（为成人的 5%～20%）。

（2）形成结合胆红素的功能差：尿苷二磷酸葡萄糖醛酸转移酶（UDPGT）量及活性低（为成人的 1%～2%）。

(二)新生儿黄疸的分类

1. 生理性黄疸

(1)一般情况良好。

(2)新生儿黄疸时间见表 4-1。

表 4-1 新生儿黄疸时间表

类　别	出现时间	高峰时间	消退时间
足月儿	2~3 天	4~5 天	5~7 天(<2 周)
早产儿	3~5 天	5~7 天	7~9 天(3~4 周)

(3)胆红素每天升高< 85 μmol/L (5 mg/dL),即<0.85 μmol/L(0.5 mg/dL)。

2. 病理性黄疸

(1)黄疸出现时间<生后 24 小时。(早)

(2)程度达到(相应日龄、危险因素下)光疗标准。(重)

(3)持续时间,足月儿>2 周,早产儿>3 ~4 周。(长)

(4)退而复现。(复)

(5)血清结合胆红素>34 μmol/L(2 mg/dL)。(高)

(三)病理性黄疸的常见病因

1. 胆红素生成过多

(1)葡萄糖-6-磷酸脱氢酶(G-6-PD)缺陷性黄疸。

(2)溶血性黄疸。

(3)感染性黄疸。

(4)母乳性黄疸。

(5)其他。

2. 肝脏摄取和/或结合胆红素功能低下

(1)缺氧:窒息、缺氧、感染。

(2)常染色体: Crigler-Najjar 综合征等。

(3)先天性。

(4)药物。

(5)其他:先天性甲状腺功能低下、先天愚型(唐氏综合征)等。

3. 胆汁排泄障碍

(1)新生儿肝炎。

(2)先天性代谢缺陷病。

(3)Dubin-Johnson 综合征。

(4)胆管阻塞:先天性胆道闭锁、先天性胆总管囊肿、胆汁黏稠综合征。

二、新生儿溶血病

新生儿溶血病(HDN)特指母子血型不合(ABO、Rh 等)引起的胎儿主要在新生儿时期的同种免疫性溶血性疾病。

注:血型不合与血型不同有别。

(一)血型和血型系统

人类红细胞血型多达几十种,主要有 ABO、Rh、MN、P、Kell、Lewis、Xg 等血型系统。

1900 年,奥地利病理学家兰德斯坦纳发现 ABO 血型,为此于 1930 年荣获诺贝尔生理学或医学奖,被称为"血型之父"。

目前发现并为国际输血协会承认的血型系统约有 30 种,新生儿溶血病的原因主要是母子 ABO 血型不合和/或 Rh 血型不合,其他血型系统不合少见。但欧美国家 Rh 阴性基因频率高,约占 15%,故 Rh 溶血病较多见。

还有一种叫孟买型的稀有血型,在这种血型的红细胞上没有 A、B、H 抗原,但在血清中却同时存在抗-A、抗-B 和抗-H 抗体。与 O 型血区别在于"H"。

在已发现的人类诸多血型系统中,以 ABO 血型不合最常见,约占 85.3%;Rh 血型不合较少见,约占 14.6%;少见血型约占 0.1%。

附:ABO 血型系统(图 4-2)

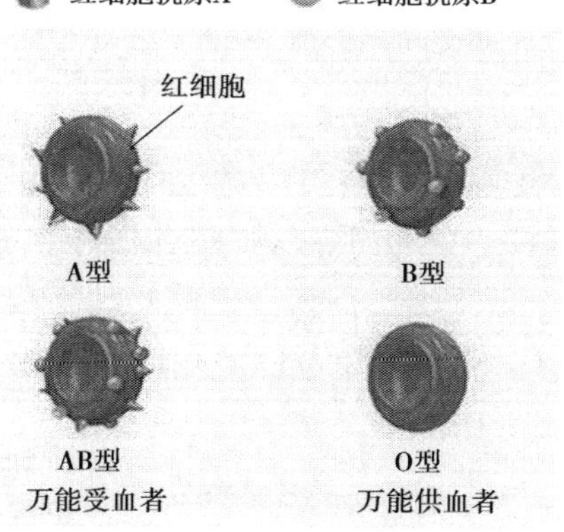

图 4-2　ABO 血型系统

(二)病因与发病机制

1. ABO 溶血病

(1)常见血型:母 O 型,胎儿 A 型或 B 型;母 AB 型或胎儿 O 型,可排除 ABO 溶血病。

(2)40% ~50% ABO 溶血病发生于第一胎。

(3)在母子 ABO 血型不合中,仅 1/5 发生 ABO 溶血病。

2. Rh 溶血病

(1)常见血型:母 Rh 阴性,胎儿 Rh 阳性。

抗原性:D>E>C>c>e。

RhD 溶血病最常见:Rh 阴性,红细胞缺乏 D 抗原/缺乏 Rh 系统任一抗原;Rh 阳性,红细胞具有 D 抗原。

(2)Rh 溶血病一般不发生在第一胎。

Rh 阳性的胎儿血(>0.5 ~1 mL)→母血→初发免疫反应(历时 2 ~6 个月,IgM 抗体,少量 IgG)。再次妊娠,胎儿血(0.05 ~0.1 mL)→母体→次发免疫反应(IgG 抗体)→胎儿溶血。

(3)既往输过 Rh 阳性血的 Rh 阴性母亲,其第一胎可发病(1%)。(外祖母学说,外祖母 Rh 阳性)

(4)即使抗原性最强的 RhD 血型不合者,也仅有 1/20 发病。

(三)病理生理

ABO 溶血→ 黄疸。

Rh 溶血→ 重度贫血→心衰、全身水肿(胎儿水肿)、肝脾肿大、黄疸→胆红素脑病。

ABO 溶血与 Rh 溶血,见图 4-3。

(四)临床表现

症状轻重与溶血程度基本一致:黄疸、贫血、肝脾大。

胎儿水肿;早期黄疸(→胆红素脑病,胆汁淤积);进行性贫血,肝(脾)肿大,心衰等;归纳:三高三低;高胆、心衰、肝脾肿大;贫血、低血小板、低血糖(红细胞破坏致谷胱甘肽释放,刺激胰岛素分泌)。

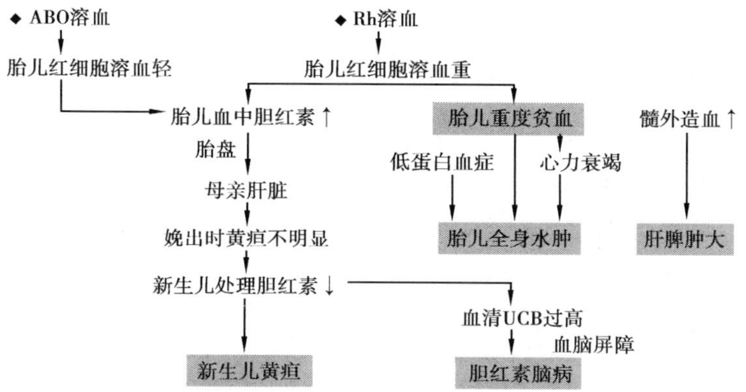

图4-3　ABO溶血与Rh溶血

ABO溶血病与Rh溶血病的区别，见表4-2。

表4-2　ABO溶血病与Rh溶血病的区别

临床特点	ABO溶血病	Rh溶血病
发生频率	常见	不常见
发生的母子血型	主要发生在母O型， 胎儿A型或B型	母缺少任一Rh抗原， 胎儿却具有该Rh抗原
发生胎次	第一胎可发病（约半数）	一般发生在第二胎，第一胎也可发病
下一胎情况	不一定	大多数更严重
临床表现	较轻	较重，严重者甚至死胎
黄疸	生后第2～3天出现	24小时内出现并迅速加重
贫血	轻	可有严重贫血或伴心力衰竭
肝脾大	很少发生	多有不同程度的肝脾增大
晚期贫血	很少发生	可发生，持续至生后3～6周

(五)并发症

1. 胆红素脑病

胆红素脑病新生儿溶血病最严重的并发症。

2. 胆红素所致的神经功能障碍

该症又称为微小核黄疸,除典型的胆红素脑病外,临床上也可仅出现隐匿性的神经发育功能障碍,而没有典型的胆红素脑病或核黄疸临床表现:轻度的神经系统和认知异常、单纯听力受损或听神经病变谱系障碍。

胆红素脑病分期:

(1)第一期:表现为嗜睡、反应低下、吮吸无力、拥抱反射减弱、肌张力减低等,偶有尖叫和呕吐。此期持续 12 ~ 24 小时。

(2)第二期:出现抽搐、角弓反张和发热。轻者仅有双眼凝视,重者出现肌张力增高、呼吸暂停、双手紧握、双臂伸直内旋,可出现角弓反张。此期持续 12 ~ 48 小时。

(3)第三期:吃奶及反应好转,抽搐次数减少,角弓反张逐渐消失,肌张力逐渐恢复。此期约持续 2 周。

(4)第四期:出现典型的核黄疸后遗症表现,如手足徐动、眼球运动障碍、听觉障碍、牙釉质发育不良。

(六)实验室检查

1. 母子血型检查

检查母子 ABO 血型和 Rh 血型,证实有血型不合存在。

2. 检查有无溶血

略。

3. 致敏红细胞和血型抗体测定

(1)改良直接抗人球蛋白试验。

(2)抗体释放试验。

(3)游离抗体试验。

(七)诊断

1. 产前诊断

略。

2. 生后诊断

(1)溶血的诊断。

(2)胆红素脑病的辅助诊断:头颅 MRI 扫描,脑干听觉诱发电位。

(八)鉴别诊断

1. 先天性肾病

略。

2. 新生儿贫血

略。

3. 生理性贫血

略。

(九)治疗

1. 产前治疗

(1)提前分娩。

(2)血浆置换。

(3)宫内输血。

(4)苯巴比妥。

2. 新生儿治疗

(1)光照疗法(光疗)(图4-4):①指征:当血清总胆红素水平增高时,根据胎龄、患儿是否存在高危因素及生后日龄,对照光疗干预列线图,当达到光疗标准时即可进行(图4-5)。②设备:光疗箱、光疗灯、LED灯、光疗毯。③副反应:发热、腹泻、皮疹、青铜症等。

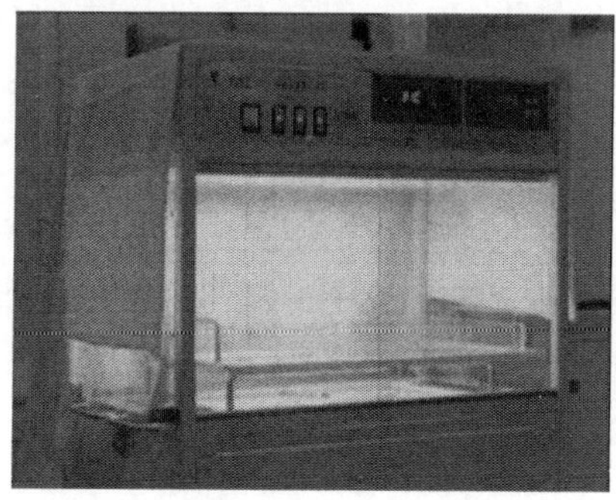

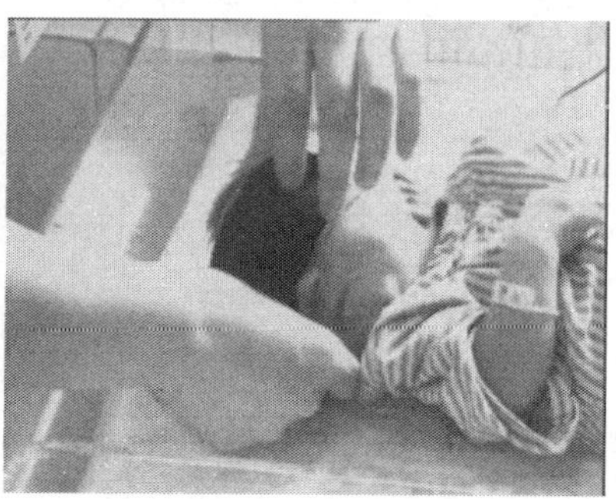

图4-4 光照疗法

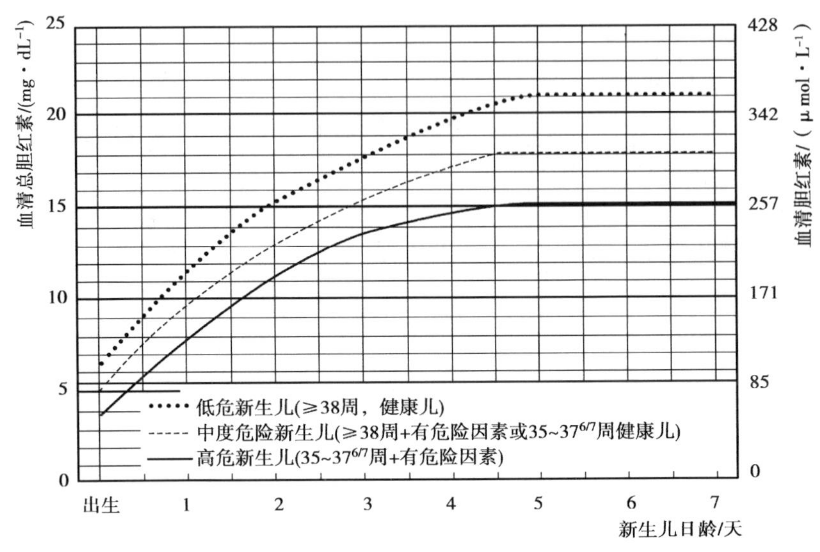

图 4-5 >35 周新生儿不同胎龄及不同高危因素的生后日龄光疗标准

(2)药物疗法:①供给白蛋白:输血浆每次 10 ~ 20 mL/kg 或白蛋白 1 g/kg。②纠正代谢性酸中毒:5% 碳酸氢钠。③肝酶诱导剂:常用苯巴比妥每日 5 mg/kg,分 2 ~ 3 次口服,共 4 ~ 5 日。④静脉用免疫球蛋白:0.5 ~ 1 g/kg,于 2 ~ 4 小时内静脉滴入。

(3)换血疗法:大部分 Rh 溶血病和个别严重的 ABO 溶血病者,需换血治疗。

符合下列条件之一者即应换血(图 4-6):①出生胎龄 35 周以上的早产儿及足月儿可参照换血参考标准,在准备换血的同时先给予患儿强光疗 4 ~ 6 小时,若 TSB 水平未下降甚至持续上升,或免疫性溶血患儿在光疗后 TSB 下降幅度未达到 2 ~ 3 mg/dL(34 ~ 50 μmol/L)时,立即给予换血。②严重溶血,出生时脐血胆红素>4.5 mg/dL(76 mmol/L),血红蛋白<110 g/L,伴有水肿、肝脾大和心力衰竭。③已有急性胆红素脑病的临床表现者,不论胆红素水平是否达到换血标准,或 TSB 在准备换血期间已明显下降者,都应换血。

附:新生儿换血术(图 4-7)

(1)血源:Rh 溶血病应选用 Rh 系统与母亲同型、ABO 系统与患儿同型的血液,紧急或找不到血源时也可选用 O 型血;母 O 型、子 A 或 B 型的 ABO 溶血病,最好用 AB 型血浆和 O 型红细胞的混合血;有明显贫血和心力衰竭者,可用血浆减半的浓缩血。

(2)换血量:一般为患儿血量的 2 倍(150 ~ 180 mL/kg),大约可换出 85% 的致敏红细胞和 60% 的胆红素及抗体。

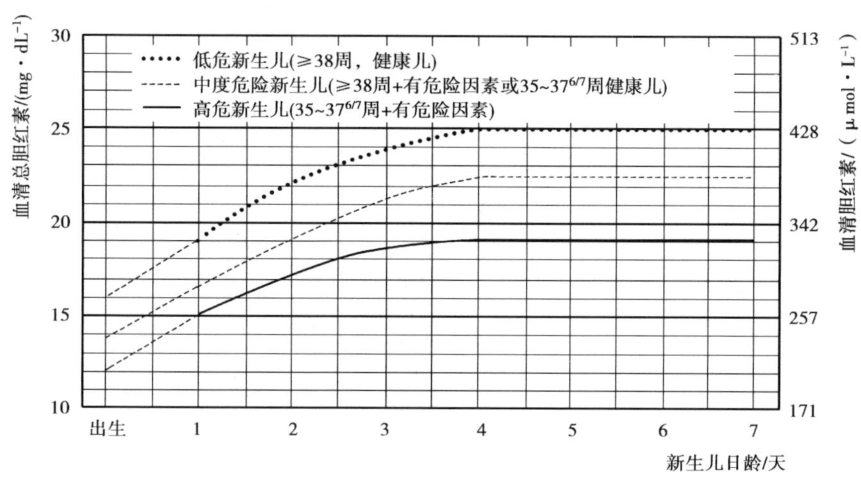

图 4-6　胎龄 35 周以上早产儿及足月儿换血参考标准

(3)途径:一般选用脐静脉或其他较大静脉进行换血,也可选用脐动、静脉进行同步换血。

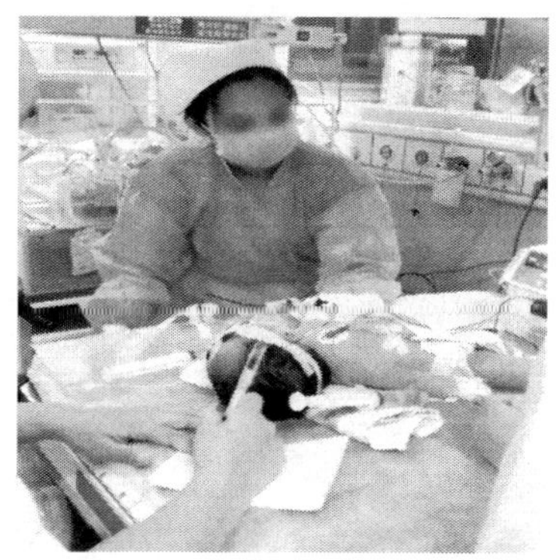

图 4-7　新生儿换血术

(4)其他疗法:略。

(十)预防

Rh 阴性妇女在流产或分娩 Rh 阳性第一胎后,应尽早注射相应的抗 Rh 免疫球蛋白,以中和进入母血的 Rh 抗原。

临床上目前常用的预防方法是对 RhD 阴性妇女在孕 28 周和分娩 RhD 阳性胎儿后 72 小时内分别肌注抗 D 球蛋白 300 μg。

(梁玉美、冯燕妮、姚小敏、杨松媚、刘运强)

案例5

5

孩子来到人世间时到底经历了什么？

【学习目标】

1. 基础医学

(1)新生儿缺氧缺血性脑病的病因及发病机制。

(2)新生儿缺氧缺血性脑病的病理生理。

(3)胎儿及新生儿中枢神经系统发育与临床检查方法。

2. 临床医学

(1)新生儿缺氧缺血性脑病的病理生理。

(2)实验室及器械检查在新生儿缺氧缺血性脑病的临床应用。

(3)轻度新生儿缺氧缺血性脑病及重度新生儿缺氧缺血性脑病的判断方法。

(4)新生儿缺氧缺血性脑病的诊治原则及其治疗的循证依据。

(5)新生儿缺氧缺血性脑病的并发症及其疾病的鉴别诊断。

3. 课程思政

(1)讨论重度新生儿缺氧缺血性脑病目前在我国的发病情况及预后,讨论如何在我国目前的医疗卫生体制下更有效地降低该疾病的死亡率及后遗症的发生率,降低伤残程度。

(2)讨论如何预防新生儿缺氧缺血性脑病的发生及积极推广预防措施。

(3)讨论在临床面对新生儿缺氧缺血性脑病时如何更好地与家属沟通,建立长期良好的医患关系。

【教学建议】

1. 本案例涉及课程内容

新生儿缺氧缺血性脑病的病理生理;实验室及器械检查在新生儿缺氧缺血性脑病的临床应用;轻度新生儿缺氧缺血性脑病及重度新生儿缺氧缺血性脑病的判断方法;新生儿缺氧缺血性脑病的诊治原则及其治疗的循证依据;新生儿缺氧缺血性脑病的并发症及其疾病的鉴别诊断。

2. 本案例的教学重点

新生儿缺氧缺血性脑病的病理生理;新生儿缺氧缺血性脑病的临床诊断。

3. 本案例适宜临床医学专业本科学生(大学三年级)做讨论的基础

胎儿及新生儿中枢神经系统发育与临床检查方法;新生儿缺氧缺血性脑病的病因及发病机制;新生儿缺氧缺血性脑病的病理生理。

【参考书目】

1. 王庭槐. 生理学[M]. 9 版. 北京:人民卫生出版社,2018.

2. 陈自励. 新生儿窒息和多脏器损伤诊疗进展[M]. 北京:人民卫生出版社,2014.

3. 周丛乐. 新生儿神经病学[M]. 北京:人民卫生出版社,2012.

4. 邵肖梅,叶鸿瑁,丘小汕. 实用新生儿学[M]. 5 版. 北京:人民卫生出版社,2019.

5. 王卫平,孙锟,常立文. 儿科学[M]. 9 版. 北京:人民卫生出版社,2018.

案例摘要

患儿,男,系母 G_1P_1,孕 37^{+2} 周,单胎妊娠,在产科经阴道娩出,生后 30 分钟因窒息复苏后 30 分钟由产科转入。出生体重 2.7 kg,脐带、胎盘、羊水未见异常,生时无自主呼吸,全身皮肤苍白,四肢松软,心率 80 次/分,予保暖、清理呼吸道、刺激、正压通气等处理,生后 1 分钟患儿肤色发绀,呼吸、肌张力无明显好转,立即予气管插管复苏囊正压通气,5 分钟时患儿呼吸浅慢,不规则,肤色转稍红润,肌张力低,心率 120 次/分,生后在气管插管复苏囊正压通气下转入新生儿重症监护室。

查体:体温不升,心率 140 次/分,呼吸 35 次/分(自主),体重 2.7 kg,反应差,急性病容,全身皮肤苍白。皮肤弹性可,未见皮下出血点。头顶部可触及大小约 5 cm×6 cm 包块,边界不清,未触及明显波动感,前囟平软,双眼未见分泌物,颈软,胸廓稍饱满,对称,呼吸浅慢,35 次/分,吸凹征(-),双肺呼吸音粗,可闻及痰鸣音,心音有力,心律齐。腹平软,脐部干燥,未见渗血渗液。肝脾未触及肿大,肠鸣音正常。肢暖,四肢肌张力低,原始反射未引出。急诊床旁血气分析(脐血):pH 7.14,$PaCO_2$ 44.3 mmHg,PaO_2 49 mmHg,ABE 23.8 mmol/L。

患儿入院后,自主呼吸极弱,立即予呼吸机辅助通气,保暖,补液,维持血糖及电解质稳定,生命征监护,完善各项检查等。再次查体:体温不升,心率 140 次/分,呼吸 25 次/分(自主),血压 62/38 mmHg,体重 2.7 kg,反应差,急性病容,全身皮肤苍白。皮肤弹性可,未见皮下出血点。头顶部可触及大小约 5 cm×6 cm 包块,边界不清,未触及明显波动感,前囟平软,双眼未见分泌物,颈软,胸廓稍饱满,对称,自主呼吸浅弱,25 次/分,吸凹征(-),双肺呼吸音粗,可闻及痰鸣音,心音有力,心律齐。腹平软,脐部干燥,未见渗血渗液。肝脾未触及肿大,肠鸣音正常。肢暖,四肢肌张力低,原始反射未引出。急诊床旁血气分析:pH 7.16,$PaCO_2$ 23 mmHg,PaO_2 99 mmHg,ABE 23.8 mmol/L。隧给予积极治疗,并给予振幅整合脑电图(aEEG)检测以评估是否采取亚低温治疗。患儿 aEEG 提升为中度抑制,符合亚低温治疗标准,给予亚低温治疗。治疗后于生后 12 小时开始出现抽搐,表现为双上肢有节律规则地抽动,伴吸吮动作,约数秒钟,可自行停止。aEEG 检测提示有惊厥波。

患儿经 2 周的治疗后,停用呼吸机,抽搐基本消失,反应可,吸吮有力,能自行完成奶量。原始反射逐渐恢复。头颅 MRI 检查示双侧海马区可见高信号。

案例将要讨论内容的摘要

1. 基础医学

新生儿缺氧缺血性脑病的病因及发病机制;新生儿缺氧缺血性脑病的病理生理;胎儿及新生儿中枢神经系统发育与临床检查方法。

2. 临床医学

新生儿缺氧缺血性脑病的病理生理;实验室及器械检查在新生缺氧缺血性脑病的临床应用;轻度新生儿缺氧缺血性脑病及重度新生儿缺氧缺血性脑病的判断方法;新生儿缺氧缺血性脑病的诊治原则及其治疗的循证依据;新生儿缺氧缺血性脑病的并发症及其疾病的鉴别诊断。

3. 课程思政

讨论重度新生儿缺氧缺血性脑病目前在我国的发病情况及预后,讨论如何在我国日前的医疗卫生体制下更有效地降低该疾病的死亡率及后遗症的发生率,降低伤残程度;讨论如何预防新生儿缺氧缺血性脑病的发生及积极推广预防措施;讨论在临床面对新生儿缺氧缺血性脑病时如何更好地与家属沟通,建立长期良好的医患关系。

第 1 幕(1 学时)

1. 辅导注意事项及提示用问题

(1)上述病例包含哪些重要的信息?

(2)如何对新生儿窒息复苏后患儿进行详细病史询问? 其要点是什么?

(3)为进一步作出临床判断,需要进一步了解并获取患儿的哪些信息才能有助于临床对疾病的诊断?

2. 主要讨论方向

(1)新生儿复苏前的准备,产科病史对决策是否需要复苏所起的作用。

(2)新生儿复苏中怎样才能制定出合理的决策?

(3)新生儿复苏指南如何具体运用及操作?

(4)早产儿复苏的注意事项是什么?

(5)新生儿窒息的并发症有哪些?

第2幕(1学时)

1. 辅导注意事项及提示用问题

(1)你认为最可能的疾病是什么?请提供依据。

(2)你认为还需要对患儿进行哪方面的检查?有什么检查意义?

(3)该患儿可能出现哪些并发症?

2. 主要讨论方向

(1)新生儿窒息的诊断标准有哪些?

(2)新生儿缺氧缺血性脑病的诊断标准有哪些?

(3)如何依据目前的临床资料及运用昆士兰临床指南(缺氧缺血性脑病)对轻、中、重度缺氧缺血性脑病分型?

(4)新生儿缺氧缺血性脑病的临床鉴别诊断有哪些?其鉴别要点是什么?

(5)新生儿缺氧缺血性脑病的并发症有哪些?

第3幕(2学时)

1. 辅导注意事项及提示用问题

(1)新生儿缺氧缺血性脑病是否有后遗症?

(2)头颅 MRI 检查对新生儿缺氧缺血性脑病诊断的价值和意义是什么?

(3)新生儿缺氧缺血性脑病的治疗原则是什么?

(4)新生儿缺氧缺血性脑病并发症如何处理?

2. 主要讨论方向

(1)导致新生儿缺氧缺血性脑病的常见病因有哪些?

(2)如何对新生儿缺氧缺血性脑病进行临床分级?

(3)新生儿缺氧缺血性脑病治疗措施有哪些?对该患儿进一步的治疗措施有哪些?

(4)患儿出院后的注意事项有哪些?

案例讨论小结(1学时)

1.学生各小组小结

各小组以PPT的形式进行小结，小结的内容应包括该案例发病病因、机制、临床表现、诊断标准、鉴别诊断及其治疗原则和预防措施。

2.教师总结

(1)案例讨论所涉及专业知识：①神经系统胚胎发育；神经系统生理特点；新生儿中枢神经系统临床检查方法及发育评估。②新生儿缺氧缺血性脑病的病因及发病机制；实验室及器械检查在新生儿缺氧缺血性脑病的临床应用；轻度新生儿缺氧缺血性脑病及重度新生儿缺氧缺血性脑病的判断方法；新生儿缺氧缺血性脑病的诊治原则及其治疗的循证依据；新生儿缺氧缺血性脑病的并发症及其疾病的鉴别诊断。

(2)案例讨论过程点评：尤其对团队合作、批判精神、逻辑思维等方面予以点评。

教师备课用材料

一、新生儿缺氧缺血性脑病概念

新生儿缺氧缺血性脑病(HIE)，是围产期窒息所致的缺氧缺血性脑损伤，是新生儿常见疾病之一。新生儿缺氧缺血性脑病是由产前、产时和(或)新生儿窒息所致全身性低氧血症和(或)脑血流减少，进而导致的新生儿脑病，可致新生儿死亡和远期后遗症。临床分期(分度)分为轻度、中度、重度。

二、临床表现及并发症

1.神经系统异常

(1)意识障碍：主要表现为不同程度的兴奋与抑制，如易激惹、肢体颤抖、反应迟钝、自发运动减少、嗜睡，甚至昏迷。

(2)肌张力异常：可增强，常表现为姿势异常，肢体过度屈曲，被动活动阻力增高。肌张力减弱则表现为头竖立差，围巾征肘过中线，腘窝角>90°，甚至四肢松软。

(3)原始反射：减弱或消失，主要是吸吮反射、握持反射、拥抱反射等。

(4)颅内压升高：随脑水肿加重，可表现出前囟张力增高、颅缝分离。

(5)惊厥：颅内压增高的结果。惊厥形式以微小型多见，有时表现为呼吸暂停。可间断发作或呈持续状态。随脑水肿的缓解，疾病急性期的惊厥数日内消失。

(6)脑干症状:重度时脑干损伤,表现为中枢性呼吸衰竭和瞳孔对光反射异常。

2. 其他异常

生后即表现出肢体软弱无力、啼哭延迟、哭声低弱等,Apgar 评分低值。以后伴随神经系统异常,往往表现出喂养困难和心动过缓、少尿等多脏器损害。

三、病理生理及发病机制

新生儿缺氧缺血性脑病是缺氧后多种发病机制交互作用导致的脑损伤。缺氧缺血后首先是细胞能量代谢衰竭,引发其他病理机制瀑布般发生。

1. 脑细胞能量代谢衰竭

(1)原发性能量代谢损伤:缺氧缺血后,伴随着全身和脑的血流动力学异常,脑组织氧和血液灌注减少,脑细胞能量代谢过程最早受到影响。新生儿脑内糖原储备极少,耗氧量却占全身耗氧量的一半。当脑细胞缺氧,有氧代谢减弱,无氧代谢增加或取而代之,乳酸产生增加,出现组织酸中毒。缺氧使脑细胞线粒体形态破坏,呼吸链酶复合体的电子传递过程及线粒体对氧的摄取过程发生障碍,ATP 产生减少,使脑细胞不能维持正常生理功能,这一损伤过程在缺氧后很快即发生,持续数小时。至此,如缺氧终止,供氧则恢复,细胞的损伤大部分是可以恢复的。一些动物实验已表明,脑细胞线粒体在缺氧缺血 3 ~8 小时后已重新开始合成 ATP,磷酸肌酸(PCr)等部分或完全恢复。

(2)继发性能量代谢衰竭:在原发性能量代谢损伤发生后,如未能恢复组织供氧,仍处于缺氧缺血状态,6 ~24 小时则引发前述的其他损伤机制相继发生,共同作用于此前已受损的细胞,对能量代谢过程则是再次打击,表现为线粒体外膜失去完整性,内嵴功能区断裂,形成空泡,呼吸链酶复合体失去功能,ATP 不能产生,称为继发性能量代谢衰竭或第二次能量代谢衰竭。继之出现细胞内外离子紊乱,脑水肿。有研究人员应用 MRS 研究窒息新生儿脑组织能量代谢紊乱的特点,发现在生后 8 ~12 小时,伴随组织乳酸浓度升高和细胞内 pH 的变化,磷酸肌酸/无机磷酸比值(PCr/Pi)开始出现第二次下降。

经历了第二次能量代谢衰竭的细胞,病理性结构形态及功能难以恢复,进入急性坏死过程,部分未完全坏死的细胞则进入加快的细胞凋亡程序,可持续数周,形成迟发性神经损伤过程。

认识缺氧缺血后两次细胞能量代谢损伤和衰竭的病理生理过程,对确定临床治疗窗具有重要的提示作用,即缺氧缺血后有效治疗应在生后 48 小时内,尽量避免或减轻第二次细胞能量代谢衰竭的发生，是保护脑细胞的重要环节。

2. 兴奋毒性细胞损伤

缺氧缺血后脑内神经元突触前膜对兴奋性氨基酸（EAA）释放增加，进入突触间隙，而再摄取机制受阻碍，使突触间隙中以谷氨酸和门冬氨酸为代表的兴奋性氨基酸大量堆积，激活相应的受体，扩大细胞内第二信使的效应，使突触后神经元过度兴奋、去极化，细胞内离子紊乱，继而变性、坏死，称为兴奋毒性细胞损伤。

研究证实，兴奋性氨基酸通过几种类型受体导致细胞死亡，如N-甲基-D天冬氨酸（NMDA）受体、α-氨基-3-羟基-5-甲基-4-异恶唑丙酸（AMPA）受体、卡因酸受体等。其中NMDA受体最为活跃，属电压依赖性受体，作用于钙离子通道，促使钙离子内流、聚集而造成细胞死亡。AMPA受体和卡因酸受体也作用于钙离子通道，但主要作用于钠、钾离子通道。

3. 氧自由基损伤

自由基是指在外层电子轨道含一个或多个不配对电子的原子、原子团或分子，是细胞生物氧化代谢的产物，广泛存在于生物体内，生成与清除之间保持动态平衡。在缺氧缺血时，发生氧化应激反应，自由基的生成与清除平衡破坏，大量自由基生成，主要攻击结构为脂质双层的生物膜，如细胞膜、线粒体膜等，并与一氧化氮通路交叉，造成细胞损伤。过多的自由基产生过程与次黄嘌呤有关，在缺血再灌注重新供氧时，次黄嘌呤在黄嘌呤氧化酶的作用下生成黄嘌呤，并进一步分解成尿酸，在此过程中超氧阴离子大量产生。超氧阴离子形成后，可还原形成 H_2O_2，再还原形成 OH^-，使各类阴离子积蓄于体内。

4. 一氧化氮的参与作用

一氧化氮（NO）来自不同细胞中的L-精氨酸、四氢生物蝶呤，在一氧化氮合酶（NOS）的作用下，NO从细胞中释放。病理状态下，如缺氧缺血，NO大量生成，并参与了缺氧缺血后细胞损伤。NO产生超氧氮自由基，这种自由基半衰期较长，更容易渗透到组织深部，通过启动脂质过氧化，使生物膜降解，破坏细胞DNA和RNA，造成细胞损伤。也可与活性氧相互作用，产生细胞毒性。启动NO生成的NOS为同工酶，广泛地分布于神经细胞、内皮细胞等细胞中，分为三种亚型：神经型一氧化氮合酶（nNOS），内皮型一氧化氮合酶（eNOS）和诱导型一氧化氮合酶（iNOS），其中在神经损伤中亡起作用的是nNOS。

四、病理

缺氧缺血性脑损伤常见的病理改变有下述类型。

1. 脑水肿

脑水肿是细胞能量代谢衰竭和多种损伤机制作用的结果,使细胞膜上离子通道泵的功能丧失,细胞内外离子紊乱,导致过多水分进入细胞内,发生脑水肿。脑水肿为缺氧缺血后脑损伤早期主要的病理改变,大体病理观察可见脑容积增大,脑室受压变窄,显微镜下显示神经细胞肿胀,结构改变,排列紊乱。脑水肿持续时间为7~10天,轻度HIE患儿经治疗脑水肿在数日内恢复,严重者脑水肿不可逆,进入神经元坏死阶段。

2. 神经元坏死

在严重缺氧后,经历了细胞能量代谢衰竭及其他机制的损害,细胞内水肿难以逆转,直接的结果是神经元"急性坏死",在损伤发生后10~14天逐渐进展。显微镜下显示细胞核变形变性,直至核缩、核溶,细胞质随之崩解。神经元坏死使局部或广泛区域的脑组织萎缩,也可形成大小不等的液化灶,总体结局是脑组织丢失,脑容积变小。

3. 选择性神经元损伤

在HIE时脑的损伤部位有明显的选择性规律,称为"选择易感性"。更具损伤易感性的常见部位如下。

(1)深部灰质损伤:包括双侧丘脑和基底核区域。丘脑区以侧丘脑为主,基底核区包括尾状核、壳(豆)状核、苍白球。易损伤的原因可能与该部位兴奋性氨基酸受体分布有关。

(2)交界区损伤:指脑内大血管分支末端交界区域,即大脑前-中动脉交界区、大脑中-后动脉交界区,又称为动脉"分水岭损伤"或"旁矢状区损伤"。这些区域的损伤源于缺氧后全身和脑内血流动力学的改变,由于血管痉挛并发展为随后的血管麻痹,处于血供末端的区域供血障碍,发生缺血性坏死,病变的实质是动脉缺血性梗死,与血管的分布区域相吻合,包括相应部位的灰质和皮层下白质。急性期以局部脑组织水肿为特征,严重者两周后病变部位开始萎缩或发展为液化灶。

(3)其他部位损伤:缺氧缺血后还会引起脑内其他部位的神经组织损伤,如中央区皮质、海马、脑干、小脑等。另外,脑内白质、胶质细胞也会损伤。

4. 细胞凋亡

细胞凋亡也称细胞"程序化死亡",是细胞死亡的另一种形式,是一种正常的细胞生理现象,多种病理因素的刺激可诱发凋亡加速进行,成为病理现象。

缺氧后细胞凋亡与神经元急性坏死共存。凋亡细胞在形态学上与神经元的坏死有显著的区别，其特征是胞体缩小，胞质浓缩，无溶酶体、线粒体及细胞膜破裂，最终染色质浓缩、核仁裂解、凋亡小体形成。同时细胞产生核酸内切酶，将 DNA 在核小体间切割成 180～200 bp 的片段，在电泳图谱中呈"DNA 梯带"。另外，*a*、*de*、*iun*、*cmc* 等基因参与了凋亡过程。

五、病因

新生儿缺氧缺血性脑病具有明确的病因，缺氧是发病的核心，是在临近分娩和(或)产程中的特殊事件造成的胎儿或新生儿生后缺氧。缺氧意指血液中含氧量减少，脑缺血为脑的血液灌注量减少。缺氧与缺血互为因果，缺氧可使全身及脑内血流动力学发生改变而缺血，缺血又通过组织灌注减少造成组织和细胞内缺氧，缺氧缺血的共同作用导致急性脑损伤。病因涉及多种母子严重疾病和产科急症。

1. 母亲严重疾病

(1)母亲机体氧合降低：主要是一些呼吸系统疾病的急性发作，如哮喘、重症肺炎、肺栓塞等，由于母亲血氧降低，影响了对胎儿的供氧。

(2)母亲-胎盘间血液灌注障碍：指母亲因各种疾病状态通过胎盘、脐带向胎儿供血不足，如心跳呼吸停止、心功能衰竭、休克、低血压、子痫或子痫前期、惊厥持续状态等。

2. 产科急症

在临产或产程中突然发生了有碍对胎儿供氧供血的急症，危及母子生命，如子宫破裂、羊水栓塞、严重的胎盘早剥、脐带脱垂或打真结、严重脐绕颈等。

3. 胎儿急症

胎儿大量失血、胎-母间或胎-胎间大量输血、胎儿血栓性疾病重度溶血、严重感染等。

六、发病起因

临产时和产时所有可能造成母亲胎盘、脐带-胎儿、新生儿三个环节间供氧供血障碍，导致胎儿和新生儿发生急性缺氧缺血，并诱发脑损伤的高危因素，包括母亲严重疾病、多种产科和胎儿急症。在这些高危因素发生的同时，应有胎心率监测异常(胎心<100 次/分，持续 5 分钟以上；和/或羊水Ⅲ度污染)、分娩过程异常等客观证据，或胎盘病理检查结果提供潜在病因证据。

七、新生儿的临床特点

新生儿出生时有重度窒息,指 Apgar 评分 5 分钟、10 分钟<5 分。由于评分时易有主观因素和其他因素干扰,故出生后应即刻做脐动脉血气分析 pH<7.00,或碱剩余≥12 mmol/L,表明存在缺氧酸中毒。

出生后不久即出现意识改变、肌张力、原始反射异常等神经系统症状、体征,并持续至 24 小时以上。病重时可有惊厥、脑干症状。神经系统症状在出生后逐渐加重,一般在 72 小时达高峰,随后生命指征渐稳定,症状也有缓解趋势,最严重者此期间病情恶化,可死亡。临床根据病情,将 HIE 临床分度划分为轻度、中度和重度(表 5-1)。

表 5-1　HIE 临床分度

分度	意识	肌张力	原始反射		惊　厥	中枢性呼吸衰竭	瞳孔改变	EEG	病程及预后
			拥抱反射	吸吮反射					
轻度	兴奋、抑制交替	正常或稍增高	活跃	正常	可有肌阵挛	无	正常或扩大	正常	症状在 72 小时内消失,预后好
中度	嗜睡	减低	减弱	减弱	常有	有	常缩小	低电压,可有痫样放电	症状在 14 天内消失,可能有后遗症
重度	昏迷	松软,或间歇性伸肌张力增高	消失	消失	有,可呈持续状态	明显	不对称或扩大,对光反射迟钝	爆发抑制,等电线	症状可持续数周,病死率高,存活者多有后遗症

八、新生儿缺氧缺血性脑病的诊断

国际上,在不同国家、不同时期有多个关于 HIE 诊断标准发表,基本原则无异。我国于 1989 年济南会议制定了 HIE 临床诊断标准,以后又做过几次修订,使该病的诊断更具科学性、实用性,与国际接轨。综合而论,强调诊断时要具备应有条件:要有临动产时或产时存在导致胎儿和新生儿急性缺氧缺血的病因;新生儿生后短时内出现相应的神经系统表现,至少持续 24 小时,甚至以上;辅助检查证实有急性缺氧缺血后相应改变，包括实验室检查、影像学检查、神经电生理检查等；其他原因所导致的急性脑病和宫内已发生的非急性期脑生损伤除外。

九、辅助检查

1. 实验室检查

通过血液中的化学物质指标评价缺氧程度、多脏器损伤状况和脑损伤发生情况。

（1）缺氧、酸中毒程度：出生即刻行脐动脉血或新生儿血行血气分析，也可用生化法测定酸中毒程度，了解宫内和产程中缺氧状况。

（2）多脏器损害：缺氧后的脑损害与全身其他器官损害并存，最常累及的器官是心、肾、肝等，故在临床检查基础上，应常规检测心肌酶谱、肌钙蛋白、肌酐、尿素氮等。同时注意血糖、血钠、血钙等，缺氧缺血后易发生电解质紊乱。

（3）反映脑损伤的生化指标：①磷酸肌酸激酶脑型同工酶（CK-BB）：脑组织损伤后，在血及脑脊液中均可敏感反应。②神经元特异性烯醇化酶（NSE）：主要在脑组织内生成，定位于神经元。脑损伤时，血清和脑脊液中 NSE 水平升高。③S-100 蛋白（S-100 酸性钙结合蛋白）：S-100A 和 S-100B 均是脑中特殊蛋白，脑损伤时，由星形胶质细胞大量分泌 S-100B 入血、尿和脑脊液。④髓鞘碱性蛋白（MBP）是髓鞘的主要蛋白成分，维持髓鞘的结构与功能。脑损伤后血中浓度迅速升高，并可通过血脑屏障进入脑脊液。⑤超氧化物歧化酶（SOD）为抗氧化酶，移除超氧阳离子等。丙二醛（MDA）则是脂质过氧化的产物。此两项指标反映缺氧缺血后氧化应激及自由基损伤状况。

2. 影像学检查

影像学检查的基础是脑的病理改变，目的是从脑结构变化的角度发现脑损伤，分辨脑损伤的类型，评价脑损伤的严重程度，并用以估价预后。常采用的检查方法是核磁共振成像（MRI）、B 型超声医学（B 超）和电子计算机断层扫描（CT），三者各有优势和不足，可酌情恰当选择。

（1）脑 MRI 检查：MRI 是目前广泛认可能够对脑损伤作出全面评价的检查方法。分辨率高，常规的 T1WI、T2WI 可清楚地显示灰质和白质损伤（除皮层灰质和广泛区域的白质外），能够发现 HIE 时最具选择性的深部灰质损伤，即丘脑、基底核区和旁矢状区损伤，也能发现内囊后肢、脑干及小脑等部位的损伤。在缺氧缺血病变早期脑水肿阶段，病变部位 T1WI 呈现高信号，T2WI 呈低信号，弥散加权成像（DWI）对组织水肿成像更为敏感，病灶显示为更明显的高信号，综合这些常规磁共振序列检查,有助于辨别脑损伤发生的时间,即急性脑损伤和宫内早已发生的陈旧性损伤。磁共振波谱(MRS)主要是检测特殊脑区代谢变化,此时多见乳酸增加,N-乙酰天冬氨酸盐减少。对于 HIE 时合并的不同部位颅内出血,磁敏感加权成像(SWI)检查则更为敏感。

(2)脑 B 超检查:脑超声技术的最大优势是无创便捷,可对不便搬运的高危早产儿实施床边操作,并可动态观察病变过程。超声通过回声强度和脑结构的变化反映脑损伤状况,故对脑组织水肿、液化、钙化、颅内出血等异常均可显示。在 HIE 早期脑水肿时,以不同脑区脑组织回声增强为特点,疾病后期脑组织液化,可显示无回声的囊腔。颅脑超声为扇形扫描,对脑中心部位病变显示清晰,故对脑室及脑室周围脑组织水肿的敏感性很高,可表现出脑室周围白质、丘脑基底核区回声变化,同时显示脑室受水肿挤压而变窄,也可探查到严重的旁矢状区白质损伤。在严重 HIE 时,可实时观察到脑动脉搏动减弱。后期除发现脑组织液化外,也能通过脑室、脑沟回形态变化了解脑萎缩状况。颅脑扇形扫描不可避免地存在检查盲区,故在显示脑完整性方面不及 MRI 和 CT,对脑皮层、脑干部位损伤诊断具有局限性。

(3)脑 CT 检查:CT 曾是广泛用于临床的 HIE 辅助检查手段,敏感性高,脑组织水肿时以低密度为特点,灰白质界限难以区别,可用 CT 值 Hu 定量分析各脑区脑水肿程度,对后期的脑萎缩、液化等均可充分表现,因此可明确诊断丘脑、基底核、交界区、脑白质等损伤类型。存在的最大问题是有一定量的放射线暴露,近年在新生儿领域应用减少。

3.神经电生理检查

神经电生理检查是通过脑细胞电活动变化发现脑损伤,评价严重程度,较为传统的检查手段是脑电图(EEG),近年在新生儿领域更简便的方法是振幅整合脑电图(aEEG)。

在 HIE 时神经电生理检查主要关注两个方面的异常:

(1)痫样放电:在临床上表现为惊厥。EEG 是诊断惊厥性异常放电的金标准,可准确地显示异常放电的部位、频率、泛化过程。aEEG 对反复发作性新生儿惊厥和惊厥持续状态显示较为敏感。

(2)电活动抑制:缺氧缺血所致的脑细胞损伤和细胞内外离子紊乱,会直接影响脑细胞的电活动,使其减弱,脑电图表现为以低电压为基础的背景活动异常。aEEG 经对原始记录脑电图的实时整合,更便于医护人员识别辨认,HIE 时严重的背景活动异常是低电压,波谱带下边界≤5 μV,或出现暴发抑制。

十、鉴别诊断

为避免诊断扩大化，以下两个方面的疾病需除外。

1. 其他原因所致的新生儿急性脑病

新生儿急性脑病表现可由多种病因所致，要结合病史、特殊的症状体征、病程发展过程，以及必要的辅助检查予以澄清，作出确切的诊断。常与新生儿缺氧缺血性脑病混淆的疾病如下。

(1)颅内出血：明显的神经系统症状发生在重度出血及其出血处周围脑组织的大范围水肿，包括脑实质出血、严重的硬膜下出血、严重的蛛网膜下腔出血等，异常分娩史和影像学检查可确诊。重度脑室内出血多发生在小胎龄早产儿，虽也有神经系统症状，但一般不在急性脑病诊断范围。

(2)炎症性脑病：各类病原造成的中枢神经系统和其他部位感染时，由于多种炎症因子作用，诱发多脏器损伤，脑是其中之一，发生弥漫性水肿、坏死等脑病过程。结合母亲围产期感染病史、炎性反应性生化指标、病原学鉴定、胎盘病理检查等可确诊。需注意的是，感染往往是宫内窘迫和生后窒息的原因，与缺氧缺血性脑损伤重叠发生，此时尤应对疾病做全面的分析、诊断。

(3)低血糖脑病：发生在生后严重能量摄入、储备不足和其他内分泌激素紊乱、细胞能量代谢异常的小儿，突出的临床征象是顽固、难以纠正的低血糖状态，脑影像学早期可显示脑组织大范围水肿，但选择性脑枕叶、顶叶损伤严重。

(4)遗传代谢性疾病和其他先大性疾病：多数在新生儿期发病的先大遗传代谢性疾病存在明显的神经系统症状，由于异常代谢产物积蓄造成代谢性脑病，有时在宫内即可造成胎儿发病，成为重度窒息缺氧的原因。因此，在生后短时内尚无先天代谢异常的确切诊断证据时，对新生儿脑病性质的判断应格外慎重。就一般规律而言，代谢性脑病神经系统症状较重，时常与缺氧程度不平行，症状持续存在，甚至进行性加重；与 HIE 的病程规律不符；有时伴有不能用一般疾病解释的现象，如进食后病情加重，一些常规实验室检查项目明显异常(难以纠正的顽固酸中毒、低血糖、高氨血症、贫血等)，不良产史、家族史等。其他先天异常主要指脑发育异常，尤其是灰质病，脑回发育异常，如巨脑回、多小脑回、灰质异位等。这些小儿生后早期以顽固性惊厥为突出表现，诱发脑病，脑电图重度异常。发病起始时间不一，但与 HIE 规律不吻合。

2. 宫内发生的脑损伤

胎儿在宫内受到母亲、自身疾病和环境的影响，可以发生颅内出血、缺氧缺血、脑血管闭塞脑梗死、炎症等各类脑损伤。在损伤早期脑病阶段临床很难发现,出生时已是后期病理改变阶段,一般不因此引起窒息缺氧。生后神经系统症状体征以肌张力异常为主,多无意识障碍表现,甚至神经系统检查完全正常,仅影像学检查发现脑内病变存在。

对宫内发生的各类脑损伤,影像学检查是确诊的重要手段,能够提示损伤后期的病变特征,如颅内出血病灶已处于吸收后期,缺氧缺血或炎症性损伤后期,急性水肿已消失,取而代之的是脑萎缩、脑容积变小,组织液化、钙化等。

十一、治疗

对 HIE 目前尚缺乏特异性的治疗药物,在国际上虽有很多临床治疗研究,但仍存在诸多未能解决的问题。鉴于此,2011 年原国家卫生部新生儿疾病重点实验室、复旦大学儿科医院、《中国循证儿科杂志》编辑部和 GRADE 工作组中国中心公布的《足月儿缺氧缺血性脑病循证治疗指南(2011-标准版)》,在 HIE 规范化治疗方面起到引领作用。该指南推荐意见如下。

1. 支持对症治疗

目的是阻断缺氧缺血原发事件和避免或减轻继发性脑损伤,是 HIE 的非特异性基础治疗措施,与新生儿复苏具有同等重要的作用。

(1)维持适当的通气和氧合:低氧血症和重度高碳酸血症均可损害脑血流自主调节功能,导致压力被动性脑循环。因此,应维持正常的氧分压和二氧化碳分压,避免低氧血症、高氧血症、高碳酸血症和低碳酸血症的发生。

(2)维持适当的脑血流灌注,避免血压剧烈波动:HIE 存在压力被动性脑血循环,任何轻度的血压波动都会加重脑损伤。因此,应维持正常动脉血压值,避免发生体循环低血压(加重缺血)、高血压(导致脑出血的风险)和血液高凝状态。

(3)维持适当的血糖水平:低血糖和高血糖对 HIE 患儿都是无益的,尤其是急性期低血糖。血糖以维持在 4.2 ~ 5.6 mmol/L(75 ~ 100 mg/dL)为宜。避免高血糖,因其高渗透作用可能导致脑出血和血乳酸堆积等不良结局。

(4)适量限制入液量,预防脑水肿,不建议常规使用甘露醇预防脑水肿,不建议使用激素减轻脑水肿。HIE 患儿常同时存在抗利尿激素异常分泌综合征和肾功能障碍,供给过多的液体可增加脑组织中水的含量而加重脑损伤,但不能以牺牲正常血压和内环境稳定为代价,应维持尿量>1 mL/(kg · h)。HIE 脑水肿主要为细胞毒性水肿,甘露醇虽能减轻脑水肿,但不能减轻最终脑损伤程度,只有在内压明显升高导致脑灌注压严重下降时使用甘露醇。

(5)控制惊厥:推荐苯巴比妥作为一线抗惊厥用药,不建议苯巴比妥作为足月儿 HIE 惊厥发生的预防用药。预防性应用苯巴比妥并不能降低足月儿 HIE 的病死率和严重伤残发生率，但惊厥可引起脑的进一步损伤。

2. 神经保护治疗

推荐亚低温治疗足月儿中度、重度 HIE。目前国际上已有六个大型的多中心 RCT 完成，其中两个采用的是选择性头部亚低温治疗，另外四个是全身亚低温治疗。结果显示，亚低温可显著降低足月儿 HIE 的病死率（RR＝0.58，95% CI：0.45～0.75）、18 月龄时病死率和严重伤残发生率（RR＝0.76，95% CI：0.68～0.84）。

亚低温有选择性头部亚低温（冰帽系统）和全身亚低温（冰毯系统）两种方式。根据亚低温治疗方案，接受治疗的患儿应胎龄≥36 周和出生体重≥2.5 kg，并且同时存在下列情况：①有胎儿宫内窘迫的证据；②有新生儿窒息的证据；③有新生儿 HIE 或 aEEG 脑功能监测异常的证据。选择性头部亚低温使鼻咽部温度维持在 33.5～34 ℃（目标温度），可接受温度为 33～34.5 ℃，同时直肠温度维持在 34.5～35 ℃。全身亚低温使直肠温度维持在 33.5～34 ℃（目标温度），可接受温度为 33～34.5 ℃。亚低温治疗最适宜在生后 6 小时内进行，越早越好，治疗时间为 72 小时，治疗结束复温后至少严密临床观察 24 小时，出院后至少随访至生后 18 个月。

十二、预后

HIE 小儿的常见后遗症为脑瘫、癫痫、智力低下，以及视觉损害、注意缺陷、认知障碍、学习困难等。近远期预后与损伤严重程度有关，从临床和不同的辅助检查均可提供一些协助估价预后的信息。

1. 临床征象

轻度 HIE 小儿一般在生后 3 天内各项指标恢复，预后多数正常。中度 HIE 小儿有 20%～35% 会发生远期异常。重度 HIE 小儿中 75% 新生儿期死亡或放弃治疗，存活者均有较严重的神经系统后遗症。发生后遗症的小儿多有明显的影像学改变，反复发作性惊厥和惊厥持续，后期发展为癫痫的可能性很大。

2. 影像学表现

不同影像学检查在疾病早期水肿阶段即可分辨出脑损伤轻重，也是后续病理改变的基础。轻度水肿，3 天内影像恢复正常，与临床相符，一般不留后遗症。7～14 天后，如影像存在不可逆的脑结构异常表现，提示可能会发生后遗症，3～4 周时影像表现为明显的脑萎缩、脑组织液化、钙化，则后遗症难以避免，且较严重。MRI 检查如发现一些特殊部位的损伤,对近远期预后可能会有更深入的提示作用。如生后一周内显示脑干损伤,则死亡危险性增加。两周内如发现内囊后肢损伤,多数神经预后不良。存在血管交界区损伤的小儿,远期认知、运动功能都可能发生障碍。疾病早期 MRS 检查如显示一些特殊脑区代谢明显障碍,如基底核、丘脑区乳酸(Lac)增加,N-乙酰天冬氨酸盐(NAA)减少及二者比值(Lac/NAA)升高,提示预后不良的敏感度和特异度分别是 0.82 和 0.95。

3. 脑电生理检查表现

在生后 24 小时内 EEG 或 aEEG 检查均可评价脑损伤严重程度,并可作为估价预后的参考指标。严重的脑电活动背景异常,包括重度、持续低电压(aEEG 低电压程度划分,下边界≤5 μV,≤3 μV,≤1 μV,电压越低,抑制越重),暴发抑制;严重的异常放电,如频繁、持续痫样放电,高波幅放电后紧随电活动抑制,均是严重脑损伤表现,不但远期后遗症严重,近期死亡率也增加。

当生后 24 小时内脑电活动严重异常,但一周内明显恢复,这些小儿预后是可观的。故将预测预后的检查时间推迟为一周,此时预测预后不良的敏感性、特异性分别是 0.93 和 0.90。

十三、预防

积极推广新法复苏、防止围产期窒息是预防本病的主要方法。

(冯燕妮、姚小敏)

案例6

6

平时活蹦乱跳的孩子怎么突然就软瘫无力呢？

【学习目标】

1. 基础医学

(1)神经系统的组成是周围神经、中枢神经。

(2)神经系统解剖位置及各部位的功能作用。

(3)周围神经束和神经原纤维的组成及发生髓鞘脱失或轴索变性的病理分类和特征。

(4)神经根发生急性炎症性脱髓鞘病变的机制。

2. 临床医学

(1)急性炎症性脱髓鞘性多发性神经病(格林-巴利综合征,GBS)的病因及发病机制。

(2)实验室及器械检查在格林-巴利综合征的临床应用。

(3)格林-巴利综合征患者常见的功能障碍。

(4)格林-巴利综合征的诊断标准和鉴别诊断。

(5)格林-巴利综合征的诊治原则及其治疗的循证依据。

3. 课程思政

(1)讨论格林-巴利综合征目前在我国的发病情况及预后,讨论如何在我国目前的医疗卫生体制下更有效地降低该疾病的死亡率及致残率。

(2)讨论如何预防该疾病严重后遗症的发生及患病后的心理、身体调试与护理。

(3)讨论在临床面对该疾病重症病例时如何更好地与病人及家属沟通,建立长期良好的医患关系。

【教学建议】

1. 本案例涉及课程内容

神经系统的解剖及毗邻;脑脊液的成分及作用;周围神经束和神经原纤维的组成;肢体弛缓性瘫痪的发生机制;格林-巴利综合征的病因及发病机制;实验室及器械检查在格林-巴利综合征的临床应用;格林-巴利综合征的诊治原则;格林-巴利综合征的并发症及其疾病的鉴别诊断。

2. 本案例的教学重点

格林-巴利综合征的病因及发病机制;格林-巴利综合征的临床诊断及治疗原则。

3. 本案例适宜临床医学专业本科学生(大学四年级)做讨论的基础

神经系统的解剖及毗邻;脑脊液的成分及作用;周围神经束及其神经原纤维的组成及发生病变的特点;运动障碍、感觉障碍、自主神经功能障碍发生的机制及临床表现。

【参考书目】

1. 王庭槐. 生理学[M]. 9 版. 北京:人民卫生出版社,2018.

2. 王天有,申昆玲,沈颖. 诸福棠实用儿科学[M]. 9 版. 北京:人民卫生出版社,2022.

3. 万学红,卢雪峰. 诊断学[M]. 9 版. 北京:人民卫生出版社,2018.

4. 柏树令,应大君. 系统解剖学[M]. 8 版. 北京:人民卫生出版社,2013.

5. 吴江,贾建平. 神经病学[M]. 3 版. 北京:人民卫生出版社,2015.

6. 王卫平,孙锟,常立文. 儿科学[M]. 9 版. 北京:人民卫生出版社,2018.

案例摘要

患儿,男,8 岁,因四肢疼痛、无力 7 天、排尿困难 4 天于当日入院。7 天前无明显诱因下双下肢开始出现疼痛,两侧小腿酸痛明显,伴有下肢无力,并逐渐向上蔓延至上肢,呈进行性加重,继而出现行走障碍,伴头痛、头晕。无发热、呕吐,近 4 天来出现排尿困难,入院前 3 天在当地医院诊治,诊断“四肢酸痛查因,中枢神经系统感染?”给予对症治疗(具体不详),但上述症状未见改善遂转诊。既往史、个人史、家族史无特殊。

查体:体温 36.2 ℃,心率 108 次/分,呼吸 21 次/分,体重 27 kg,血压 98/68 mmHg,发育正常,营养中等,神志清醒,精神可,查体合作。皮肤黏膜无苍白,无黄染,双侧瞳孔等大等圆,直径 3 mm,对光反射灵敏。颈无抵抗,双肺呼吸音清,未闻及啰音。心率 108 次/分,心音有力,节律整齐,未闻及心脏杂音。腹部平软,肝脾肋下未触及,肠鸣音正常。四肢肌张力正常,四肢肌肉有压痛,尤以下肢明显,双下肢肌力 3 级,双上肢肌力 4 级。神经系统检查:生理反射存在,病理反射未引出。头颅 MRI:未见异常。脑脊液检查:蛋白 0.6 g/L,白细胞计数和其他均正常。

患儿入院 10 小时后,出现声音低哑、吞咽困难、口角歪斜、进食呛咳、口腔唾液积聚。查体:体温 37.2 ℃,心率 125 次/分,呼吸 30 次/分,血压 100/68 mmHg,口角往左侧歪斜,颈无抵抗,双肺呼吸音粗,可闻及痰鸣音,心率 125 次/分,心音尚有力,节律整齐,肝脾肋下未触及。四肢肌张力正常,四肢肌肉有压痛,尤以下肢明显,双下肢肌力 3 级,双上肢肌力 4 级。

患儿于入院第 18 小时,突然出现呼吸急促、声音低微、口唇发绀、咳嗽无力、四肢无力加重。查体:体温 37.2 ℃,心率 145 次/分,呼吸 45/分,血压 87/56 mmHg,呼吸急促,可见"三凹征",口角往左侧歪斜,口角流涎,颈抵抗,双肺呼吸音粗,可闻及痰鸣音,心率 125 次/分,心音尚有力,节律整齐,肝脾肋下未触及,膀胱区饱满,叩诊呈浊音。四肢肌张力稍低,尤以下肢明显,双下肢肌力 2 级,双上肢肌力 3 级。脑膜刺激征阳性(颈项强直,克氏征阳性)。

案例将要讨论内容的摘要

1. 基础医学

脑和脊髓解剖及毗邻;神经系统的组成及功能;脑神经的分类;肢体发生疼痛和无力的机制。

神经系统分为中枢神经系统(脊髓、脑)和周围神经系统(脑神经、脊神经)。

2. 临床医学

格林-巴利综合征的病因及发病机制;实验室及器械检查在格林-巴利综合征的临床应用;脑神经损害的判断方法;格林-巴利综合征的诊治原则;格林-巴利综合征的并发症及其疾病的鉴别诊断。

3. 课程思政

讨论格林-巴利综合征目前在我国的发病情况及预后,讨论如何在我国目前的医疗卫生体制下更有效地降低该疾病的致残率及死亡率;讨论如何预防患病后的心理障碍及身体调试与护理;讨论在临床面对该疾病重症病例时如何更好地与病人及家属沟通,建立长期良好的医患关系。

第 1 幕(1 学时)

1. 辅导注意事项及提示用问题

(1)上述病例包含哪些重要的信息?

(2)如何对格林-巴利综合征患儿进行详细病史询问?其要点是什么?

(3)为进一步作出临床判断,需要进一步了解并获取病人的哪些信息才能有助于临床对疾病的诊断?

2. 主要讨论方向

(1)中枢神经和周围神经的位置和构成,中枢神经系统和周围神经系统有什么区别?中枢神经系统和周围神经系统各司哪些功能?

(2)神经根的组成和位置是什么?前根和后根有什么不同?神经根炎的定

义是什么？

(3)引起格林-巴利综合征的常见原因有哪些？

(4)哪些机制可能导致了病人的临床症状？

(5)小儿神经系统检查方法：①主要包括哪些内容？②脑神经包括哪12对颅脑神经？③小儿肌力如何分级？④肌张力怎么判断？⑤病理反射重点检查哪些项目？⑥脑膜刺激征包括哪些项目？⑦正常18个月以下婴儿哪项病理反射和脑膜刺激征可以呈阳性？

第2幕(1学时)

1. 辅导注意事项及提示用问题

(1)你认为最可能的疾病是什么？请提供依据。

(2)你认为还需要对病人进行哪方面的检查？有什么检查意义？

(3)该患儿可能出现哪些并发症？

2. 主要讨论方向

(1)格林-巴利综合征的临床诊断标准有哪些？

(2)如何依据临床资料区别患儿是中枢性面瘫或外周性面瘫？

(3)依据患儿临床表现，可能是哪些周围神经受损？

(4)格林-巴利综合征的临床鉴别诊断有哪些？其鉴别要点是什么？

(5)格林-巴利综合征的并发症有哪些？

第3幕(2学时)

1. 辅导注意事项及提示用问题

(1)什么让患儿出现呼吸急促、声音低微、口唇发绀等表现？

(2)该患儿目前需要怎样的急救措施？

(3)格林-巴利综合征发生呼吸肌麻痹的治疗原则是什么？

(4)格林-巴利综合征发生呼吸肌麻痹，主要是哪些脑神经发生麻痹？

2. 主要讨论方向

(1)导致格林-巴利综合征患儿发生运动障碍、感觉障碍、自主神经功能障碍的原因是什么？

(2)格林-巴利综合征的治疗措施有哪些？

(3)为什么说呼吸肌麻痹是格林-巴利综合征患儿死亡的主要原因？发生呼吸肌麻痹时怎么处理？

(4)患儿发生肢体功能障碍时,后期应采取哪些康复治疗措施?出院后的注意事项有哪些?

案例讨论小结(1 学时)

1. 学生各小组小结

各小组以 PPT 的形式进行小结,小结的内容应包括对该案例发病病因、机制、临床表现、诊断标准、鉴别诊断及其治疗原则和预防措施。

2. 教师总结

(1)案例讨论所涉及专业知识:①中枢神经和周围神经组成及解剖位置;神经根的解剖位置及格林-巴利综合征病理分类和特征;患儿发生运动障碍、感觉障碍、自主神经功能障碍的临床表现特征。②格林-巴利综合征发生呼吸肌麻痹的病因及发病机制;实验室及器械检查在格林-巴利综合征的临床应用;患儿的肌力分级方法及脑神经麻痹的判断方法;格林-巴利综合征的诊治原则及其治疗的循证依据;格林-巴利综合征的并发症及其疾病的鉴别诊断。

(2)案例讨论过程点评:尤其对团队合作、批判精神、逻辑思维等方面予以点评。

教师备课用材料

一、急性胰腺炎的概念

格林-巴利综合征(GBS)又称急性炎症性脱髓鞘性多发性神经病,是当前我国和多数国家小儿最常见的急性周围神经病。该病以肢体对称性弛缓性瘫痪为主要临床特征。病程自限,大多会在数周内完全恢复,但严重者急性期可死于呼吸肌麻痹。

二、病因及发病机制

GBS 的病因虽不完全明了,但多数学者强调本病是一种急性免疫性周围神经病,多种因素均能诱发本病,但以空肠弯曲菌等前驱感染为主要诱因。

1. 感染因素

约 2/3 的 GBS 患者在病前 6 周内有明确前驱感染史。病原体主要包括以下几种。

(1)空肠弯曲菌:GBS 最主要前驱感染病原体,在我国和日本,42% 与 76% 的 GBS 患者血清中有该菌特异性抗体滴度增高,或有病前该菌腹泻史。其中以 Penner 血清型 O:19 和 O:41 与本病发病关系最密切。已证实它们的菌体脂多糖涎酸等终端结构与周围神经表位的多种神经节苷脂（如GMl、GDla等）存在类似分子结构，从而发生交叉免疫反应。该菌感染后，血清中同时被激发抗GMl和抗GDla等抗神经节苷脂自身抗体，导致周围神经免疫性损伤。

（2）巨细胞病毒：占前驱感染第二位病原体，欧洲和北美地区多见，患者同时有抗该病毒特异性抗体和抗周围神经GM2抗体增高。

（3）其他病原体：主要包括EB病毒、带状疱疹病毒、AIDS和其他病毒以及肺炎支原体感染等，致病机理与巨细胞病毒相似。

2. 疫苗接种

仅少数GBS的发病与某种疫苗注射有关，主要是狂犬病毒疫苗（发生率千分之一），其他可能有麻疹疫苗、破伤风类毒素和口服脊髓灰质炎疫苗（发生率百万分之一）。

3. 免疫遗传因素

人群中虽经历相同病原体前驱感染，但仅有少数人发生GBS。从而推测存在遗传背景的易感个体，如特异的HLA表型携带者，受到外来刺激（如感染）后引起的异常免疫反应，破坏神经原纤维，导致本病的发生。

三、病理分类和特征

周围神经束通常由数十或数百根神经原纤维组成，其中大多数为有髓鞘原纤维。原纤维中心是脊髓前角细胞运动神经元伸向远端的轴突，轴突外周紧裹由施万细胞胞膜同心圆般围绕轴突旋转而形成的髓鞘。沿原纤维长轴，髓鞘被许多郎飞结分割成长短相同的节段。相邻两个郎飞结间的原纤维称结间段，每一结间段实际由一个施万细胞胞膜紧裹。

由于前驱感染中病原体种类差异和宿主免疫遗传因素影响，GBS患者周围神经可主要表现为髓鞘脱失，或轴索变性，或两者皆有。可主要损及周围神经的运动纤维，或同时损伤运动和感觉纤维，从而形成不同特征的临床和病理类型。当前主要分为以下四种类型。

（1）急性炎症性脱髓鞘性多发性神经炎（AIDP）：在T细胞、补体和抗髓鞘抗体作用下，周围神经运动和感觉原纤维同时受累，呈现多灶节段性髓鞘脱失，伴显著巨噬细胞和淋巴细胞浸润，轴索相对完整。

（2）急性运动轴索性神经病（AMAN）：结合免疫复合物（补体和特异性抗体）的巨噬细胞经郎飞结侵入运动神经原纤维的髓鞘和轴突间隙，共同对轴膜免疫性攻击，引起运动神经轴突瓦勒样变性。病程初期髓鞘相对完整无损。

（3）急性运动感觉轴索性神经病（AMSAN）：以轴突瓦勒样变性为主，但同时波及运动和感觉神经元纤维,病情大多严重,恢复缓慢。

(4)米勒-费希尔综合征(MFS):为GBS特殊亚型,目前尚缺少足够尸解病理资料。临床主要表现为眼部肌肉麻痹和共济失调,无肢体瘫痪。患者血清抗GQlb抗体增高,而支配眼肌的运动神经末梢、本体感觉通路和小脑神经元均富含此种神经节苷脂。

四、临床表现

任何年龄均可患病,但以学龄前和学龄期儿童居多。我国患儿常以空肠弯曲菌为前驱感染,故农村较城市多见,且夏秋季发病增多。病前可有腹泻或呼吸道感染史。

1. 运动障碍

运动障碍是本病的主要临床表现。呈急性或亚急性起病,四肢尤其下肢弛缓性瘫痪是本病的基本特征。两侧基本对称,以肢体近段或远段为主,或近、远段同时受累。瘫痪可能在数天或数周内从下肢向上发展,但绝大多数的进行性加重不超过3~4周。最急者也可在起病24小时或稍长时间内出现严重肢体瘫痪,或/和呼吸肌麻痹,后者引起呼吸急促、声音低微和发绀。

部分患者伴有对称或不对称颅神经麻痹,以核下性面瘫最常见,其次为外展等支配眼球运动的颅神经。当波及两侧后组颅神经(Ⅸ、Ⅹ、Ⅻ)时,患者呛咳、声音低哑、吞咽困难、口腔唾液积聚,容易引起吸入性肺炎并加重呼吸困难,危及生命。个别病例出现从上向下发展的瘫痪。

2. 感觉障碍

感觉障碍症状相对轻微,很少有感觉缺失者,主要表现为神经根痛和皮肤感觉过敏。由于惧怕牵拉神经根加重根痛,可有颈项强直,Kernig征阳性。根痛和感觉过敏大多在数日内消失。

3. 植物神经功能障碍

植物神经功能障碍症状较轻微,主要表现为多汗、便秘、不超过12~24小时的一过性尿潴留、血压轻度增高或心律失常等。

本病病程自限。肌肉瘫痪停止进展后数周内,大多数患儿肌力逐渐复原,3~6个月内完全恢复。但有10%~15%患儿遗留不同程度肌无力,1.7%~5%死于急性期呼吸肌麻痹。

五、实验室检查

1. 脑脊液检查

80% ~90% 的 GBS 患者脑脊液中蛋白增高，但白细胞计数和其他均正常，这是本病特征。然而，这种蛋白-细胞分离现象一般要到起病后第 2 周才出现。

2. 神经传导功能测试

以髓鞘脱失为病理改变者，如 AIDP 患者，主要呈现运动和感觉神经传导速度、远端潜伏期延长和反应电位时程增宽，波幅减低不明显。

以轴索变性为主要病变者，如 AMAN 患者，主要呈现运动神经反应电位波幅显著减低，而 AMASN 患者则同时有运动和感觉神经电位波幅减低，传导速度基本正常。

六、诊断

凡具有急性或亚急性起病的肢体软瘫、两侧基本对称、瘫痪进展不超过 4 周、起病时无发热、无传导束型感觉缺失和持续性尿潴留者，均应想到本病可能性。若证实脑脊液蛋白-细胞分离和域神经传导功能异常，即可确立本病诊断。

七、鉴别诊断

要注意和其他急性弛缓性瘫痪疾病鉴别，主要有以下几个方面。

1. 肠道病毒引起的急性弛缓性麻痹

我国已基本消灭野生型病毒脊髓灰质炎的发生，但仍有柯萨奇、埃可病毒等其他肠道病毒引起的急性弛缓性瘫痪。根据其肢体瘫痪不对称，脑脊液中可有白细胞增多，周围神经传导功能正常，以及急性期粪便病毒分离，容易与 GBS 鉴别。

2. 急性横贯性脊髓炎在锥体束休克期表现四肢软瘫

需与 GBS 鉴别，但急性横贯性脊髓炎有尿潴留等持续括约肌功能障碍和感觉障碍平面，且急性期周围神经传导功能正常。

八、治疗

1. 护理

本病虽缺少特效治疗，但病程自限，大多可望完全恢复，积极的支持治疗和护理措施是顺利康复的关键。对瘫痪正在继续进展的患儿，原则上都应住院观察和护理：①保持呼吸道通畅，勤翻身，防止坠积性肺炎或褥疮；②吞咽困难者要鼻饲，以防吸入性肺炎；③保证足量的水分、热量和电解质供应；④尽早对瘫痪肌群康复训练,防止肌肉萎缩,促进恢复。

2. 呼吸肌麻痹的抢救

呼吸肌麻痹是本病死亡的主要原因。对出现呼吸衰竭,或因咳嗽无力及后组颅神经麻痹致咽喉分泌物积聚者,应及时作气管切开或插管,必要时使用呼吸机以保证有效通气和换气。

3. 药物治疗

对病情进行性加重,尤其有呼吸肌或后组颅神经麻痹者,可试用静脉注射大剂量免疫球蛋白(1VIG),400 mg/(kg · d),连用5天;也有按2 g/kg一次负荷剂量静脉滴注者。有效者24~48小时内可见麻痹不再进展,但也有不见效者。其总疗效与血浆置换相当。多数专家认为皮质激素对本病治疗无效。

4. 康复治疗

瘫痪期康复即应该介入,应尽可能将肢体摆在功能位,或者使用辅助器具,避免出现继发的肢体功能障碍,例如足下垂、跟腱挛缩等。病情稳定后,早期进行康复治疗。

(黄月艳、黄肯、黄云峰、黄致敬)

案例7

7

孩子短期内出现发热、呕吐、惊厥，这是怎么了？

【学习目标】

1. 基础医学

(1)脑膜的组成是硬脑膜、蛛网膜、软脑膜。

(2)中枢神经系统的解剖位置及各部位的功能作用。

(3)化脓性脑膜炎的病理表现。

(4)脑脊液的产生与循环。

(5)化脓性脑膜炎的病因及发病机制。

2. 临床医学

(1)化脓性脑膜炎的病因和致病菌入侵途径。

(2)化脓性脑膜炎的临床特征。

(3)小儿化脓性脑膜炎的临床特点。

(4)实验室及器械检查在化脓性脑膜炎的临床应用。

(5)化脓性脑膜炎的诊断标准和鉴别诊断。

(6)化脓性脑膜炎的诊治原则及其治疗的循证依据。

3. 课程思政

(1)讨论化脓性脑膜炎目前在我国的发病情况及预后,讨论如何在我国目前的医疗卫生体制下更有效地降低该疾病的死亡率及致残率。

(2)讨论如何预防该疾病严重后遗症的发生及患病后的心理、身体调试与护理。

(3)讨论在临床面对该疾病重症病例时如何更好地与病人及家属沟通,建立长期良好的医患关系。

【教学建议】

1. 本案例涉及课程内容

脑膜的组成、解剖及毗邻;脑脊液的循环、成分及作用;中枢神经系统的解剖位置及各部位的功能作用;12 对脑神经的组成与功能;化脓性脑膜炎的病因及发病机制;实验室及器械检查在化脓性脑膜炎的临床应用;小儿化脓性脑膜炎的临床特点;化脓性脑膜炎的诊治原则;化脓性脑膜炎的后遗症及其疾病的鉴别诊断。

2. 本案例的教学重点

化脓性脑膜炎的病因及发病机制;化脓性脑膜炎的临床诊断及治疗原则。

3. 本案例适宜临床医学专业本科学生(大学四年级)做讨论的基础

脑膜和中枢神经系统的解剖;脑脊液的成分及作用;脑膜及脑实质发生病变的特点;化脓性脑膜炎发生的机制及临床表现。

【参考书目】

1. 王庭槐. 生理学[M]. 9 版. 北京:人民卫生出版社,2018.

2. 王天有,申昆玲,沈颖. 诸福棠实用儿科学[M]. 9 版. 北京:人民卫生出版社,2022.

3. 万学红,卢雪峰. 诊断学[M]. 9 版. 北京:人民卫生出版社,2018.

4. 柏树令,应大君. 系统解剖学[M]. 8 版. 北京:人民卫生出版社,2013.

5. 吴江,贾建平. 神经病学[M]. 3 版. 北京:人民卫生出版社,2015.

6. 王卫平,孙锟,常立文. 儿科学[M]. 9 版. 北京:人民卫生出版社,2018.

案例摘要

患儿,男,8 个月,体重 5.5 kg,主诉发热 3 天,伴精神差、呕吐 2 天,抽搐 1 天,于当日入院。体温最高达 39.6 ℃,服退热药后体温无明显下降,近 2 天来食欲下降,伴进食呕吐,非喷射状,精神渐差。入院前 1 天出现抽搐发作 3 次,抽意识丧失,双眼凝视,牙关紧闭,面色口唇发绀,四肢抽动,每次持续 10 ~ 15 分钟,抽后嗜睡。既往史、个人史、家族史无特殊。

查体:体温 39 ℃,心率 150 次/分,呼吸 45 次/分,嗜睡状态,偶有烦躁哭闹,前囟饱满。双侧瞳孔等大等圆,直径 3 mm,对光反射迟钝。颈抵抗,双肺呼吸音粗,可闻及痰鸣音。心率 150 次/分,心音有力,节律整齐,未闻及心脏杂音。腹部平软,肝脾肋下未触及,肠鸣音正常。神经系统检查:四肢肌张力稍高,肌力正常。生理反射:膝腱反射亢进,双侧巴宾斯基征阳性,余病理反射未引出;脑膜刺激征阳性(颈项强直、布氏征、克氏征阳性)。

患儿入院 15 小时,仍反复发热、抽搐,意识障碍逐渐加深,无法进食。查体:体温 39.6 ℃,心率 150 次/分,呼吸 45 次/分,昏睡状态,前囟饱满。双侧瞳孔等大等圆,直径 3 mm,对光反射迟钝。颈抵抗,双肺呼吸音粗,可闻及痰鸣音。心率 160 次/分,心音有力,节律整齐,未闻及心脏杂音。腹部稍胀,肝脾肋下未触及,肠鸣音减弱。神经系统检查:四肢肌张力稍高,肌力无法判断。生理反射:膝腱反射亢进,双侧巴宾斯基征阳性,余病理反射未引出;脑膜刺激征阳性(颈项强直、布氏征、克氏征阳性)。实验室检查:血常规,WBC 25×10^9/L,中性粒细胞占 90%。脑脊液,脑压 220 mmH_2O,外观呈脓性,有核细胞数 1 000×10^6/L,中性粒细胞占 85%,糖 1.7 mmol/L,蛋白 0.88 g/L。

患儿于入院第24小时,突然出现呼吸减弱减慢,频繁抽搐,意识障碍加深,口唇发绀。查体:体温38.2 ℃,心率88次/分,呼吸20次/分,血压89/56 mmHg,双侧瞳孔不等大,直径右3 mm>左2 mm,对光反射消失。呼吸困难,可见“三凹征”,口唇发绀,颈抵抗,双肺呼吸音粗,可闻及痰鸣音,心率88次/分,心音欠有力,节律欠整齐。四肢肌张力稍低。脑膜刺激征阳性(颈项强直,克氏征阳性)。头颅MRI:侧脑室扩大,脑膜强化。

案例将要讨论内容的摘要

1. 基础医学

脑膜的组成;中枢神经系统的解剖位置及各部位的功能作用;化脓性脑膜炎的病理表现;脑脊液的产生与循环;化脓性脑膜炎的病因及发病机制。

2. 临床医学

化脓性脑膜炎的病因及发病机制;实验室及器械检查在化脓性脑膜炎的临床应用;脑神经损害的判断方法;化脓性脑膜炎的临床特点及诊断依据;化脓性脑膜炎的治疗原则;化脓性脑膜炎的并发症及其疾病的鉴别诊断。

3. 课程思政

讨论化脓性脑膜炎目前在我国的发病情况及预后,讨论如何在我国目前的医疗卫生体制下更有效地降低该疾病的致残率及死亡率;讨论如何预防患病后的心理障碍及身体调试与护理;讨论在临床面对并发症严重的化脓性脑膜炎时如何更好地与病人及家属沟通,建立长期良好的医患关系。

第1幕(1学时)

1. 辅导注意事项及提示用问题

(1)上述病例包含哪些重要的信息?

(2)如何对化脓性脑膜炎患儿进行详细病史询问?其要点是什么?

(3)为进一步作出临床判断,需要进一步了解并获取病人的哪些信息才能有助于临床对疾病的诊断?

2. 主要讨论方向

(1)脑膜和中枢神经系统位置和构成,中枢神经系统和脑神经有什么区别?脑膜和脑实质发生炎症损害会引起什么临床症状?

(2)化脓性脑膜炎的定义是什么?

(3)化脓性脑膜炎的常见原因有哪些?

(4)哪些机制可能导致了病人的临床症状？

(5)小儿神经系统检查方法:①主要包括哪些内容？②脑神经包括哪12对颅脑神经？③小儿肌力如何分级？④肌张力怎么判断？⑤病理反射重点检查哪些项目？⑥脑膜刺激征包括哪些项目？⑦正常18个月以下患儿哪项病理反射和脑膜刺激征可以呈阳性？

第2幕(1学时)

1. 辅导注意事项及提示用问题

(1)你认为最可能的疾病是什么？请提供依据。

(2)你认为还需要对病人进行哪方面的检查？有什么检查意义？

(3)该患儿可能出现哪些并发症？

2. 主要讨论方向

(1)化脓性脑膜炎的临床诊断标准有哪些？

(2)如何依据临床资料判断患儿可能的致病菌？患儿的意识状态如何判断？

(3)依据患儿临床表现,是否出现周围神经受损？

(4)化脓性脑膜炎的临床鉴别诊断有哪些？其鉴别要点是什么？

(5)化脓性脑膜炎的并发症有哪些？

第3幕(2学时)

1. 辅导注意事项及提示用问题

(1)什么让患儿出现呼吸心率变慢、抽搐频繁、口唇发绀、瞳孔不等大等表现？

(2)该患儿目前需要怎样的急救措施？

(3)化脓性脑膜炎发生脑疝的治疗原则是什么？

(4)化脓性脑膜炎发生脑疝的原因是什么？脑疝有哪种类型？各有什么临床表现？

2. 主要讨论方向

(1)导致化脓性脑膜炎患儿发生发热、呕吐、抽搐、意识障碍的原因是什么？

(2)化脓性脑膜炎的治疗措施有哪些？

(3)为什么说脑疝是化脓性脑膜炎患儿死亡的主要原因？发生脑疝时怎么处理？

(4)患儿发生肢体功能障碍、听力、语言障碍时,后期应采取哪些康复治疗措施?出院后的注意事项有哪些?

案例讨论小结(1 学时)

1. 学生各小组小结

各小组以 PPT 的形式进行小结,小结的内容应包括该案例发病病因、机制、临床表现、诊断标准、鉴别诊断及其治疗原则和预防措施。

2. 教师总结

(1)案例讨论所涉及专业知识:①脑膜和中枢神经系统的组成及解剖位置;化脓性脑膜炎病理改变和特征;化脓性脑膜炎小儿临床表现有什么特点?化脑的脑脊液检查有什么特点?②化脓性脑膜炎的病因及发病机制;实验室及器械检查在化脓性脑膜炎临床应用;患儿的危重病例评分方法及意识障碍判断方法;化脓性脑膜炎的诊治原则及其治疗的循证依据;化脓性脑膜炎的并发症及其疾病的鉴别诊断。

(2)案例讨论过程点评:尤其对团队合作、批判精神、逻辑思维等方面予以点评。

教师备课用材料

一、化脓性脑膜炎的定义及概述

化脓性脑膜炎(简称化脑)是各种化脓性细菌引起的脑膜炎症,是小儿(尤其婴幼儿)时期常见的中枢神经系统感染性疾病。临床以急性发热、惊厥、意识障碍、颅内压增高和脑膜刺激征,以及脑脊液脓性改变为特征。随诊断治疗水平不断发展,本病预后已有明显改善,但病死率仍在 5% ~15%,约 1/3 幸存者遗留各种神经系统后遗症,6 个月以下幼婴患本病预后更为严重。

二、致病菌

许多化脓菌都能引起本病。但 2/3 以上患儿是由脑膜炎球菌、肺炎链球菌和流感嗜血杆菌三种细菌引起。2 个月以下幼婴及原发或继发性免疫缺陷病者,易发生肠道革兰阴性杆菌和金黄色葡萄球菌脑膜炎,前者以大肠杆菌最多见,其次如变形杆菌、绿脓杆菌或产气杆菌等。然而,与国外不同,我国很少发生 B 组 β 溶血性链球菌颅内感染。

三、入侵途径和发病机制

致病菌可通过多种途径侵入脑膜。

（1）最常见的途径是通过血流，即菌血症抵达脑膜微血管。当小儿免疫防御功能降低时，细菌穿过血脑屏障到达脑膜。致病菌大多由上呼吸道入侵血流，新生儿的皮肤、胃肠道黏膜或脐部也常是感染的侵入门户。

（2）邻近组织器官感染，如中耳炎、乳突炎等，扩散波及脑膜。

（3）与颅腔存在直接通道，如颅骨骨折、皮肤窦道或脑脊髓膜膨出，细菌可因此直接进入蛛网膜下腔。

四、病理

在细菌毒素和多种炎症相关细胞因子作用下，形成以软脑膜、蛛网膜和表层脑组织为主的炎症反应，表现为广泛性血管充血、大量中性粒细胞浸润和纤维蛋白渗出，伴有弥漫性血管源性和细胞毒性脑水肿。在早期或轻型病例，炎性渗出物主要在大脑顶部表面，逐渐蔓延至大脑基底部和脊髓表面。严重者可有血管壁坏死和灶性出血，或发生闭塞性小血管炎而致灶性脑梗死。

五、临床表现

90% 的化脑为 5 岁以下小儿，1 岁以下是患病高峰，流感杆菌化脑较集中在 3 个月 ~3 岁小儿。一年四季均有化脑发生，但肺炎链球菌冬春季多见，而脑膜炎球菌和流感杆菌分别以春、秋季发病多。大多急性起病。部分患儿病前有数日上呼吸道或胃肠道感染病史。

典型临床表现主要有以下三个方面。

（1）感染中毒及急性脑功能障碍症状：包括发热、烦躁不安和进行性加重的意识障碍。随病情加重，患儿逐渐从神萎、嗜睡、昏睡、昏迷到深度昏迷。30% 以上患儿有反复的全身或局限性惊厥发作。脑膜炎双球菌感染易有瘀斑、瘀点和休克。

（2）颅内压增高表现：包括头痛、呕吐，婴儿则有前囟饱满与张力增高、头围增大等。合并脑疝时，则有呼吸不规则、突然意识障碍加重或瞳孔不等大等征兆。见图 7-1 和图 7-2。

（3）脑膜刺激征：以颈强直最常见，其他如克氏征和布氏征阳性。

小于 3 个月的幼婴化脑表现多不典型，主要差异在：①体温可高可低，或不发热，甚至体温不升；②颅压增高表现可不明显，幼婴不会诉头痛，可能仅有吐奶、尖叫或颅缝开裂；③惊厥可不典型，如仅见面部、肢体局灶或多灶性抽动、局部或全身性肌阵挛，或各种不显性发作；④脑膜刺激征不明显，与婴儿肌肉不发达、肌力弱和反应低下有关。

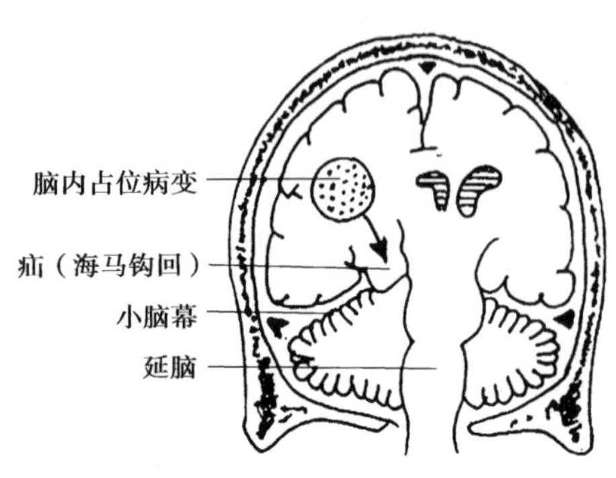

图 7-1 脑疝-小脑幕切迹疝

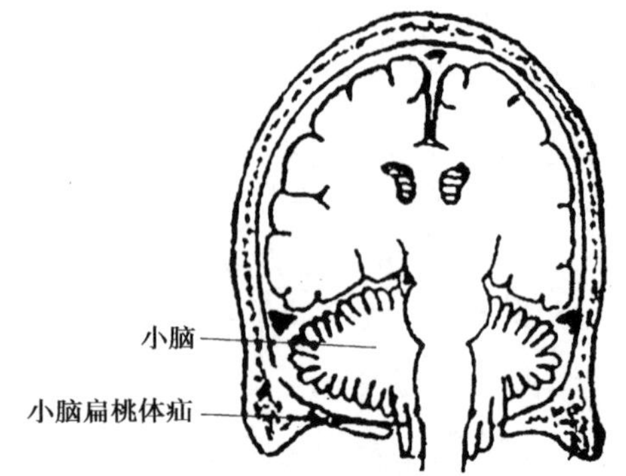

图 7-2 脑疝-小脑扁桃体疝

六、实验室检查

1. 脑脊液检查

脑脊液检查是确诊本病的重要依据。典型病例表现为压力增高,外观混浊似米汤样。白细胞总数显著增多(≥1 000/mm³),但有 20% 的病例可能在 250/mm³ 以下,中性粒细胞为主。糖含量常有明显降低,蛋白显著增高。确认致病菌对明确诊断和指导治疗均有重要意义,涂片革兰氏染色检查致病菌简便易行,检出阳性率甚至较细菌培养高。细菌培养阳性者应送药物敏感试验。以乳胶颗粒凝集法为基础的多种免疫学方法可检测出脑脊液中致病菌的特异性抗原,对涂片和培养未能检测到致病菌的患者诊断有参考价值。

2. 其他

(1)血培养:对所有疑似化脑的病例均应做血培养,以帮助寻找致病菌。

(2)皮肤瘀斑、瘀点找菌:为发现脑膜炎双球菌重要而简便的方法。

(3)外周血象:白细胞总数大多明显增高,中性粒细胞为主。但感染严重或不规则治疗者,又可能出现白细胞总数的减少。

七、并发症和后遗症

1. 硬脑膜下积液

15% ~45% 的化脑并发硬脑膜下积液,若加上无症状者,其发生率可高达 85% ~90%。本症主要发生在 1 岁以下婴儿。凡经化脑有效治疗 48 ~72 小时后,体温不退,意识障碍、惊厥或颅压增高等脑症状无好转,甚至进行性加重者,首先应怀疑本症可能性。头颅透光检查和 CT 扫描可协助诊断,但最后确诊仍有赖于硬膜下穿刺放出积液,同时也达到治疗目的。积液应送常规和细菌学检查。正常婴儿硬脑膜下积液量不超过 2 mL,蛋白定量小于 0.4 g/L。

发生硬脑膜下积液的机制尚不完全明确,推测原因:①脑膜炎症时,血管通透性增加,血浆成分渗出,进入潜在的硬脑膜下腔;②脑膜及脑的表层小静脉,尤其穿过硬膜下腔的桥静脉发生炎性栓塞,导致渗出和出血,局部渗透压增高,水分进入硬膜下腔形成硬膜下积液。

2. 脑室管膜炎

脑室管膜炎主要发生在治疗被延误的婴儿。患儿在强力抗生素治疗下发热不退,惊厥、意识障碍不改善,进行性加重的颈项强直甚至角弓反张,脑脊液始终无法正常化,以及 CT 见脑室扩大时,需考虑本症,确诊依赖侧脑室穿刺,取脑室内脑脊液显示异常。治疗大多困难,病死率和致残率高。

3. 抗利尿激素异常分泌综合征

炎症刺激垂体后叶致抗利尿激素过量分泌,引起低钠血症和血浆低渗透压,可能加剧脑水肿,致惊厥和意识障碍加重,或直接因低钠血症引起惊厥发作。

4. 脑积水炎症

渗出物粘连堵塞脑室内脑脊液流出通道,如导水管、第Ⅳ脑室侧孔或正中孔等狭窄处,引起非交通性脑积水;也可因炎症破坏蛛网膜颗粒,或颅内静脉窦栓塞致脑脊液重吸收障碍,造成交通性脑积水。发生脑积水后,患儿出现烦躁不安、嗜睡、呕吐、惊厥发作、头颅进行性增大、骨缝分离、前囟扩大饱满、头颅破壶音和头皮静脉扩张等症状。至疾病晚期,持续的颅内高压使大脑皮层退行性萎缩,患儿出现进行性智力减退和其他神经功能倒退。

5. 各种神经功能障碍

由于炎症波及耳蜗迷路,10% ~30% 的患儿并发神经性耳聋。其他如智力低下、癫痫、视力障碍和行为异常等。

八、诊断

早期诊断是保证患儿获得早期治疗的前提。凡急性发热起病,并伴有反复惊厥、意识障碍或颅压增高表现的婴幼儿,均应注意本病可能性,应进一步依靠脑脊液检测确立诊断。然而,对有明显颅压增高者,最好先适当降低颅压后再行腰椎穿刺,以防腰椎穿刺后脑疝的发生。

婴幼儿和不规则治疗者临床表现常不典型,后者的脑脊液改变也可不明显,病原学检查往往阴性,诊断时应仔细询问病史,进行详细体格检查,结合脑脊液中病原的特异性免疫学检查及治疗后病情转变,综合分析后确立诊断。

九、鉴别诊断

除化脓菌外,结核杆菌、病毒、真菌等皆可引起脑膜炎,并出现与化脑某些相似的临床表现,须注意鉴别。脑脊液检查,尤其病原学检查是鉴别诊断的关键。

1. 结核性脑膜炎

结核性脑膜炎与不规则治疗的化脑鉴别。结合性脑膜炎呈亚急性起病,不规则发热 1 ~2 周才出现脑膜刺激征、惊厥或意识障碍等表现,或于昏迷前先有颅神经或肢体麻痹。具有结核接触史、结核菌素试验阳转或肺部等其他部位结核病灶者,支持结核诊断。脑脊液外观呈毛玻璃样,白细胞数多小于 500×10^6/L,分类以淋巴细胞为主,薄膜涂片抗酸染色和结核杆菌培养可帮助确立诊断。

2. 病毒性脑膜炎

病毒性脑膜炎的临床表现与化脑相似,感染中毒及神经系统症状均比化脑轻,病程自限,大多不超过 2 周。脑脊液清亮,白细胞数可达(10 ~1 000)$\times10^9$/L,分类以淋巴细胞为主,糖含量正常。脑脊液中特异性抗体和病毒分离有助确立诊断。

3. 新型隐球菌性脑膜炎

新型隐球菌性脑膜炎的临床和脑脊液改变与结核性脑膜炎相似,但病情进展可能更缓慢,头痛等颅压增高表现更持续和严重。诊断有赖于脑脊液涂片墨汁染色和培养找到致病真菌。

十、治疗

1. 抗生素治疗

(1)用药原则:化脑预后严重,应力求用药 24 小时内杀灭脑脊液中致病菌,故应选择对病原菌敏感且能较高浓度透过血脑屏障的药物。急性期要静脉用药,做到用药早、剂量足和疗程够。

(2)病原菌明确前的抗生素选择:包括诊断初步确立但致病菌尚未明确或院外不规则治疗者,应选用对肺炎链球菌、脑膜炎球菌和流感嗜血杆菌三种常见致病菌皆有效的抗生素。目前主要选择能快速在患者脑脊液中达到有效灭菌浓度的第三代头孢菌素,包括头孢噻肟 200 mg/(kg · d),或头孢曲松钠 100 mg/(kg · d),疗效不理想时可联合使用万古霉素 40 mg/(kg · d)。对β-内酰胺类抗生素过敏的患者,可改用氯霉素 100 mg/(kg · d)。

(3)病原菌明确后的抗生素选择:①肺炎链球菌:由于当前半数以上的肺炎球菌对青霉素耐药,故应继续按上述病原菌未明确方案选药。仅当药敏试验提示致病菌对青霉素敏感,可改用青霉素 20 万 ~40 万 U/(kg · d)。②脑膜炎球菌:与肺炎链球菌不同,目前该菌大多数对青霉素依然敏感,故优先选用,剂量同前。少数耐青霉素者需选用上述第三代头孢菌素。③流感嗜血杆菌:对敏感菌株可换用氨苄西林 200 mg/(kg · d)。耐药者使用上述第三代头孢菌素或氯霉素。④其他:致病菌为金黄色葡萄球菌者,应参照药敏试验选用乙氧萘青霉素、万古霉素或利福平等。革兰阴性杆菌者除多考虑上述第三代头孢菌素外,可加用氨苄西林或氯霉素。

(4)抗生素疗程:对肺炎链球菌和流感嗜血杆菌脑膜炎,其抗生素疗程应是静脉滴注有效抗生素 10 ~14 天,脑膜炎球菌者 7 天,金黄色葡萄球菌和革兰阴性杆菌脑膜炎应 21 天以上。若有并发症,还应适当延长。

2. 肾上腺皮质激素的应用

细菌释放大量内毒素,可能促进细胞因子介导的炎症反应,加重脑水肿和中性粒细胞浸润,使病情加重。抗生素迅速杀死致病菌后,内毒素释放尤为严重,此时使用肾上腺皮质激素不仅可抑制多种炎症因子的产生,还可降低血管通透性,减轻脑水肿和颅内高压。常用地塞米松 0.6 mg/(kg · d),分 4 次静脉注射。一般连续用 2 ~3 天,过长使用并无益处。

3. 并发症的治疗

(1)硬膜下积液:少量积液无须处理。如积液量较大引起颅压增高症状时,应作硬膜下穿刺放出积液,放液量每次每侧不超过 15 mL。有的患儿需反复多次穿刺,大多逐渐减少而治愈。个别迁延不愈者,需外科手术引流。

(2)脑室管膜炎:进行侧脑室穿刺引流,以缓解症状。同时,针对病原菌并结合用药安全性,选择适宜抗生素脑室内注入。

(3)脑积水:主要依赖手术治疗,包括正中孔粘连松解、导水管扩张和脑脊液分流术。

4. 对症和支持治疗

(1)急性期严密监测生命体征,定期观察患儿意识、瞳孔和呼吸节律改变,并及时处理颅内高压,预防脑疝发生。

(2)及时控制惊厥发作,并防止再发。

(3)监测并维持体内水、电解质、血浆渗透压和酸碱平衡。对有抗利尿激素异常分泌综合征表现者,积极控制脑膜炎的同时,适当限制液体入量;对低钠症状严重者,酌情补充钠盐。

十一、预后与以下因素有关

(1)年龄:新生儿化脑病死率高达65% ~70%。

(2)细菌种类:肺炎链球菌耐药菌株致化脑病死率达15% ~25%。

(3)病情轻重:伴明显意识障碍和惊厥者,预后较差。

(4)治疗早晚。

(5)有无并发症。

(6)细菌对抗生素的敏感性。

(黄月艳、黄肯)

案例8

8 不简单的小儿腹泻

【学习目标】

1. 基础医学

(1)胰岛内分泌激素的合成与代谢。

(2)胰岛素的生理作用。

(3)胰岛素分泌的调节。

2. 临床医学

(1)糖尿病的病因及发病机制。

(2)糖尿病的诊断标准及分类。

(3)实验室检查在糖尿病的临床应用。

(4)糖尿病的诊治原则。

(5)糖尿病的并发症及监测。

3. 课程思政

(1)讨论目前儿童糖尿病在我国的发病率和预后,讨论如何在我国目前的医疗卫生体制下更有效地降低该疾病的发病率和减少并发症。

(2)讨论如何对患儿和家属进行糖尿病的知识宣教,以有效控制病情和预防糖尿病并发症发生。

(3)讨论在临床面对儿童糖尿病时如何更好地与患儿及家属沟通,建立长期良好的医患关系。

【教学建议】

1. 本案例涉及课程内容

胰岛的组织学及发育;胰岛内分泌激素的合成与代谢;胰岛素和胰高血糖素的生理作用及调节;糖尿病的病因及发病机制;实验室检查在糖尿病的临床应用;糖尿病的诊断标准和酮症酸中毒的判断;糖尿病和酮症酸中毒的治疗原则;糖尿病及其并发症与其他疾病的鉴别诊断。

2. 本案例的教学重点

儿童糖尿病的临床表现;儿童糖尿病的诊断标准和酮症酸中毒的诊断。

3. 本案例适宜临床医学专业本科学生(大学三年级)做讨论的基础

了解胰岛的组织学及发育;胰岛内分泌激素的合成与代谢;胰岛素和胰高血糖素的生理作用及调节。

【参考书目】

1. 王庭槐. 生理学[M]. 9 版. 北京:人民卫生出版社,2018.

2. 王天有,申昆玲,沈颖. 诸福棠实用儿科学[M]. 9 版. 北京:人民卫生出版社,2022.

3. 王卫平,孙琨,常立文. 儿科学[M]. 9 版. 北京:人民卫生出版社,2018.

4. 万学红,卢雪峰. 诊断学[M]. 9 版. 北京:人民卫生出版社,2018.

5. 柏树令,应大君. 系统解剖学[M]. 8 版. 北京:人民卫生出版社,2013.

案例摘要

患儿,女,3 岁 8 月,因多饮、多尿、消瘦 1 月、腹泻、呕吐、精神差 2 天入院。1 月前无明显诱因下出现多饮、多尿症状,伴消瘦,未就诊,2 天前出现腹泻、呕吐,大便稀,日解 5 次左右,量中,无脓血便,吐物为胃内容物,每日吐 3 次左右,偶有腹阵痛,伴精神差,尿量减少,无畏寒、发热、咳嗽、呼吸困难、抽搐等症状,1 天前在外院诊断为"急性胃肠炎",予输葡萄糖、氯化钠注射液后病情加重,患儿出现呼吸快、嗜睡而转院。病后精神、食欲欠佳,近 1 月来体重下降约 1 kg。

查体:体温 36.7 ℃,心率 148 次/分,呼吸 40 次/分,血压 85/50 mmHg,体重 9 kg,发育正常,体格消瘦,嗜睡。全身皮肤黏膜干燥,弹性稍差,面色稍苍白,无黄染、皮疹,全身浅表淋巴结未及肿大,头颅五官无畸形,眼窝稍凹陷,双侧瞳孔等大、等圆,直径约 3 mm,对光反射灵敏,甲状腺无肿大,颈软,颈静脉无怒张,三凹征阴性,两肺呼吸音粗,双肺未闻及啰音,心界不大,心率 148 次/分,律齐,心音有力,未闻杂音,腹部平软,无腹壁静脉曲张,全腹无压痛,无反跳痛,未触及包块,移动性浊音阴性,肠鸣音活跃。四肢无水肿,肢肌张力正常,神经系统检查未见异常。辅助检查:血气分析(动脉血),pH 7.17;$PaCO_2$ 21.7 mmHg;PaO_2 93.7 mmHg;BE −18.0 mmol/L;标准碳酸氢盐 8.0 mmol/L;尿常规,酮体+3;葡萄糖+3;随机血糖 34.2 mmol/L。电解质:钠 129 mmol/L↓;氯 86 mmol/L↓;糖化血红蛋白,糖化血红蛋白 Alc 18.1%。血脂检查:总胆固醇 7.24 mmol/L↑;甘油三酯 7.71 mmol/L↑。肝肾功、心肌酶、免疫 6 项未见明显异常。

患儿入院治疗 24 小时后,病情好转,腹泻、呕吐、腹痛、气促等症状减轻,精神好转。查体:体温 37.3 ℃,心率 140 次/分,呼吸 32 次/分,血压 88/50 mmHg,全身皮肤黏膜无明显干燥,弹性好,面色稍苍白,眼窝稍凹陷,颈软,三凹征阴性,两肺呼吸音粗,双肺未闻及啰音,心界不大,心率 140 次/分,律齐、心音有力,未闻杂音,腹部平软,全腹无压痛,无反跳痛,未触及包块,肠鸣音正常。四肢无水肿,肌张力正常,神经系统检查未见异常。

患儿给予积极治疗后好转出院,5 个月后患儿再次因不规则用药并停药 5 天后出现腹泻、腹痛、恶心呕吐、乏力 1 天而入院。消瘦,精神差。全身皮肤黏膜稍干燥,弹性好,眼窝凹陷,颈软,三凹征阴性,两肺呼吸音粗,双肺未闻及啰音,心界不大,心率 140 次/分,律齐,心音有力,未闻杂音,腹部平软,全腹无压痛,无反跳痛,未触及包块,肠鸣音活跃。门诊查腹部 B 超、腹部立位片无异常。随机微量血糖 28.76 mmol/L。

案例将要讨论内容的摘要

1. 基础医学

胰岛内分泌激素的合成与代谢;胰岛素的生理作用及调节。

2. 临床医学

糖尿病的病因及发病机制;实验室检查在糖尿病的临床应用;糖尿病的诊断标准和酮症酸中毒的判断;糖尿病和酮症酸中毒的治疗原则;糖尿病及其并发症与其他疾病的鉴别诊断。

3. 课程思政

讨论目前儿童糖尿病在我国的发病率和预后,讨论如何在我国目前的医疗卫生体制下更有效地降低该疾病的发病率和减少并发症;讨论如何对患儿和家属进行糖尿病的知识宣教,以有效控制病情和预防糖尿病并发症发生;讨论在临床面对儿童糖尿病时如何更好地与患儿及家属沟通,建立长期良好的医患关系。

第 1 幕(1 学时)

1. 辅导注意事项及提示用问题

(1)上述病例包含哪些重要的信息?

(2)如何对糖尿病患儿进行详细病史询问?其要点是什么?

(3)为进一步作出临床判断,需要进一步了解并获取病人的哪些信息才能有助于临床对疾病的诊断?

2. 主要讨论方向

(1)胰岛内分泌激素的合成与代谢,胰岛素和胰高血糖素的生理作用及调节。

(2)习惯性多饮、多尿与病理性多饮、多尿如何鉴别?

(3)多饮、多尿、消瘦见于哪些疾病?儿童糖尿病引起的常见急性并发症是什么？腹泻、呕吐、腹痛是否为糖尿病并发症表现？

第 2 幕(1 学时)

1. 辅导注意事项及提示用问题

(1)你认为最可能的疾病是什么？请提供依据。

(2)你认为还需要对病人进行哪方面的检查？有什么检查意义？

(3)该患儿可能有哪些并发症？

2. 主要讨论方向

(1)糖尿病的临床诊断标准有哪些？

(2)如何依据临床资料判断有无酮症酸中毒？

(3)如何区别胰岛素依赖型和非胰岛素依赖型糖尿病？

(4)儿童糖尿病的临床鉴别诊断有哪些？其鉴别要点是什么？

(5)糖尿病的并发症有哪些？

第 3 幕(2 学时)

1. 辅导注意事项及提示用问题

(1)儿童糖尿病的家庭治疗方法如何优化？

(2)糖尿病的治疗原则是什么？

(3)儿童糖尿病如何监测血糖？治疗原则是什么？

(4)儿童糖尿病近期和远期并发症有哪些？如何防治？

2. 主要讨论方向

(1)儿童糖尿病复发的常见原因有哪些？

(2)糖尿病患儿血糖控制不良可能会出现哪些并发症,如何预防？

(3)如何对患儿和家属进行糖尿病的相关知识宣教？

(4)患儿出院后的注意事项有哪些？出院后如何管理？

案例讨论小结(1 学时)

1. 学生各小组小结

各小组以 PPT 的形式进行小结,小结的内容应包括该案例发病病因、机制、临床表现、诊断标准、鉴别诊断及其治疗原则和预防措施。

2. 教师总结

(1)案例讨论所涉及专业知识:①胰岛内分泌激素的合成与代谢;胰岛素的

生理作用及调节。②糖尿病的病因及发病机制;实验室检查在糖尿病的临床应用;糖尿病的诊断标准和酮症酸中毒的诊断;糖尿病和酮症酸中毒的治疗原则及其治疗的循证依据;糖尿病及其并发症与其他疾病的鉴别诊断。

(2)案例讨论过程点评:尤其对团队协作精神、基础知识的掌握、逻辑思维能力、诊断思路等方面予以点评。

教师备课用材料

一、概述

糖尿病(DM)是由于胰岛素分泌绝对缺乏或相对不足所造成的糖、脂肪、蛋白质代谢紊乱症,分为原发性和继发性两类。

原发性糖尿病的分类,介绍如下。

(1)1 型糖尿病(IDDM):由胰岛 β 细胞破坏,胰岛素绝对分泌不足所致,必须用胰岛素治疗,也称胰岛素依赖性糖尿病。

(2)2 型糖尿病(NIDDM):由胰岛 β 细胞分泌胰岛素不足或靶细胞对胰岛素不敏感(胰岛素抵抗)所致,也称非胰岛素依赖性糖尿病。

(3)青年成熟期发病型糖尿病(MODY):是一种罕见的遗传性 β 细胞功能缺陷病,属常染色体显性遗传。

(4)新生儿糖尿病(NDM):是指出生后 6 个月内发生的糖尿病,通常需要胰岛素治疗,多为单基因疾病。继发性糖尿病大多由一些遗传综合征和内分泌疾病引起。

98%的儿童糖尿病为 1 型糖尿病。儿童 1 型糖尿病的发病率在各国差异较大,我国年发病率约为 1.04/10 万,近年流行病学研究表明,发病率逐年增高是世界趋势。4 ~6 岁和 10 ~14 岁是 1 型糖尿病的高发年龄。

二、病因和发病机制

1 型糖尿病的确切发病机制尚未完全阐明,目前认为是在遗传易感基因的基础上由外界环境因素的作用引起的自身免疫反应,导致胰岛 β 细胞的损伤和破坏。当 90%以上的胰岛 β 细胞被破坏后,其残存的胰岛素分泌功能即不足以维持机体的生理需要,临床出现症状。遗传、免疫、环境等因素在 1 型糖尿病发病过程中都起着重要的作用。

三、病理生理

胰岛 β 细胞大都被破坏,分泌胰岛素明显减少,而分泌胰高血糖素的细胞和其他细胞则相对增生。人体有六种主要涉及能量代谢的激素:胰岛素、胰高血糖素、肾上腺素、去甲肾上腺素、皮质醇和生长激素。其中唯有胰岛素是促进能量储存的激素，其余的五种激素在饥饿状态下均可促进能量释放，称为反调节激素。正常情况下，胰岛素可促进细胞内葡萄糖的转运、糖的利用和蛋白质合成以及脂肪合成，抑制肝糖原和脂肪的分解。

糖尿病患儿的胰岛素分泌不足或缺如，使葡萄糖的利用减少，而反调节激素如胰高血糖素、生长激素、皮质醇等增高，又促进肝糖原分解和葡萄糖异生作用，使脂肪和蛋白质分解加速，造成血糖和细胞外液渗透压增高，细胞内液向细胞外转移。当血糖浓度超过肾阈值(10 mmol/L)时即产生糖尿。自尿中排出的葡萄糖可达到200～300 g/d，导致渗透性利尿，临床出现多尿症状，每日丢失水分3～5 L，钠和钾200～400 mmol，因而造成严重的电解质失衡和慢性脱水。由于机体的代偿，患儿呈现渴感增强、饮水增多；因组织不能利用葡萄糖，能量不足，产生饥饿感，引起多食。胰岛素不足和反调节激素增高促进了脂肪分解，使血中脂肪酸增高，肌肉和胰岛素依赖性组织即利用这类游离脂肪酸供能以弥补细胞内葡萄糖不足，而过多的游离脂肪酸进入肝脏后，则在胰高糖素等生酮激素的作用下加速氧化，导致乙酰辅酶A增加，超过了三羧酸循环的氧化代谢能力，致使乙酰乙酸、β-羟丁酸和丙酮等酮体在体液中累积，形成酮症酸中毒。

酮症酸中毒时氧利用减低，大脑功能受损。酸中毒时 CO_2 严重潴留，为了排除较多的 CO_2，呼吸中枢兴奋而出现不规则的深快呼吸，呼气中的丙酮产生特异的气味(腐烂水果味)。

四、临床表现

1型糖尿病患儿起病较急骤，多有感染或饮食不当等诱因，典型症状为“三多一少”，即多尿、多饮、多食、体重减少。约40%患儿以急性酮症酸中毒为首发症状，表现为恶心、呕吐、腹痛、关节疼痛、呼吸深长、呼气中带有酮味，精神萎靡、嗜睡、昏迷等。晚期可出现蛋白尿、高血压等糖尿病肾病表现，可出现白内障、视力障碍、视网膜病变。

五、实验室检查

1. 血糖

符合下列任一标准即可诊断为糖尿病：

(1)有典型糖尿病症状且餐后任意时刻血糖水平≥11.1 mmol/L。

(2)空腹血糖(FPG)≥7.0 mmol/L。

(3)2小时口服葡萄糖耐量试验(OGTT)血糖水平≥11.1 mmol/L。

空腹血糖受损(IFG)：空腹血糖在5.6～6.9 mmol/L。糖耐量受损(IGT)：2

小时口服葡萄糖耐量试验血糖在7.8~11.0 mmol/L。IFG和IGT被称为“糖尿病前期”。

2. 血脂

血清胆固醇、甘油三酯和游离脂肪酸明显增加。

3. 血气分析

酮症酸中毒在1型糖尿病患儿中发生率极高,当血气分析显示患儿血pH<7.30、HCO_3^-<15 mmol/L时,即有代谢性酸中毒存在。

4. 糖化血红蛋白(HbA1c)

HbA1c可作为患儿在以往2~3个月期间血糖是否得到满意控制的指标。

5. OGTT试验

本试验用于空腹血糖正常或正常高限,餐后血糖高于正常而尿糖偶尔阳性的患儿。

6. 尿液检查

尿糖定性一般阳性,伴有酮症酸中毒时尿酮阳性,监测尿蛋白可了解肾脏病变情况。

六、糖尿病的诊断和鉴别诊断

1. 诊断

典型病例诊断并不困难。出现以下情况的患儿均应考虑糖尿病的可能性,避免误诊:

(1)有口渴、消瘦、遗尿症状的患儿。

(2)有糖尿病家族史者的患儿。

(3)有不明原因脱水、酸中毒的患儿。

2. 鉴别诊断

(1)其他还原糖尿症:尿液中果糖和戊糖等其他还原糖均可使班氏试液呈色。

(2)非糖尿病性葡萄糖尿:一些先天性代谢病,如Fanconi综合征(范可尼综合征)等患儿均可发生糖尿。

(3)婴儿暂时性糖尿。

(4)其他发生酸中毒、昏迷的疾病。

(5)应激性高血糖症。

七、治疗

糖尿病是终生的内分泌代谢性疾病。其治疗目的是消除高血糖引起的临床症状;积极预防并及时纠正酮症酸中毒;纠正代谢紊乱,力求病情稳定;使患儿获得正常生长发育,保证其正常的生活活动;预防并早期治疗并发症。

糖尿病治疗强调综合治疗,主要包括:合理应用胰岛素;饮食管理;运动锻炼;自我血糖监测;糖尿病知识教育和心理支持。糖尿病治疗必须在自我监测的基础上,选择合适的胰岛素治疗方案并进行饮食管理、运动治疗等,才能达到满意的效果。

1.糖尿病酮症酸中毒的治疗

酮症酸中毒,迄今仍然是儿童糖尿病急症死亡的主要原因。对于糖尿病酮症酸中毒的治疗,必须针对高血糖、脱水、酸中毒、电解质紊乱和可能并存的感染等情况制订综合治疗方案。要密切观察病情变化、血气分析,以及血、尿液中糖和酮体的变化,随时采取相应措施,避免医源性损害。

(1)液体治疗:主要针对脱水、酸中毒和电解质紊乱。酮症酸中毒时脱水量约为 100 mL/kg,一般均属等渗性脱水,应遵循下列原则输液。①快速补液:输液开始的第 1 小时,按 20 mL/kg(最大量 1 000 mL)快速静滴生理盐水,以纠正血容量、改善血液循环和肾功能。第 2 ~ 3 小时,按 10 mL/kg 静滴 0.45% 氯化钠溶液。当血糖<17 mmol/L 后,改用含有 0.2% 氯化钠的 5% 葡萄糖液静滴。②传统补液疗法:建议在开始的 12 小时内至少补足累积损失量的一半。在此后的 24 小时内,可视情况按 60 ~ 80 mL/kg 静滴同样溶液,以供给生理需要量和补充继续损失量。

目前国际上推荐 48 小时均衡补液法,即 48 小时均衡补入累积损失量及维持液,总液体张力 1/2 ~2/3 张。补液时,根据监测情况调整补液中的离子浓度及含糖液等。

患儿在开始排尿后即应在输入液体中加入氯化钾溶液,一般按每日 2 ~ 3 mmol/kg 补给,输入浓度不得>40 mmol/L(0.3 g/dL),并应监测心电图或血钾浓度。

酮症酸中毒时的酸中毒主要是由于酮体和乳酸的堆积,补充水分和胰岛素可以矫正。为了避免发生脑细胞酸中毒和高钠血症,对于酮症酸中毒不宜常规使用碳酸氢钠溶液,仅在血 pH>7.1、HCO_3^-≤12 mmol/L 时,开始可按 2 mmol/kg 给予 1.4% 碳酸氢钠溶液静滴,先用半量,当血 pH≥7.2 时即停用,避免酸中毒纠正过快加重脑水肿。

在治疗过程中,应仔细监测生命体征、电解质、血糖和酸碱平衡状态,以避免在酮症酸中毒治疗过程中发生合并症,如脑水肿等。

(2)胰岛素治疗:酮症酸中毒时多采用小剂量胰岛素静脉滴注治疗。对有休克的患儿,在补液治疗开始、休克逐渐恢复后才可使用胰岛素,以避免钾迅速从血浆进入细胞内导致心律失常。将胰岛素 25 U 加入等渗盐水 250 mL 中,按每小时 0.1 U/kg,自另一静脉通道缓慢匀速输入。每小时复查血糖,并根据血糖情况调整胰岛素输入量。血糖下降速度一般为每小时 2 ~ 5 mmol/L,胰岛素输注浓度一般不低于 0.05 U/(kg·h)。小剂量胰岛素静脉输注应持续至酮症酸中毒纠正(pH≥7.3,血糖≤12 mmol/L),必要时可输入含糖的 1/3 ~ 1/2 张晶体液,以维持血糖水平为 8 ~ 12 mmol/L。当血糖<17 mmol/L 时,应将输入液体换成含 0.2% 氯化钠的 5% 葡萄糖液。只有当临床状况稳定后方可逐渐减少静脉输液,改为口服液体治疗,能进食后或在血糖下降至<11 mmol/L、酮体消失时停用静脉注射胰岛素,改为皮下注射胰岛素,每次 0.25 ~0.5 U/kg,每 4 ~6 小时 1 次,直至血糖稳定为止。在停止滴注胰岛素前半小时,应皮下注射短效胰岛素 0.25 U/kg。

(3)控制感染:酮症酸中毒常并发感染,应在急救同时采用有效抗生素治疗。酮症酸中毒在处理不当时,可引起脑水肿、低血糖、低血钾、碱中毒、心力衰竭或肾衰竭等情况。因此,在整个治疗过程中必须严密观察,随时调整治疗计划,避免因处理不妥而加重病情。

2. 长期治疗措施

(1)饮食管理:糖尿病的饮食管理是进行计划饮食而非限制饮食,其目的是维持正常血糖和保持理想体重。①每日总热能需要量:食物的热量要适合患儿的年龄、生长发育和日常活动的需要,每日所需热能(千卡)为 1 000+[年龄×(80 ~ 100)],对年幼儿宜稍偏高,而年龄大的患儿宜偏低。此外,还要考虑体重、食欲及运动量。全日热能分配为早餐 1/5,中餐和晚餐分别为 2/5,每餐中留出少量(5%)作为餐间点心。②食物的成分和比例:饮食中能源的分配为蛋白质 15% ~20%,糖类 50% ~55%,脂肪 30%。

(2)胰岛素治疗:胰岛素是糖尿病治疗能否成功的关键,但胰岛素治疗需要个体化,方案的选择依据年龄、病程、生活方式(如饮食、运动时间、上学)和既往健康状况等决定。胰岛素的种类、剂量、注射方法都与疗效有关。①胰岛素治疗方案:持续皮下胰岛素输注、基础餐时大剂量方案、每日 3 次注射方案、每日 2 次注射方案。②胰岛素的剂量:新诊断及轻症患儿每日 0.5 ~1.0 U/kg;青春期前儿童一般为每日 0.75 ~ 1.0 U/kg；青春期儿童每日用量通常>1.0 U/kg。③胰岛素长期治疗过程中的注意事项：胰岛素过量可致 Somogyi 现象，由于胰岛素过量，在午夜至凌晨时发生低血糖，在反调节激素作用下使血糖升高，凌晨出现高血糖；胰岛素不足可致黎明现象，因晚间胰岛素不足，在清晨 5—9 时呈现血糖和尿糖增高；胰岛素耐药，患儿在无酮症酸中毒情况下，每日胰岛素用量>2 U/kg 仍不能使高血糖得到控制时，在排除 Somogyi 现象后称为胰岛素耐药。

（3）运动治疗：运动时肌肉对胰岛素的敏感性增高，从而增强葡萄糖的利用，有利于血糖的控制。运动的种类和剧烈程度应根据年龄和运动能力进行安排，有人主张 1 型糖尿病的学龄儿童每天都应参加 1 小时以上的适当运动。运动时必须做好胰岛素用量和饮食调节，运动前减少胰岛素用量或加餐，固定每天的运动时间，避免发生运动后低血糖。

（4）宣教和管理：由于儿童糖尿病的病情不稳定，易于波动，且本病需要终生饮食控制和注射胰岛素，给患儿及其家庭带来种种精神负担。因此，医生、家长和患儿应密切配合。医务人员必须向患儿及家长详细介绍有关知识，帮助患儿树立信心，使其能坚持有规律地生活和治疗，同时加强管理制度，定期随访复查。出院后家长和患儿应遵守医生的安排，接受治疗。同时做好家庭记录，包括饮食、胰岛素注射次数和剂量、血糖监测情况等。

（5）血糖监测：血糖监测记录有助于分析治疗效果及引起低血糖的原因，利于指导胰岛素调整以降低血糖波动水平，也有助于防止糖尿病急性并发症酮症酸中毒以及低血糖的发生。血糖监测包括日常血糖监测和定期总体血糖监测。

建议患者每 3 ~ 6 个月定期至医院进行糖化血红蛋白、肝肾功能等检查。HbA1c 可反映过去 2 ~ 3 个月的平均血糖水平，但不能反映血糖波动程度和低血糖事件。

八、慢性并发症预防和筛查

儿童及青少年 1 型糖尿病作为终生性疾病，慢性并发症的早期筛查和预防非常重要，控制血糖、血压和血脂及改善微循环是控制慢性并发症的有效手段。青春期前发病的糖尿病患者，发病 5 年后或满 11 岁或至青春期，每年筛查一次糖尿病肾病、糖尿病视网膜病变等慢性并发症；青春期发病的糖尿病患者，发病 2 年后，每年筛查一次各项并发症，年龄达到 12 岁的患者应进行血脂的监测。

（陈霞静）

案例9

9

孩子咳嗽、咳痰、呼吸快，要紧吗？

【学习目标】

1. 基础医学

(1)下呼吸道的解剖特点。

(2)儿童呼吸系统的生理特点。

(3)儿童呼吸系统的免疫特点。

(4)儿童呼吸系统的检查方法。

2. 临床医学

(1)支气管肺炎的定义及病因。

(2)支气管肺炎的病理及病理生理。

(3)支气管肺炎的诊断与鉴别诊断。

(4)支气管肺炎的并发症。

(5)支气管肺炎的治疗。

3. 课程思政

(1)讨论支气管肺炎的诊断与鉴别诊断。

(2)讨论支气管肺炎的常见并发症。

(3)讨论在临床如何鉴别重症肺炎。

(4)讨论在临床面对重症肺炎患儿时如何更好地与患儿及家属沟通,建立长期良好的医患关系。

【教学建议】

1. 本案例涉及课程内容

呼吸系统的解剖及生理特点;支气管肺炎的病理及病理生理。

2. 本案例的教学重点

支气管肺炎的临床诊断;轻症及重症支气管肺炎的鉴别。

3. 本案例适宜临床医学专业本科学生(大学三年级)做讨论的基础

了解支气管肺炎的诊断、鉴别诊断及治疗预后。

【参考书目】

1. 王庭槐. 生理学[M]. 9版. 北京:人民卫生出版社,2018.

2. 王天有,申昆玲,沈颖. 诸福棠实用儿科学[M]. 9版. 北京:人民卫生出版社,2022.

3. 万学红,卢雪峰. 诊断学[M]. 9版. 北京:人民卫生出版社,2018.

4. 柏树令,应大君. 系统解剖学[M]. 8 版. 北京:人民卫生出版社,2013.

案例摘要

患儿,女,2 月,因咳嗽 3 天入院。代诉患儿于 3 天前无明显诱因下出现咳嗽,为阵发性连声咳,非痉挛性咳,无鸡鸣样尾音及犬吠样咳,无明显规律性,无发热、气喘、发绀、呼吸困难、呕吐、腹泻、昏迷、抽搐等。病后遂转住院,予输液治疗 1 天(具体不详),病情无好转。为进一步治疗遂转院门诊就诊,门诊拟"肺炎"收入。起病以来,患儿精神、食欲、睡眠可,大小便正常,体重无减轻。既往史、个人史、家族史无特殊。

查体:体温 36.5 ℃,心率 125 次/分,呼吸 45 次/分,体重 4.2 kg,发育正常,营养中等,神清,反应尚可,安静病容。皮肤黏膜无苍白、黄染,弹性好,无皮疹,浅表淋巴结未及肿大。头颅五官无畸形,哭时有泪,结膜无充血,两侧瞳孔等大等圆、直径 3 mm,对光反射灵敏。唇红,咽充血,扁桃体无肿大。颈软,无抵抗,三凹征阴性,双肺呼吸音粗,可闻及少量细湿啰音。心率 125 次/分,心音有力,律齐,未闻及心脏杂音。腹部平软,无压痛及反跳痛,未触及腹部包块,肝脾肋下未触及,移动性浊音阴性,肠鸣音正常。四肢肌张力正常,生理反射存在,病理征未引出。

患儿入院 12 小时后,突发面色苍白,咳嗽加剧,气促,无发热、发绀、呼吸困难、抽搐。查体:体温 36.6 ℃,心率 176 次/分,呼吸 65 次/分,三凹征阳性,双肺呼吸音粗,闻及大量中细湿啰音,心率 176 次/分,无杂音,腹平软,肝肋下 2 cm 可及,质软,脾肋下未及,无压痛,四肢肌张力正常,肢端稍凉。辅助检查:血常规,白细胞 13.6×10^9/L;中性粒细胞数 8.31×10^9/L;淋巴细胞数 5.29×10^9/L;红细胞 4.88×10^{12}/L;血红蛋白 121 g/L;血小板 319×10^9/L ↑;超敏 C 反应蛋白 22.31 mg/L。胸部 X 线片:双肺纹理增多模糊,可见散在斑片状阴影。

案例将要讨论内容的摘要

1. 基础医学

下呼吸道的解剖特点、生理特点及免疫特点。

2. 临床医学

支气管肺炎的定义及病因;支气管肺炎的病理及病理生理;支气管肺炎的诊断与鉴别诊断;支气管肺炎的并发症;支气管肺炎的治疗。

3. 课程思政

讨论支气管肺炎的诊断与鉴别诊断;讨论支气管肺炎的常见并发症;讨论

在临床如何鉴别重症肺炎;讨论在临床面对重症肺炎患儿时如何更好地与患儿及家属沟通,建立长期良好的医患关系。

第1幕(1学时)

1. 辅导注意事项及提示用问题

(1)上述病例包含哪些重要的信息?

(2)如何对支气管肺炎患儿进行详细病史询问?其要点是什么?

(3)为进一步作出临床判断,需要进一步了解并获取病人的哪些信息才能有助于临床对疾病的诊断?

2. 主要讨论方向

(1)支气管肺炎的病因。

(2)支气管肺炎的临床表现。

第2幕(1学时)

1. 辅导注意事项及提示用问题

(1)你认为最可能的疾病是什么?请提供依据。

(2)你认为还需要对病人进行哪方面的检查?有什么检查意义?

2. 主要讨论方向

(1)支气管肺炎的诊断标准有哪些?

(2)如何依据临床资料区别轻型肺炎与重症肺炎?

(3)支气管肺炎的临床鉴别诊断有哪些?其鉴别要点是什么?

(4)支气管肺炎的治疗措施有哪些?对该患儿进一步的治疗措施有哪些?

案例讨论小结(1学时)

1. 学生各小组小结

各小组以PPT的形式进行小结,小结的内容应包括该案例发病病因、机制、临床表现、诊断标准、鉴别诊断及其治疗原则和预防措施。

2. 教师总结

(1)案例讨论所涉及专业知识:①支气管肺炎的定义及病因;支气管肺炎的病理及病理生理;②支气管肺炎的诊断及鉴别诊断;支气管肺炎的并发症;支气管肺炎的治疗。

(2)案例讨论过程点评:尤其对团队合作、批判精神、逻辑思维等方面予以点评。

教师备课用材料

一、支气管肺炎的概念

肺炎是指不同病原体或其他因素(如吸入羊水、油类或过敏反应等)所引起的肺部炎症。主要临床表现为发热、咳嗽、气促、呼吸困难和肺部固定性中、细湿啰音。重症患者可累及循环、神经及消化等系统而出现相应的临床症状,如心力衰竭、缺氧中毒性脑病及缺氧中毒性肠麻痹等。

二、分类

目前常用的有以下几种分类法。

1. 按病理分类

大叶性肺炎、支气管肺炎和间质性肺炎。

2. 按病因分类

(1)病毒性肺炎:呼吸道合胞病毒(RSV)占首位,其次为腺病毒(ADV)3型、7型,流感病毒,副流感病毒1型、2型、3型,鼻病毒,巨细胞病毒和肠道病毒等。

(2)细菌性肺炎:肺炎链球菌、金黄色葡萄球菌、肺炎克雷伯杆菌、流感嗜血杆菌、大肠埃希菌、军团菌等。

(3)支原体肺炎:由肺炎支原体(MP)所致。

(4)衣原体肺炎:由沙眼衣原体(CT)、肺炎衣原体(CP)和鹦鹉热衣原体引起,以CT和CP多见。

(5)原虫性肺炎:包括肺包虫病、肺弓形虫病、肺血吸虫病、肺线虫病等。

(6)真菌性肺炎:由白念珠菌、曲霉、组织胞浆菌、隐球菌、肺孢子菌等引起的肺炎,多见于免疫缺陷病及长期使用免疫抑制剂或抗菌药物者。

(7)非感染病因引起的肺炎:如吸入性肺炎、坠积性肺炎、嗜酸性粒细胞性肺炎(过敏性肺炎)等。

3. 按病程分类

(1)急性肺炎:病程<1个月。

(2)迁延性肺炎:病程1~3个月。

(3)慢性肺炎:病程>3个月。

4. 按病情分类

(1)轻症:除呼吸系统外,其他系统仅轻微受累,无全身中毒症状。

（2）重症：除呼吸系统出现呼吸衰竭外，其他系统也严重受累，可有酸碱平衡失调，水、电解质紊乱，全身中毒症状明显，甚至危及生命。

5. 按临床表现典型与否分类

（1）典型肺炎：肺炎链球菌、金黄色葡萄球菌、肺炎克雷伯杆菌、流感嗜血杆菌、大肠埃希菌等引起的肺炎。

（2）非典型肺炎：肺炎支原体、衣原体、嗜肺军团菌、某些病毒（如汉坦病毒）等引起的肺炎。2003 年左右在我国发生的一种传染性非典型肺炎，世界卫生组织（WHO）将其命名为重症急性呼吸综合征（SARS），为 SARS 冠状病毒（SARS-CoV）引起，以肺间质病变为主，传染性强，病死率较高；儿童患者临床表现较成人轻，病死率也较低，传染性也较弱。此外，还有近年来发生的禽流感病毒所致的肺炎。

6. 按肺炎发生的地点分类

（1）社区获得性肺炎（CAP）：指原本健康的儿童在医院外获得的感染性肺炎，包括感染了具有明确潜伏期的病原体而在入院后潜伏期内发病的肺炎。

（2）医院获得性肺炎（HAP）：又称医院内肺炎（NP），指患儿入院时不存在，也不处于潜伏期，而在入院超过 48 小时发生的感染性肺炎，包括在医院感染而于出院 48 小时内发生的肺炎。

病因最常见为细菌和病毒感染，也可由病毒、细菌“混合感染”。

三、病理

病理变化以肺组织充血、水肿、炎症细胞浸润为主。肺泡内充满渗出物，经肺泡壁通道（Kohn 孔）向周围组织蔓延，呈点片状炎症病灶。若病变融合成片，可累及多个肺小叶或更为广泛。当小支气管、毛细支气管发生炎症时，可导致管腔部分或完全阻塞而引起肺气肿或肺不张。

不同病原体造成肺炎的病理改变也不同：细菌性肺炎以肺实质受累为主；病毒性肺炎则以间质受累为主，也可累及肺泡。临床上，支气管肺炎与间质性肺炎常同时并存。

四、病理生理

主要变化是由于支气管、肺泡炎症引起通气和换气障碍，导致缺氧和二氧化碳潴留，从而产生一系列病理生理改变。见图 9-1。

五、临床表现

2 岁以下的婴幼儿多见，起病多数较急，发病前数日多先有上呼吸道感染，

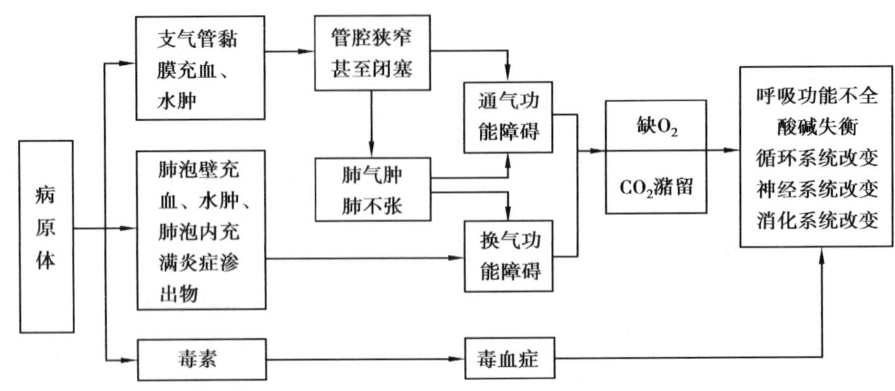

图9-1 支气管肺炎病理生理改变

主要临床表现为发热、咳嗽、气促、肺部固定中细湿啰音。

1. 主要症状

(1)发热:热型不定,多为不规则热,也可为弛张热或稽留热。值得注意的是,新生儿、重度营养不良患儿体温可不升或低于正常。

(2)咳嗽:较频繁,早期为刺激性干咳,极期咳嗽反而减轻,恢复期咳嗽有痰。

(3)气促:多在发热、咳嗽后出现。

(4)全身症状:精神不振、食欲减退、烦躁不安、轻度腹泻或呕吐。

2. 体征

(1)呼吸增快:40~80次/分,并可见鼻翼煽动和吸气性凹陷。

(2)发绀:口周、鼻唇沟和指(趾)端发绀,轻症患儿可无发绀。

(3)肺部啰音:早期不明显,可有呼吸音粗糙、减低,以后可闻及固定的中细湿啰音,以背部两侧下方及脊柱两旁较多,于深吸气末更为明显。肺部叩诊多正常,病灶融合时可出现实变体征。

3. 重症肺炎的表现

重症肺炎由于严重缺氧及毒血症,除有呼吸衰竭外,可发生心血管、神经和消化等系统严重功能障碍。

(1)心血管系统:可发生心肌炎、心包炎等,有先天性心脏病者易发生心力衰竭。肺炎合并心力衰竭时可有以下表现:①安静状态下呼吸突然加快,>60次/分。②安静状态下心率突然增快,>160次/分。③突然极度烦躁不安,明显发绀,面色苍白或发灰,指(趾)甲微血管再充盈时间延长。以上三项不能用发热、肺炎本身和其他合并症解释。④心音低钝、奔马律，颈静脉怒张。⑤肝脏迅速增大。⑥少尿或无尿，眼睑或双下肢水肿。也有学者认为上一述症状为肺炎本身的表现。

（2）神经系统：在确诊肺炎后出现下列症状与体征，可考虑为缺氧中毒性脑病：①烦躁，嗜睡，眼球上翻、凝视；②球结膜水肿，前囟隆起；③昏睡，昏迷，惊厥；④瞳孔改变，对光反射迟钝或消失；⑤呼吸节律不整，呼吸心跳解离（有心跳，无呼吸）；⑥有脑膜刺激征，脑脊液检查除压力增高外，其他均正常。在肺炎的基础上，除热性惊厥、低血糖、低血钙及中枢神经系统感染（脑炎、脑膜炎）外，如有①、②项则提示脑水肿，伴其他一项以上者可确诊。

（3）消化系统：严重者发生缺氧中毒性肠麻痹时，表现为频繁呕吐、严重腹胀、呼吸困难加重，听诊肠鸣音消失。重症患儿还可呕吐咖啡样物，大便潜血阳性或柏油样便。

（4）抗利尿激素异常分泌综合征（SIADH）：①血清钠<130 mmol/L，血渗透压<275 mmol/L；②肾脏排钠增加，尿钠>20 mmol/L；③临床上无血容量不足，皮肤弹性正常；④尿渗透摩尔浓度高于血渗透摩尔浓度；⑤肾功能正常；⑥肾上腺皮质功能正常；⑦抗利尿激素（ADH）升高。若 ADH 不升高，则可能为稀释性低钠血症。SIADH 与缺氧中毒性脑病有时表现类似，但治疗却完全不同，应注意检查血钠以资鉴别。

（5）弥散性血管内凝血（DIC）：可表现为血压下降、四肢凉、脉速而弱，皮肤、黏膜及胃肠道出血。

六、并发症

早期合理治疗者并发症少见。若延误诊断或病原体致病力强，则可引起并发症，如胸腔积液（如脓胸）、脓气胸、肺大疱、肺不张、支气管扩张等。

1. 脓胸

临床表现有高热不退、呼吸困难加重；患侧呼吸运动受限；语颤减弱；叩诊呈浊音；听诊呼吸音减弱，其上方有时可听到管状呼吸音。当积脓较多时，患侧肋间隙饱满，纵隔和气管向健侧移位。胸部 X 线（立位）示患侧肋膈角变钝，或呈反抛物线状阴影。胸腔穿刺可抽出脓液。

2. 脓气胸

肺脏边缘的脓肿破裂，与肺泡或小支气管相通，即造成脓气胸。临床表现为突然呼吸困难加剧、剧烈咳嗽、烦躁不安、面色发绀。胸部叩诊积液上方呈鼓音，听诊呼吸音减弱或消失。若支气管破裂处形成活瓣，气体只进不出，形成张力性气胸,可危及生命,必须积极抢救。胸部X线检查(立位)可见液气面。

3.肺大疱

由于细支气管形成活瓣性部分阻塞,气体进的多、出的少或只进不出,肺泡扩大、破裂而形成肺大疱,可一个也可多个。体积小者无症状,体积大者可引起呼吸困难。X线可见薄壁空洞。

以上三种并发症多见于金黄色葡萄球菌肺炎、耐药肺炎链球菌肺炎和某些革兰阴性杆菌肺炎(GNBP)。

七、实验室检查

1.外周血检查

(1)白细胞检查:细菌性肺炎的白细胞计数升高,中性粒细胞增多,并有核左移现象,胞浆可有中毒颗粒。病毒性肺炎的白细胞计数大多正常或偏低,也有少数升高者,时有淋巴细胞增高或出现异型淋巴细胞。

(2)C-反应蛋白(CRP):细菌感染时血清CRP值多上升,非细菌感染时则上升不明显。

(3)降钙素原(PCT):细菌感染时可升高,抗菌药物治疗有效时可迅速下降。

2.病原学检查

(1)细菌学检查:①细菌培养和涂片:采集气管吸取物、肺泡灌洗液、胸腔积液、脓液和血标本做细菌培养和鉴定,同时进行药物敏感试验对明确细菌性病原和指导治疗有意义。也可做涂片染色镜检进行初筛试验。②其他检查:血清学检测肺炎链球菌荚膜多糖抗体水平;荧光多重PCR检测细菌特异性基因,如肺炎链球菌编码溶血素(ply)基因。

(2)病毒学检查:①病毒分离;②病毒抗体检测;③病毒抗原检测;④病毒特异性基因检测。

(3)其他病原学检查:①肺炎支原体(MP);②衣原体(CP)。

3.胸部X线检查

早期肺纹理增强,透光度减低;以后两肺下野、中内带出现大小不等的点状或小斑片状影,或融合成大片状阴影,甚至波及节段。可有肺气肿、肺不张。伴发脓胸时,早期患侧肋膈角变钝;积液较多时,可呈反抛物线状阴影,纵隔、心脏向健侧移位。并发脓气胸时,患侧胸腔可见液平面。肺大疱时则见完整薄壁、无液平面的大疱。胸部X线未能显示肺炎征象而临床又高度怀疑肺炎、难以明确炎症部位、需同时了解有无纵隔内病变等,可行胸部CT检查。

八、诊断

支气管肺炎的诊断比较简单,一般有发热、咳嗽、呼吸急促的症状,肺部听诊闻及中、细湿啰音和(或)胸部影像学有肺炎的改变,均可诊断为支气管肺炎。

确诊支气管肺炎后,应进一步了解引起肺炎的可能病原体和病情的轻重。若为反复发作者,还应尽可能明确导致反复感染的原发疾病或诱因,如原发性或继发性免疫缺陷病、呼吸道局部畸形或结构异常、支气管异物、先天性心脏病、营养不良和环境因素等。此外,还要注意是否有并发症。

九、鉴别诊断

1. 急性支气管炎

一般不发热或仅有低热,全身状况好,以咳嗽为主要症状,肺部可闻及干湿啰音,多不固定,随咳嗽而改变。X线示肺纹理增多、排列紊乱。若鉴别困难,则按肺炎处理。

2. 支气管异物

有异物吸入史,突然出现呛咳,可有肺不张和肺气肿,可资鉴别。若病程迁延,有继发感染,则类似肺炎或合并肺炎,需注意鉴别。

3. 支气管哮喘

儿童哮喘可无明显喘息发作,主要表现为持续性咳嗽,X线示肺纹理增多、排列紊乱和肺气肿,易与本病混淆。患儿具有过敏体质,肺功能检查及激发和舒张试验有助于鉴别。

4. 肺结核

一般有结核接触史,结核菌素试验阳性,X线示肺部有结核病灶,可资鉴别。粟粒性肺结核可有气促和发绀,从而与肺炎极其相似,但肺部啰音不明显。

十、治疗

采用综合治疗,原则为改善通气、控制炎症、对症治疗、防止和治疗并发症。

一般治疗及护理:室内空气要流通,以温度18~20 ℃、湿度60%为宜。给予营养丰富的饮食,重症患儿进食困难,可给予肠道外营养。经常变换体位,以减少肺部淤血,促进炎症吸收。注意隔离,以防交叉感染。

注意水电解质的补充,纠正酸中毒和电解质紊乱,适当的液体补充还有助于气道的湿化。但要注意输液速度,过快可加重心脏负担。

1. 抗感染治疗

(1)抗菌药物治疗:明确为细菌感染或病毒感染继发细菌感染者,应使用抗菌药物。①原则:有效和安全是选择抗菌药物的首要原则。在使用抗菌药物前,应采集合适的呼吸道分泌物或血标本进行细菌培养和药物敏感试验,以指导治疗;在未获培养结果前,可根据经验选择敏感药物。选用的药物在肺组织中应有较高的浓度。轻症患者口服抗菌药物有效且安全,对重症肺炎或因呕吐等致口服难以吸收者,可考虑胃肠道外抗菌药物治疗。适宜剂量,合适疗程。重症患儿宜静脉联合用药。②根据不同病原选择抗菌药物。肺炎链球菌:青霉素敏感者,首选青霉素或阿莫西林;青霉素中介者,首选大剂量青霉素或阿莫西林;青霉素耐药者,首选头孢曲松钠、头孢噻肟、万古霉素;青霉素过敏者,选用大环内酯类抗生素,如红霉素等。金黄色葡萄球菌:甲氧西林敏感者,首选苯唑西林钠或氯唑西林;甲氧西林耐药者,选用万古霉素或联用利福平。流感嗜血杆菌:首选阿莫西林/克拉维酸、氨苄西林/舒巴坦。大肠埃希菌和肺炎克雷伯杆菌:不产超广谱β-内酰胺酶(ESBLs)菌,首选头孢他啶、头孢哌酮;产 ESBLs 耐药菌,首选亚胺培南、美罗培南;铜绿假单胞菌(绿脓杆菌),首选替卡西林/克拉维酸。卡他莫拉菌:首选阿莫西林/克拉维酸。肺炎支原体和衣原体:首选大环内酯类抗生素,如阿奇霉素、红霉素及罗红霉素。③用药时间:一般应持续至体温正常后 5 ~7 天,症状、体征消失后 3 天停药。支原体肺炎至少使用抗菌药物 2 ~3 周,葡萄球菌肺炎在体温正常后 2 ~3 周可停药,一般总疗程 N6 周。

(2)抗病毒治疗:①利巴韦林(病毒唑):可口服或静脉滴注,静脉滴注的剂量为 10 ~15 mg/(kg · d),可抑制多种 RNA 和 DNA 病毒;②α-干扰素:5 ~7 天为 1 个疗程,也可雾化吸入。若为流感病毒感染,可用磷酸奥司他韦口服。部分中药制剂有一定抗病毒疗效。

2. 对症治疗

(1)氧疗:有缺氧表现,如烦躁、发绀或动脉血氧分压<60 mmHg 时需吸氧,多用鼻前庭导管给氧,经湿化的氧气流量为 0.5 ~1 L/min,氧浓度不超过 40%。新生儿或婴幼儿可用面罩、氧帐、鼻塞给氧,面罩给氧流量为 2 ~4 L/min,氧浓度为 50% ~60%。

(2)气道管理:及时清除鼻痂、鼻腔分泌物并吸痰,以保持呼吸道通畅,改善通气功能。气道的湿化非常重要,有利于痰液的排出。雾化吸入有助于解除支气管痉挛和水肿。分泌物堆积于下呼吸道,经湿化和雾化仍不能排除使呼吸衰竭加重时,应行气管插管以利于清除痰液。严重病例,宜短期使用机械通气(人工呼吸机)。接受机械通气者,尤应注意气道湿化、变换体位和拍背,保持气道湿润和通畅。

(3)腹胀的治疗:低钾血症者应补充钾盐,缺氧中毒性肠麻痹时应禁食和胃肠减压,也可使用酚妥拉明,每次 0.3～0.5 mg/kg,加 5% 葡萄糖 20 mL 静脉滴注,每次最大量≤10 mg。

(4)其他:高热患儿可用物理降温,如温水擦身和(或)减少衣物、冷敷(冰袋置于腋窝、腹股沟或头部);口服对乙酰氨基酚或布洛芬等。若伴烦躁不安,可给予氯丙嗪、异丙嗪,每次各 0.5～1.0 mg/kg 肌注,水合氯醛或苯巴比妥每次 5 mg/kg 肌注。

3. 糖皮质激素

糖皮质激素可减少炎症渗出,解除支气管痉挛,改善血管通透性和微循环,降低颅内压。使用指征:①严重喘憋或呼吸衰竭;②全身中毒症状明显;③合并感染中毒性休克;④出现脑水肿;⑤胸腔短期有较大量渗出。上述情况可短期应用激素,可用甲泼尼龙 1～2 mg/(kg·d)、注射用氢化可的松琥珀酸钠 5～10 mg/(kg·d)或用地塞米松 0.1～0.3 mg/(kg·d)加入瓶中静脉点滴,疗程 3～5 天。

4. 并发症及其治疗

(1)肺炎合并心力衰竭者:吸氧、镇静、利尿、强心、应用血管活性药物。①利尿:可用呋塞米、依他尼酸,剂量为每次 1 mg/kg,稀释成 2 mg/mL,静注或加滴壶中静点;也可口服呋塞米、依他尼酸等。②强心药:可使用地高辛或毛花甘丙静脉注射。③血管活性药物:常用酚妥拉明每次 0.5～1.0 mg/kg。最大剂量不超过每次 10 mg,肌注或静注,必要时间隔 1～4 小时重复使用;也可用卡托普利和硝普钠。

(2)肺炎合并缺氧中毒性脑病者:脱水疗法、改善通气、扩血管药物、止痉、糖皮质激素使用、促进脑细胞恢复药物。①脱水疗法:主要使用甘露醇,根据病情每次 0.25～1.0 g/kg,每 6 小时 1 次。②改善通气:必要时应予人工辅助通气、间歇正压通气,疗效明显且稳定后应及时改为正常通气。③扩血管药物:可缓解脑血管痉挛、改善脑微循环,从而减轻脑水肿,常用酚妥拉明、山莨菪碱。酚妥拉明每次 0.5～1.0 mg/kg,新生儿每次≤3 mg,婴幼儿每次≤10 mg,静脉快速滴注,每 2～6 小时 1 次;山莨菪碱每次 1～2 mg/kg,视病情需要,可以 10～15 分钟 1 次,或 2～4 小时 1 次,也可静脉滴注维持。④止痉:一般选用地西泮,每次 0.2～0.3 mg/kg,静脉注射,1～2 小时可重复 1 次;也可采用人工冬眠疗法。⑤糖皮质激素使用:可非特异性抗炎、减少血管与血脑屏障的通透性,故可用于治疗脑水肿。常用地塞米松,每次 0.25 mg/kg,静脉滴注,每 6 小时 1 次,2 ~ 3 天后逐渐减量或停药。⑥促进脑细胞恢复药物:常用三磷酸腺苷(ATP)、胞磷胆碱、维生素 B_1 和维生素 B_6 等。

(3)SIADH 者:与肺炎合并稀释性低钠血症治疗是相同的,原则为限制水的摄入量,补充高渗盐水。当血钠为 120 ~ 130 mmol/L,无明显症状时,主要措施是限制水的摄入量,以缓解低渗状态。如血钠<120 mmol/L,有明显低钠血症症状时,按 3% 氯化钠 12 mL/kg,约可提高血钠 10 mmol/L 计算,先给予 1/2 量,在 2 ~4 小时内静脉点滴,必要时 4 小时后可重复 1 次。

(4)脓胸和脓气胸者:应及时进行穿刺引流,若脓液黏稠,经反复穿刺抽脓不畅或发生张力性气胸时,宜行胸腔闭式引流。

(5)并存佝偻病、贫血、营养不良者:应给予相应治疗。

(6)生物制剂:重症患儿可酌情给予血浆和静脉注射用丙种球蛋白(IVIG),含有特异性抗体,如 RSV-IgG 抗体,可用于重症患儿,IVIG 400 mg/(kg · d),3 ~5 天为 1 个疗程。

十一、预防

(1)增强体质,减少被动吸烟,室内通风,积极防治营养不良、贫血及佝偻病等,注意手卫生,避免交叉感染。

(2)针对某些常见细菌和病毒病原,疫苗预防接种可有效降低儿童肺炎患病率。目前已有的疫苗包括肺炎链球菌疫苗、b 型流感嗜血杆菌结合疫苗、流行性感病毒疫苗等。

(陆金海)

案例10

10 孩子咳喘为什么总是反复？

【学习目标】

1. 基础医学

(1)下呼吸道的解剖特点。

(2)儿童呼吸系统的生理特点。

(3)儿童呼吸系统的免疫特点。

(4)儿童呼吸系统的检查方法。

2. 临床医学

(1)支气管哮喘的定义及发病机制。

(2)支气管哮喘的病理及病理生理。

(3)支气管哮喘的诊断及鉴别诊断。

(4)支气管哮喘的分期及病情评价。

(5)支气管哮喘的治疗。

3. 课程思政

(1)讨论儿童支气管哮喘规范及不规范治疗的预后,讨论如何加强家属的依从性。

(2)讨论如何开展儿童支气管哮喘慢性持续期的治疗。

(3)讨论在临床如何面对哮喘危重状态处理及与病人和家属沟通,建立长期良好的医患关系。

【教学建议】

1. 本案例涉及课程内容

呼吸系统的解剖及生理特点;支气管哮喘的病理及病理生理。

2. 本案例的教学重点

支气管哮喘的病因及发病机制;支气管哮喘的临床诊断。

3. 本案例适宜临床医学专业本科学生(大学三年级)做讨论的基础

支气管哮喘诊断、鉴别诊断及治疗预后。

【参考书目】

1. 王庭槐. 生理学[M]. 9 版. 北京:人民卫生出版社,2018.

2. 王天有,申昆玲,沈颖. 诸福棠实用儿科学[M]. 9 版. 北京:人民卫生出版社,2022.

3. 万学红,卢雪峰. 诊断学[M]. 9 版. 北京:人民卫生出版社,2018.

4. 柏树令,应大君. 系统解剖学[M]. 8版. 北京:人民卫生出版社,2013.

案例摘要

患儿,男,2岁4月,因反复咳嗽、喘息1年余再发伴发热2天入院。代诉患儿于1年余前开始无明显诱因下出现咳嗽、喘息,咳嗽为阵发性连声咳,非痉挛性咳,无犬吠样咳,伴喘急,无鼻塞、呕吐、发绀、寒战、腹泻、腹痛、抽搐等,病后住院治疗,经治疗好转出院,其后间隔1~2月反复咳嗽、喘息发作,多于气候变化时反复,住院诊治好转,期间予不规律雾化吸入治疗,近2天患儿咳嗽、喘息反复,伴发热,体温最高38.5 ℃,热型不规则,无气促、发绀、呼吸困难、呕吐、腹泻、昏迷、抽搐等,病后曾到当地卫生院就诊,予口服药物治疗无好转,为进一步治疗遂转院就诊,门诊拟“支气管肺炎”收入院。既往史、个人史、家族史无特殊。

查体:体温38.5 ℃,心率125次/分,呼吸35次/分,体重12 kg,营养良好,神清。皮肤黏膜无苍白,无皮疹,浅表淋巴结未及肿大。头颅五官无畸形,两侧瞳孔直径3 mm,对光反射灵敏。唇红,咽充血,扁桃体无肿大。颈软,三凹征阴性,双肺呼吸音粗,可闻及中等量喘鸣音。心率125次/分,心音有力,律齐,未闻及心脏杂音。腹平软,腹部触诊未见异常哭闹,未触及腹部包块,肝脾肋下未触及,肠鸣音正常。病理征未引出。辅助检查:胸部DR示两肺纹理增多、模糊。

经治疗,患儿入院24小时后,咳嗽、喘息好转,仍有发热,无气促、发绀、呼吸困难、抽搐。查体:体温36.7 ℃,心率116次/分,呼吸30次/分,三凹征阴性,双肺呼吸音粗,闻及少量哮鸣音及中湿啰音,心率116次/分,无杂音。辅助检查:白细胞6.46×10^9/L;中性粒细胞3.31×10^9/L;淋巴细胞2.18×10^9/L;红细胞4.88×10^{12}/L;血红蛋白121 g/L;血小板459×10^9/L↑;超敏C反应蛋白2.31 mg/L;降钙素原检测(电化学发光法)(血清),降钙素原0.151 ng/mL↑。胸部DR示两肺纹理增多、模糊,请结合临床;肺功能示重度阻塞性潮气功能障碍,支气管舒张试验示FEV1增加13%。

患儿经积极治疗好转出院,但家属未同意院外持续吸入治疗,1个月后患儿因咳嗽再次出现喘息发作,于外院治疗1天后喘息无缓解再入院。查体:急性重病容,呼吸52次/分,口唇发绀,三凹征阳性,双肺呼吸音粗,闻及大量哮鸣音,心率160次/分,心音有力,无杂音,腹平软,肝肾区无叩击痛。急诊肺部CT示双肺纹理增粗模糊,可见散在斑片状影,左下肺局部可见肺气肿。

案例将要讨论内容的摘要

1. 基础医学

下呼吸道的解剖特点、生理特点和免疫特点。

2. 临床医学

支气管哮喘的定义及发病机制;支气管哮喘的病理及病理生理;气管哮喘的诊断及鉴别诊断;支气管哮喘的分期及病情评价;支气管哮喘的治疗。

3. 课程思政

讨论儿童支气管哮喘规范及不规范治疗的预后,讨论如何加强家属的依从性;讨论如何开展儿童支气管哮喘慢性持续期的治疗;讨论在临床如何面对哮喘危重状态处理及与病人和家属沟通,建立长期良好的医患关系。

第1幕(1学时)

1. 辅导注意事项及提示用问题

(1)上述病例包含哪些重要的信息?

(2)如何对支气管哮喘患儿进行详细病史询问?其要点是什么?

(3)为进一步组作出临床判断,需要进一步了解并获取病人的哪些信息才能有助于临床对疾病的诊断?

2. 主要讨论方向

(1)支气管哮喘的诱发危险因素。

(2)支气管哮喘的临床表现。

第2幕(1学时)

1. 辅导注意事项及提示用问题

(1)你认为最可能的疾病是什么?请提供依据。

(2)你认为还需要对病人进行哪方面的检查?有什么检查意义?

2. 主要讨论方向

(1)支气管哮喘的诊断标准有哪些?

(2)如何依据临床资料区别儿童哮喘急性发作期病情严重度分级?

(3)儿童支气管哮喘的临床鉴别诊断有哪些?其鉴别要点是什么?

第3幕(1学时)

1. 辅导注意事项及提示用问题

(1)患儿目前的临床诊断是什么?

(2)如何评估儿童支气管哮喘急性发作期严重度分级?

(3)支气管哮喘的治疗原则是什么?是否可根治?

（4）哮喘持续状态如何处理？

2. 主要讨论方向

（1）儿童支气管哮喘的常见诱发病因有哪些？

（2）哮喘急性发作期及哮喘持续状态治疗措施有哪些？对该患儿进一步的治疗措施有哪些？

（3）如何指导儿童支气管哮喘慢性持续期的治疗？

（4）患儿出院后的注意事项有哪些？

案例讨论小结（1学时）

1. 学生各小组小结

各小组以PPT的形式进行小结，小结的内容应包括该案例发病病因、机制、临床表现、诊断标准、鉴别诊断及其治疗原则和预防措施。

2. 教师总结

（1）案例讨论所涉及专业知识：①下呼吸道的解剖；支气管哮喘的病理及病理生理。②儿童支气管哮喘的病因及发病机制；实验室及器械检查在儿童支气管哮喘的临床应用；儿童支气管哮喘的临床指导及其鉴别诊断；儿童支气管哮喘的诊治原则及其治疗的循证依据。

（2）案例讨论过程点评：尤其对团队合作、批判精神、逻辑思维等方面予以点评。

教师备课用材料

一、支气管哮喘的概念

支气管哮喘，简称哮喘，是儿童期最常见的慢性呼吸道疾病。哮喘是多种细胞（如嗜酸性粒细胞、肥大细胞、T淋巴细胞、中性粒细胞及气道上皮细胞等）和细胞组分共同参与的气道慢性炎症性疾病，这种慢性炎症导致气道反应性增加，通常出现广泛多变的可逆性气流受限，并引起反复发作性喘息、气促、胸闷或咳嗽等症状，常在夜间和（或）清晨发作或加剧，多数患儿可经治疗缓解或自行缓解。

二、危险因素

（1）吸入过敏原（室内：尘螨、动物毛屑及排泄物、蟑螂、真菌等；室外：花粉、真菌等）。

（2）食入过敏原（牛奶、鱼、虾、鸡蛋和花生等）。

(3)呼吸道感染(尤其是病毒及支原体感染)。

(4)强烈的情绪变化。

(5)运动和过度通气。

(6)冷空气。

(7)药物(如阿司匹林等)。

(8)职业粉尘及气体。

三、病理和病理生理

哮喘死亡患儿的肺组织呈肺气肿,大、小气道内填满黏液栓。黏液栓由黏液、血清蛋白、炎症细胞和细胞碎片组成。显微镜显示支气管和毛细支气管上皮细胞脱落,管壁嗜酸性粒细胞和单核细胞浸润,血管扩张和微血管渗漏,基底膜增厚,平滑肌增生肥厚,杯状细胞和黏膜下腺体增生。

气流受阻是哮喘病理生理改变的核心,支气管痉挛、管壁炎症性肿胀、黏液栓形成和气道重塑均是造成患儿气道受阻的原因。

四、临床表现

咳嗽和喘息呈阵发性发作,以夜间和清晨为重。发作前可有流涕、打喷嚏和胸闷,发作时呼吸困难,呼气相延长伴有喘鸣声,严重病例呈端坐呼吸、恐惧不安、大汗淋漓、面色青灰。

体格检查可见桶状胸、三凹征,肺部满布哮鸣音,严重者气道广泛堵塞,哮鸣音反可消失,称“闭锁肺”,是哮喘最危险的体征。肺部粗湿啰音时隐时现,在剧烈咳嗽后或体位变化时可消失,提示湿啰音的产生是位于气管内的分泌物所致。在发作间歇期可无任何症状和体征,有些病例在用力时才可听到哮鸣音。此外,在体格检查中还应注意有无过敏性鼻炎、鼻窦炎和湿疹等。

五、诊断和鉴别诊断

1. 诊断

参照中华医学会儿科学分会呼吸组联合《中华儿科杂志》编辑委员会发布的《儿童支气管哮喘诊断与防治指南(2016 年版)》。

(1)儿童哮喘诊断标准:①反复喘息、咳嗽、气促、胸闷,多与接触变应原、冷空气、物理或化学性刺激、呼吸道感染、运动以及过度通气(如大笑和哭闹)等有关,常在夜间和(或)清晨发作或加剧。②发作时双肺可闻及散在或弥漫性,以呼气相为主的哮鸣音,呼气相延长。③上述症状和体征经抗哮喘治疗有效,或自行缓解。④除外其他疾病所引起的喘息、咳嗽、气促和胸闷。⑤临床表现不典型者（如无明显喘息或哮鸣音），应至少具备以下一项：

• 证实存在可逆性气流受限：支气管舒张试验阳性，吸入速效 β_2 受体激动剂（如沙丁醇压力定量气雾剂 200 ~ 400 μg）后 15 分钟第一秒用力呼吸量（FEV1）增加≥12%；抗炎治疗后肺通气功能改善，给予吸入糖皮质激素之后（或）抗白烯药物治疗 4 ~ 8 周后 FEV1 增加≥12%。

• 支气管舒张试验阳性。

• 最大呼气峰流量（PEF）日间变异率（连续监测 2 周）≥13%。

符合第 1 ~ 4 条或第 4、5 条者，可诊断为哮喘。

（2）咳嗽变异型哮喘诊断标准：①咳嗽持续>4 周，常在运动、夜间和（或）清晨发作或加剧，以干咳为主，不伴有喘息。②临床上无感染征象，或经较长时间抗生素治疗无效。③抗哮喘药物诊断性治疗有效。④排除其他原因引起的慢性咳嗽。⑤支气管激发试验阳性和（或）PEF 每日变异率（连续监测 2 周）≥13%。⑥个人或一级、二级亲属有过敏性疾病史，或变应原测试阳性。以上①—④为诊断基本条件。≥6 岁儿童哮喘急性发作期病情严重程度的分级、哮喘控制水平分级，见表 10-1 和表 10-2。

表 10-1　≥6 岁儿童哮喘急性发作期病情严重程度的分级

临床特点	轻　度	中　度	重　度	急性呼吸暂停
气短	走路时	说话时	休息时	呼吸不整
体位	可平卧	喜坐位	前弓位	不定
讲话方式	能成句	成短句	说单字	难以说话
精神意识	可有焦虑、烦躁	时有焦虑、烦躁	焦虑、烦躁	嗜睡、意识模糊
呼吸频率	轻度增加	增加	明显增加	减缓或暂停
辅助呼吸肌活动及三凹征	常无	可有	通常有	胸腹反常运动
哮鸣音	散在，呼气末期	响亮、弥漫	响亮、弥漫双相	减弱及至消失
脉率	略增加	增加	明显增加	减慢或不规则
奇脉	不存在	可有	通常有	不存在（呼吸肌疲劳）

续表

临床特点	轻度	中度	重度	急性呼吸暂停
使用速效 β_2 受体激动剂后 PEF 占正常预计值或个人最佳值/%	>80	60～80	<60 或速效 β_2 受体激动剂作用持续时间<2 小时	无法完成检查
血氧饱和度(吸空气)	0.9～0.94	0.9～0.94	0.90	<0.90

表 10-2　哮喘控制水平分级

控制程度	日间症状	夜间症状/憋醒	应急缓解药的使用	活动受限	肺功能(25 岁者适用)	定级标准	急性发作(需使用全身激素治疗)
完全控制	无(或每周≤2 次)	无	无(或每周≤2 次)	无	正常或≥正常预计值或个人最佳值的 80%	满足前述所有条件	每年 0～1 次
部分控制	每周 2 次	有	每周 2 次	有	<正常预计值或个人最佳值的 80%	在任何 1 周内出现前述 1 项指征	每年 2～3 次
未控制		出现≥3 项"部分控制"中的指征				在任何 1 周内出现项"部分控制"中的指征	每年 >3 次

2. 鉴别诊断

以喘息为主要症状的儿童哮喘,应注意与毛细支气管炎、肺结核、气道异物、先天性呼吸系统畸形和先天性心血管疾病相鉴别,咳嗽变异型哮喘(CVA)应注意与支气管炎、鼻窦炎、胃食管反流和嗜酸性粒细胞支气管炎等疾病相鉴别。

任何一次急性发作都应复核维持治疗方案是否要调整。

六、治疗

哮喘治疗的目标:①有效控制急性发作症状,并维持最轻的症状,甚至无症状;②防止症状加重或反复;③尽可能将肺功能维持在正常或接近正常水平;④防止发生不可逆的气流受限;⑤保持正常活动(包括运动)能力;⑥避免药物不良反应;⑦防止因哮喘而死亡。

治疗原则为长期、持续、规范和个体化治疗。急性发作期治疗重点为抗炎、平喘,以便快速缓解症状;慢性持续期应坚持长期抗炎,降低气道反应性,防止气道重塑,避免危险因素和自我保健。

治疗哮喘的药物包括缓解药物和控制药物。缓解药物能快速缓解支气管收缩及其他伴随的急性症状,用于哮喘急性发作期,包括:①吸入型速效 β_2 受体激动剂;②全身性糖皮质激素;③抗胆碱能药物;④口服短效 β_2 受体激动剂;⑤短效茶碱等。

控制药物是抑制气道炎症的药物,需长期使用,用于哮喘慢性持续期,包括:①吸入型糖皮质激素(ICS);②白三烯调节剂;③缓释茶碱;④长效 β_2 受体激动剂;⑤肥大细胞膜稳定剂;⑥全身性糖皮质激素等。

1.哮喘急性发作期治疗

(1) β_2 受体激动剂:予 β_2 受体激动剂是目前最有效、临床应用最广的支气管舒张剂。根据起作用的快慢分为速效和缓慢起效两大类,根据维持时间的长短分为短效和长效两大类。吸入型速效 β_2 受体激动剂疗效可维持4~6小时,是缓解哮喘急性症状的首选药物,严重哮喘发作时第1小时可每20分钟吸入1次,以后每2~4小时可重复吸入。药物剂量:每次沙丁胺醇2.5~5.0 mg或特布他林5~10 mg。急性发作病情相对较轻时也可选择短期口服短效 β_2 受体激动剂,如沙丁胺醇或特布他林等。

(2)糖皮质激素:病情较重的急性病例应给予口服泼尼松短程治疗(1~7天),每日1~2 mg/kg,分2~3次。一般不主张长期使用口服糖皮质激素治疗儿童哮喘。严重哮喘发作时应静脉给予甲泼尼龙,每日2~6 mg/kg,分2~3次输注,或注射用氢化可的松琥珀酸钠,每次5~10 mg/kg。一般静脉糖皮质激素使用1~7天,症状缓解后即停止静脉用药,若需持续使用糖皮质激素,可改为口服泼尼松。ICS对儿童哮喘急性发作的治疗有一定的帮助,选用雾化吸入布地奈德悬液,每次0.5~1 mg,每6~8小时1次。但病情严重时不能以吸入治疗替代全身性糖皮质激素治疗,以免延误病情。

(3)抗胆碱能药物:吸入型抗胆碱能药物,如异丙托溴铵舒张支气管的作用比 β_2 受体激动剂弱,起效也较慢,但长期使用不易产生耐药,不良反应少。

(4)短效茶碱:短效茶碱可作为缓解药物用于哮喘急性发作的治疗,主张将其作为哮喘综合治疗方案中的一部分,而不单独应用。需注意其不良反应,长时间使用者最好监测茶碱的血药浓度。

2. 哮喘危重状态的处理

(1)氧疗:所有危重哮喘患儿均存在低氧血症,需用密闭面罩或双鼻导管提供湿化氧气,初始吸氧浓度以40%为宜,流量为4~5 L/min。

(2)补液、纠正酸中毒:注意维持水电解质平衡,纠正酸碱紊乱。

(3)糖皮质激素:全身性糖皮质激素作为儿童危重哮喘治疗的一线药物,应尽早使用。病情严重时不能以吸入治疗替代全身性糖皮质激素治疗,以免延误病情。

(4)支气管舒张剂的使用:①吸入型速效 β_2 受体激动剂;②氨茶碱静脉滴注;③抗胆碱能药物;④肾上腺素皮下注射,药物剂量:每次皮下注射1∶1 000肾上腺素0.01 mL/kg,儿童最大不超过0.3 mL。必要时可每20分钟使用1次,不能超过3次。

(5)镇静剂:可用水合氯醛灌肠,慎用或禁用其他镇静剂;在插管条件下,也可用地西泮镇静,每次0.3~0.5 mg/kg。

(6)抗菌药物治疗:儿童哮喘发作主要由病毒引发,抗菌药物不作为常规应用,如同时发生下呼吸道细菌感染,则选用病原体敏感的抗菌药物。

(7)辅助机械通气指征:①持续严重的呼吸困难;②呼吸音减低或几乎听不到哮鸣音及呼吸音;③因过度通气和呼吸肌疲劳而使胸廓运动受限;④意识障碍、烦躁或抑制,甚至昏迷;⑤吸氧状态下发绀进行性加重;⑥$PaCO_2$>65 mmHg。

3. 哮喘慢性持续期治疗

(1)ICS:ICS是哮喘长期控制的首选药物,也是目前最有效的抗炎药物,优点是通过吸入,药物直接作用于气道黏膜,局部抗炎作用强,全身不良反应少。通常需要长期、规范吸入1~3年甚至更长时间才能起到治疗作用。目前临床上常用的ICS有布地奈德、丙酸氟替卡松和二丙酸倍氯米松。每3个月应评估病情,以决定是否升级治疗、维持目前治疗或降级治疗。

(2)白三烯调节剂:分为白三烯合成酶抑制剂和白三烯受体拮抗剂,该药耐受性好,副反应少,服用方便。白三烯受体拮抗剂包括孟鲁司特和扎鲁司特。

（3）缓释茶碱：缓释茶碱用于长期控制时，主要协助 ICS 抗炎，每日分 1 ~ 2 次服用，以维持昼夜的稳定血药浓度。

（4）长效 β_2 受体激动剂：药物包括福莫特罗、沙美特罗、班布特罗及丙卡特罗等。

（5）肥大细胞膜稳定剂：如色甘酸钠，常用于预防运动及其他刺激诱发的哮喘。

（6）全身性糖皮质激素：在哮喘慢性持续期控制哮喘发作过程中全身性糖皮质激素仅短期在慢性持续期分级为重度持续患儿，长期使用高剂量 ICS 加吸入型长效 β_2 受体激动剂及其他控制药物疗效欠佳的情况下使用。

（7）联合治疗：对病情严重度分级为重度持续和单用 ICS 病情控制不佳的中度持续的哮喘，提倡长期联合治疗，如 ICS 联合吸入型长效 β_2 受体激动剂、ICS 联合白三烯调节剂和 ICS 联合缓释茶碱。

（8）特异性免疫治疗：在无法避免接触变应原或药物治疗无效时，可考虑针对过敏原的特异性免疫治疗，需要在有抢救措施的医院进行。对其远期疗效和安全性尚待进一步研究和评价，且过敏原制备的标准化及纯化也有待加强及规范。特异性免疫治疗应与抗炎及平喘药物联用，坚持足够疗程。

七、预后

儿童哮喘的预后较成人好，病死率为 2/10 万 ~ 4/10 万，70% ~ 80% 年长后症状不再反复，但仍可能存在不同程度的气道炎症和高反应性，30% ~ 60% 的患儿可完全治愈。

（陆金海）

案例11

11

『白面』宝宝

【学习目标】

1. 基础医学

(1)人体内铁元素的含量及分布。

(2)铁的来源。

(3)铁的吸收及转运。

(4)铁的利用、储存和排泄。

(5)铁的需要量。

(6)婴幼儿期的铁代谢特点。

2. 临床医学

(1)营养性缺铁性贫血的病因及发病机制。

(2)实验室及辅助检查在营养性缺铁性贫血,临床应用。

(3)贫血的诊断及分类。

(4)营养性缺铁性贫血的诊治原则。

(5)营养性缺铁性贫血的临床表现及其疾病的鉴别诊断。

3. 课程思政

(1)讨论营养性缺铁性贫血目前在我国的发病情况及预后,讨论如何在我国目前的医疗卫生体制下更有效地降低该疾病的发生率。

(2)讨论如何预防营养性缺铁性贫血的发生。

(3)讨论在临床面对营养性缺铁性贫血时如何更好地与病人及家属沟通,建立良好的医患关系。

【教学建议】

1. 本案例涉及课程内容

人体内铁元素的含量及分布;铁的来源;铁的吸收及转运;铁的利用、储存和排泄;铁的需要量;贫血的诊断及分类;营养性缺铁性贫血的病因及发病机制;实验室及辅助检查在营养性缺铁性贫血的临床应用;营养性缺铁性贫血的诊治原则;营养性缺铁性贫血的临床表现及其疾病的鉴别诊断。

2. 本案例的教学重点

营养性缺铁性贫血的病因及发病机制;营养性缺铁性贫血的临床诊断及治疗。

3. 本案例适宜临床医学专业本科学生(大学三年级)做讨论的基础

贫血的诊断及分类;营养性缺铁性贫血的病因及发病机制;营养性缺铁性

贫血的诊治原则。

【参考书目】

1. 申昆玲,黄国英. 儿科学[M]. 北京:人民卫生出版社,2016.

2. 王天有,申昆玲,沈颖. 诸福棠实用儿科学[M]. 9 版. 北京:人民卫生出版社,2022.

3. Kenneth Kaushansky, Marshall A. Lichtman, Josef T. Prchal,等. 威廉姆斯血液学[M]. 9 版. 陈竺,陈赛娟,译. 北京:人民卫生出版社,2018.

4. 王卫平,孙锟,常立文. 儿科学[M]. 9 版. 北京:人民卫生出版社,2018.

5. 桂永浩,薛辛东. 儿科学[M]. 3 版. 北京:人民卫生出版社,2015.

案例摘要

患儿,男,9 个月,因发现面色苍白 3 个月入院。出生 6 个月后无明显诱因出现颜面皮肤苍白。无发热、嗜睡拒奶、抽搐等症状。无呕血、黑便。母乳喂养,生后 5 个月开始加辅食,少量蛋黄。为进一步诊治转院。患儿为 G_2P_1,孕 39 周自然分娩,否认家族遗传病史。

查体:体温 36.5 ℃,呼吸 30 次/分,心率 120 次/分,体重 8.5 kg,身长 72 cm,头围 45 cm。精神反应可,无特殊外貌。哭声响亮,颜面、躯干、四肢皮肤苍白,巩膜无黄染,皮肤无苍白发花,无皮疹及出血点。前囟平软。双肺呼吸音清,未闻及啰音。心音有力,心前区可闻及 2/6 收缩期柔和杂音,无传导。腹软不胀,未见肠型和肠蠕动波,未扪及包块,肝脏右肋下 2 cm,脾脏左肋下 1 cm。四肢肌张力正常,无水肿,神经反射可正常引出。

血常规:WBC 11.3×10^9/L,N 0.305,Hb 75 g/L,RBC 36×10^{12}/L,PLT 121×10^9/L,MCV 67 fL,MCH 24 pg,MCHC 0.28 g/L;网织红细胞 1.5%;血 CRP 8 mg/L,血清铁 70 μmol/L,总铁结合力 100 μmol/L,血清铁蛋白 9 μg/L。

案例将要讨论内容的摘要

1. 基础医学

人体内铁元素的含量及分布;铁的来源;铁的吸收及转运;铁的利用、储存和排泄;铁的需要量;婴幼儿期的铁代谢。

2. 临床医学

营养性缺铁性贫血的病因及发病机制;实验室及辅助检查在营养性缺铁性贫血的临床应用;贫血的诊断及分类;营养性缺铁性贫血的诊治原则;营养性缺铁性贫血的临床表现及其疾病的鉴别诊断。

3. 课程思政

讨论营养性缺铁性贫血目前在我国的发生情况;讨论如何预防营养性缺铁性贫血的发生,讨论在临床面对营养性缺铁性贫血时如何更好地与病人及家属沟通,建立良好的医患关系。

第1幕(1学时)

1. 辅导注意事项及提示用问题

(1)上述病例包含哪些重要的信息?

(2)为进一步作出临床判断,需要进一步了解并获取患儿的哪些信息才能有助于临床对疾病的诊断?

2. 主要讨论方向

(1)贫血的分类;铁的来源、吸收、储存和转运;缺铁对机体的影响。

(2)哪些疾病可能导致了患儿的临床症状?

第2幕(1学时)

1. 辅导注意事项及提示用问题

(1)你认为最可能的疾病是什么? 请提供依据。

(2)你认为还需要对患儿进行哪方面的检查? 有什么检查意义?

(3)该患者可能出现哪些系统受累?

2. 主要讨论方向

(1)营养性缺铁性贫血的临床表现、辅助检查。

(2)营养性缺铁性贫血的发病机制。

(3)营养性缺铁性贫血的诊断及鉴别诊断。

第3幕(2学时)

1. 辅导注意事项及提示用问题

(1)出现了哪类贫血? 该类贫血常见哪些疾病?

(2)需要做什么检查以帮助诊断?

(3)如何治疗? 是否需要输血治疗?

(4)如何预防缺铁性贫血?

2. 主要讨论方向

(1)贫血的形态分类如何? 各类贫血常见哪些疾病?

(2)缺铁性贫血的治疗措施有哪些?如何观察疗效?

(3)缺铁性贫血的输血治疗指征是什么?

(4)如何预防缺铁性贫血?

案例讨论小结(1 学时)

1. 学生各小组小结

各小组以 PPT 的形式进行小结,小结的内容应包括该案例发病病因、机制、临床表现、诊断标准、鉴别诊断及其治疗原则和预防措施。

2. 教师总结

(1)案例讨论所涉及专业知识:人体内铁元素的含量及分布;铁的来源;铁的吸收及转运;铁的利用、储存和排泄;铁的需要量,贫血的诊断及分类;营养性缺铁性贫血的病因及发病机制;实验室及辅助检查在营养性缺铁性贫血的临床应用;营养性缺铁性贫血的诊治原则;营养性缺铁性贫血的临床表现及其疾病的鉴别诊断。

(2)案例讨论过程点评:尤其对逻辑思维等方面予以点评。

教师备课用材料

一、贫血的概念及分类

1. 贫血的概念

贫血是指外周血中单位容积内的红细胞数(RBC)、血红蛋白含量(Hb)或红细胞比容(Hct)低于正常。由于婴儿和儿童的红细胞数、血红蛋白和红细胞比容随年龄不同而有差别,因此在诊断贫血时必须参照相应年龄正常值。我国诊断标准:Hb 在新生儿期<145 g/L,1 ~4 月时<90 g/L,4 ~6 月时<100 g/L,6 月至 6 岁时<110 g/L,6 ~14 岁时<120 g/L 为贫血。

2. 贫血的分类

按贫血程度分类(根据外周血血红蛋白含量):①儿童贫血:轻度,Hb 从正常下限 ~90 g/L;中度,Hb 为 90 ~60 g/L;重度,Hb 为 60 ~30 g/L;极重度,Hb<30 g/L。②新生儿贫血:Hb 在 144 ~120 g/L 者为轻度;120 ~90 g/L 者为中度;90 ~60 g/L 者为重度;<60 g 者为极重度。

按病因分类:可分为红细胞和血红蛋白生成不足、溶血性贫血和失血性贫血三类。

(1)红细胞和血红蛋白生成不足:①造血物质缺乏,如铁、维生素 B_2、叶酸缺乏等；②骨髓造血功障碍，如再生障碍性贫血、单纯红细胞再生障碍性贫血等；③红细胞生成素不足，如慢性炎症性疾病（慢性感染、儿童类风湿病、系统性红斑狼疮等）、慢性肾病；④其他，如铅中毒、铁粒幼细胞性贫血、骨髓肿瘤细胞浸润导致的贫血（白血病、恶性淋巴瘤等）。

（2）溶血性贫血：①红细胞内在缺陷：a. 红细胞膜结构缺陷：遗传性球形红细胞增多症、遗传性椭圆形红细胞增多症等；b. 红细胞酶缺乏：丙酮酸激酶（PK）缺乏、葡萄糖-6-磷酸脱氢酶（G6PD）缺乏等；c. 血红蛋白合成与结构异常：地中海贫血（珠蛋白生成障碍性贫血），血红蛋白 S、E、C、D 等。②红细胞外在因素：a. 免疫因素：体内存在破坏红细胞的抗体，新生儿溶血病、自身免疫性溶血性贫血、药物所致的免疫性溶血性贫血等；b. 感染因素：因细菌的溶血素或疟原虫对红细胞的破坏；c. 物理化学因素：烧伤、苯、铅、砷、蛇毒等可直接破坏红细胞；d. 其他：脾功能亢进、阵发性睡眠性血红蛋白尿症、血栓性血小板减少性紫癜、弥散性血管内凝血等。

（3）失血性贫血：①急性失血：如创伤性大出血、出血性疾病等。②慢性失血：如溃疡病、钩虫病、鲜牛奶过敏、肠息肉、小儿特发性肺含铁血黄素沉着症等。③形态分类：a. 正常细胞性贫血常见疾病：急性失血、溶血、造血功能低下、白血病等；b. 大细胞性贫血常见疾病：维生素 B_{12} 缺乏、叶酸缺乏等；c. 单纯小细胞性贫血常见疾病：感染、中毒，慢性炎症、尿毒症；d. 小细胞低色素性贫血常见疾病；缺铁性贫血、地中海贫血、慢性失血等。见表 11-1。

表 11-1 贫血的形态分类

类 别	*MCV/fL	MCH/pg	MCHC/%
正常	80～94	28～32	32～38
大细胞性	>94	>32	32～38
正细胞性	80～94	28～32	32～38
单纯小细胞性	<80	<28	32～38
小细胞低色素性	<80	<28	<32

二、营养性缺铁性贫血的概念

营养性缺铁性贫血是体内铁缺乏导致血红蛋白合成减少，临床上以小细胞低色素性贫血、血清铁蛋白减少和铁剂治疗有效为特点的贫血症。

三、铁的代谢

1. 人体内铁元素的含量及其分布

正常人体内的含铁总量随着年龄、体重、性别和血红蛋白水平的不同而异。成人男性体内总铁量约为 50 mg/kg，女性约为 35 mg/kg，新生儿约为 75 mg/kg。总铁量中约 64% 用于合成血红蛋白，32% 以铁蛋白及含铁血红素形式储存于肝、骨髓和其他脏器内，3.2% 合成肌红蛋白，0.4% 存在于含铁酶，0.4% 以运转铁存在血浆中。

2. 铁的来源

(1)从食物中摄取铁：又称“外源性铁”，占人体铁摄入量的 1/3。

(2)红细胞释放的铁：又称“内源性铁”，占人体铁摄入量的 2/3。体内红细胞衰老或破坏所释放的血红蛋白铁几乎全部被再利用。

3. 铁的吸收和转运

食物中的铁主要在十二指肠和空肠上段被吸收。食物铁的吸收有两种形式：①游离铁形式，植物食品中的铁一般以胶状氢氧化高铁(Fe^{3+})形式存在，在胃蛋白酶和游离盐酸的作用下转化为游离的 Fe^{2+} 而被吸收；②血红素形式，动物食品在胃酸和蛋白分解酶的作用下，血红素与珠蛋白分离被肠黏膜直接吸收，在肠黏膜上皮细胞内经血红素分解酶作用将铁释放出来。

肠内的一些因素可影响铁的吸收：维生素 C、稀盐酸、氨基酸等还原物质使 Fe^{3+} 变成 Fe^{2+}，利于铁的吸收；磷酸、草酸等可与铁形成不溶性铁酸盐，难于吸收；植物纤维、茶、咖啡、蛋、牛奶、抗酸药物等可抑制铁的吸收。

进入肠黏膜细胞的 Fe^{2+} 被氧化成 Fe^{3+}，其中一部分与细胞内的去铁蛋白结合，形成铁蛋白暂时保存在肠黏膜细胞中；另一部分 Fe^{3+} 与细胞质中载体蛋白结合后移出胞外进入血液，与血浆中的转铁蛋白结合，随血液循环将铁运送到需铁和储铁组织，供给机体利用，未被利用的部分则与去铁蛋白结合形成铁蛋白，作为储存备用铁。红细胞破坏后释放出的铁，也同样通过与转铁蛋白结合后运送到骨髓等组织，被利用或储存。

正常情况下，血浆中的转铁蛋白仅 1/3 与铁结合，称为血清铁；其余 2/3 的转铁蛋白仍具有与铁结合的能力，在体外加入一定量的铁可使其成饱和状态，所加的铁量即为未饱和铁结合力。血清铁与未饱和铁结合力之和称为血清总铁结合力，血清铁在总铁结合力中所占的百分比称为转铁蛋白饱和度。

4. 铁的利用与储存

吸收到血液中的铁与血浆中的转铁蛋白结合后，转运至需铁组织。铁到达骨髓造血组织后即进入幼红细胞，在线粒体中与原卟啉结合形成血红素，血红素与珠蛋白结合形成血红蛋白。此外，铁还在肌红蛋白的合成中和某些酶（如细胞色素 C、单胺氧化酶等）中利用。体内未被利用的铁以铁蛋白及含铁血黄素的形式储存。在机体需要铁时，这两种铁均可被利用。通过还原酶的作用，使铁蛋白中的 Fe^{3+} 转化成 Fe^{2+} 释放，然后被氧化酶氧化成 Fe^{3+}，与转铁蛋白结合后被转运到需铁的组织。

5. 铁的排泄

正常情况下每日仅有极少量的铁排出体外。小儿每日排出量约为 15 μg/kg，约 2/3 随脱落的肠黏膜细胞、红细胞、胆汁经肠道排出，其他经肾脏和汗腺排出，表皮细胞脱落也失去极微量的铁。

6. 铁的需要量

小儿由于生长发育，每日需摄入的铁量相较成人多。成熟儿自生后 4 月至 3 岁每天需铁 0.5～1.5 mg；早产儿约为 2 mg；各年龄小儿每天摄入总量不宜超过 15 mg。

7. 婴幼儿期铁代谢特点

足月新生儿体内总铁约为 75 mg/kg，其中 25% 为储存铁。生后由于生理性溶血释放的铁较多，随后是生理性贫血期造血相对较低下，加之从母体获取的铁一般能满足 4 个月之需，故婴儿早期不易发生缺铁。但早产儿从母体获取铁少，且生长发育更快，可较早发生缺铁。约 4 月龄以后，从母体获取的铁逐渐耗尽，加上此期生长发育迅速，造血活跃，因此对膳食铁的需要增加，而婴儿主食人乳和牛乳的铁含量均低，不能满足机体之需，储存铁耗竭后即发生缺铁，故 6 月至 2 岁的小儿缺铁性贫血发生率高。

四、病因及发病机制

1. 病因

(1) 储铁不足：早产、双胎或多胎、孕母严重缺铁等，可使胎儿从母体获得的铁减少，胎儿失血也可使胎儿铁丢失，以上因素导致胎儿储铁减少。

(2) 铁摄入量不足：这是营养性缺铁性贫血的主要原因。人乳、牛乳、谷物中含铁量均低，如不及时添加含铁较多的辅食，容易发生缺铁性贫血。

(3) 生长发育因素：婴儿期发育较快，5 个月时和 1 岁时体重分别为出生时的 2 倍和 3 倍；随着体重增加，血容量也增加较快，1 岁时血循环中的血红蛋白增加 2 倍；未成熟儿的体重及血红蛋白增加倍数更高；如不及时添加含铁丰富的食物,则易致缺铁。

(4)铁的吸收障碍:食物搭配不合理可影响铁的吸收。慢性腹泻不仅导致铁的吸收不良,而且从粪便排出的铁也增加。

(5)铁的丢失过多:正常婴儿每天排泄铁量相对比成人多。每 1 mL 血约含铁 0.5 mg,长期慢性失血可致贫血,如肠息肉、钩虫病等可致慢性失血,用不经加热处理的鲜牛奶喂养的婴儿可因对牛奶过敏而致肠出血,每天失血约 0.7 mL。

2. 发病机制

(1)缺铁对血液系统的影响:铁是合成血红蛋白的原料,缺铁时血红素形成不足,血红蛋白合成减少,导致新生的红细胞内血红蛋白含量不足,细胞质不足,细胞变小;而缺铁对细胞的分裂、增殖影响较小,故红细胞数量减少程度不如血红蛋白减少明显,从而形成小细胞低色素性贫血。

缺铁经过以下三个阶段才发生贫血:①铁减少期(ID):此期体内储存铁已减少但供红细胞合成血红蛋白的铁尚未减少;②红细胞生成缺铁期(IDE):此期储存铁进一步耗竭,红细胞生成所需的铁也不足,但循环中血红蛋白的量尚正常;③缺铁性贫血期(IDA):此期出现小细胞低色素性贫血,还有一些非造血系统的症状。

(2)缺铁对其他系统的影响:缺铁可影响肌红蛋白的合成。人体内有多种酶有与蛋白质结合的铁,这些含铁酶与生物氧化、组织呼吸、神经介质分解与合成有关。当铁缺乏时,这些含铁酶的活性降低,造成细胞功能紊乱。尤其是单胺氧化酶的活性降低,造成重要的神经介质如5-羟色胺、去甲肾上腺素、肾上腺素及多巴胺发生明显变化,不能正常发挥功能,产生一些非造血系统的表现,如体力减弱、易疲劳、表情淡漠、注意力难于集中、注意力减退和多力减低等。缺铁还可引起组织器官的异常,如口腔黏膜异常角化、舌炎、胃酸分泌减少,脂肪不良和凹甲(反甲)等。此外,缺铁还可引起细胞免疫功能降低,对感染的易感性增高。

五、临床表现

任何年龄均可发病,以 6 月至 2 岁最多见。发病缓慢,其临床表现随病情轻重而有不同。

1. 一般表现

皮肤黏膜逐渐苍白,以唇、口腔黏膜及甲床较明显。易疲乏,不爱活动。年长儿可诉头晕、眼前发黑、耳鸣等。

2. 髓外造血表现

由于骨髓外造血反应，肝、脾可轻度肿大；年龄愈小，病程愈久，贫血愈重，肝脾肿大愈明显。

3. 非造血系统症状

(1)消化系统：食欲减退，少数有异食癖(如嗜食泥土、墙皮、煤渣等)；可有呕吐、腹泻；可出现口腔炎、舌炎或舌乳头萎缩；重者可出现萎缩性胃炎或吸收不良综合征。

(2)神经系统：表现为烦躁不安或萎靡不振，精神不集中，记忆力减退，智力多数低于同龄儿。影响到儿童之间的交往，以及模仿和学习成人的语言及思维活动的能力，进而影响心理的正常发育。

(3)心血管系统：明显贫血时心率增快，心脏扩大，重者可发生心力衰竭。

(4)其他：因细胞免疫功能降低，常合并感染。可因上皮组织异常而出现反甲。

六、辅助检查

1. 血象

外周血涂片可见红细胞大小不等，以小细胞为多，中央淡染区扩大。平均红细胞容积(MCV)<80 fL，平均红细胞血红蛋白量(MCH)<26 pg，平均红细胞血红蛋白浓度(MCHC)<0.31 g/L，红细胞宽度(RDW)升高。网织红细胞数正常或轻度减少。白细胞、血小板一般无改变。

2. 骨髓象

呈增生活跃，以中、晚幼红细胞增生为主。各期红细胞均较小，细胞质少，染色偏蓝(血红蛋白量少)，显示胞质成熟程度落后于胞核。粒细胞和巨核细胞系一般无明显异常。

3. 铁代谢的检查

(1)血清铁蛋白(SF)：SF值可较敏感地反映体内储存铁情况，由于感染、肿瘤，肝脏和心脏疾病时SF明显升高，故当缺铁合并这些疾病时，其SF值可不降低。

(2)红细胞游离原卟啉(FEP)：缺铁时由于红细胞内缺铁，FEP不能完全与铁结合成血红素，血红素减少又反馈性地使FEP合成增多，未被利用的FEP在红细胞内堆积，导致FEP值增高，这是红细胞内缺铁的证据。FEP增高提示细胞内缺铁。如SF值降低、FEP升高而未出现贫血，这是缺铁IDE期的典型表现。FEF 增高还见于铅中毒、慢性炎症和先天性原卟啉增多症。

(3)血清铁(SI)、总铁结合力(TIBC)和转铁蛋白饱和度(TS):这三项检查是反映血浆中铁含量,通常在缺铁 IDA 期才出现异常,即 SI 和 TS 降低,TIBC 升高。

(4)其他铁代谢参数:红细胞内碱性铁蛋白(EF)在缺铁 ID 期即开始减少,且极少受炎症、肿瘤、肝病和心脏病等因素影响,因而认为是检测缺铁较敏感而可靠的指标。血清可溶性转铁蛋白受体(sTfR)测定,为 IE 期的指标。

4. 骨髓可染铁

骨髓涂片用普鲁士蓝染色镜检,观察红细胞内的铁粒细胞数,如小于 15%,提示储存铁减少(细胞内铁减少),细胞外铁也减少。这是一项反映体内储存铁的敏感而可靠的指标。

七、治疗

主要原则为去除病因和补充铁剂。

1. 一般治疗加强护理

保证充足睡眠;避免感染,如伴有感染者要积极控制感染;重度贫血者要注意保护心脏功能。根据患儿消化能力,适当增加含铁质丰富的食物。注意饮食的合理搭配,以增加铁的吸收。

2. 去除病因

对饮食不当者,应纠正不合理的饮食习惯和食物组成。有偏食习惯者,应予纠正。如有慢性失血性疾病,如钩虫病、肠道畸形等,应予及时治疗。

3. 铁剂治疗

铁剂是治疗缺铁性贫血的特效药,应尽量采用口服法给药;二价铁盐容易吸收,故临床均选用二价铁盐制剂。

(1)口服铁剂:口服铁剂品种较多,但仍以硫酸亚铁最为常用;口服铁剂的剂量为元素铁每日 4 ~ 6 mg/kg,分 3 次口服,一次量不应超过 1.5 ~ 2 mg/kg。口服铁剂以两餐之间口服为宜,既可减少对胃黏膜的刺激,又利于吸收。为减少胃肠副反应,可从小剂量开始,如无不良反应,可在 1 ~ 2 日内加至足量。同时服用维生素 C,可使三价铁还原成二价铁,使其易于溶解,增加吸收。牛奶、茶、咖啡及抗酸药等与铁剂同服均可影响铁的吸收,故以上食物或药物不宜与铁剂同时口服。

(2)注射铁剂:注射铁剂较容易发生不良反应,甚至可发生过敏性反应致死,故应慎用。

适应证:①诊断肯定但口服铁合剂后无治疗反应者;②口服后胃肠反应严重,虽改变制剂种类、剂量及给药时间仍无改善者;③由于胃肠疾病,胃肠手术后不能应用口服铁剂或口服铁剂不良者。

铁剂治疗后反应:口服铁剂12~24小时后,细胞内含铁酶开始恢复,临床症状好转,烦躁精神症状减轻,食欲增加;36~48小时开始出现骨髓红系增生现象;网织红细胞于服药后48~72小时开始上升,5~7日达高峰,以后逐渐下降,2~3周后下降至正常;治疗1~2周后血红蛋白逐渐上升,1~3周每天上升1~3 g/L,以后减慢,通常于治疗3~4周达到正常;如3周内血红蛋白上升不足20 g/L,注意寻找原因,如剂量不足、制剂不良、影响铁吸收因素存在或有继续失血。如治疗反应满意,血红蛋白恢复正常后再继续服用铁剂6~8周,以增加铁储存。

铁剂的副反应:口服铁剂可有恶心、呕吐、腹泻或便秘、黑便、食欲减退、胃部不适等反应。肌内注射铁剂时可有局部疼痛、荨麻疹,还可有发热、关节痛、头痛或局部淋巴结肿大,个别发生过敏性休克。静脉注射可发生局部静脉痉挛、静脉炎,如外溢可引起剧痛和炎症;全身反应轻者面部潮红、头痛、头晕,重者肌肉酸痛、发热、寒战、恶心、呕吐,严重者可气促、前胸压迫感、心动过速出大汗,个别也可发生过敏性休克。

4. 输红细胞

适应证:①贫血严重,尤其是发生心力衰竭者;②合并感染者;③急需外科手术者。贫血愈严重,每次输红细胞的量愈应少些。Hb在30 g/L以下者,应采用等量换血方法;Hb在30~60 g/L者,每次可输注浓缩红细胞5~10 mL/kg;贫血为轻度至中度者,不必输血或红细胞。

八、预防

做好卫生宣传工作,使全社会尤其是家长认识到缺铁对小儿的危害性,使之成为儿童保健工作中的重要内容。

(1)提倡母乳喂养,因母乳中铁的吸收利用率较高。

(2)做好喂养指导,无母乳或人工喂养的婴儿,均应及时添加含铁丰富且铁吸收率高的辅助食品,如精肉、血、内脏、鱼等,并注意膳食合理搭配,婴儿如以鲜牛乳喂养,必须加热处理以减少牛奶过敏所致肠道失血。

(3)婴幼儿食品(谷类制品、牛奶制品等)应加入适量铁剂加以强化。

(4)对早产儿,尤其是非常低体重的早产儿,宜自1~2月给予铁剂预防。

(黄肯、黄月艳)

12

输血宝宝

【学习目标】

1. 基础医学

(1)血红蛋白的种类。

(2)血红蛋白分子含量变化。

2. 临床医学

(1)地中海贫血的病因及发病机制。

(2)实验室及器械检查在地中海贫血的临床应用。

(3)地中海贫血的诊断及鉴别诊断。

(4)地中海贫血的治疗。

(5)地中海贫血的预防。

3. 课程思政

(1)讨论地中海贫血目前在我国的发病情况及预后,讨论如何在我国目前的医疗卫生体制下更有效地提高患者的生存质量。

(2)讨论如何预防地中海贫血的发生。

(3)讨论在临床面对地中海贫血时如何更好地与病人及家属沟通,建立良好的医患关系。

【教学建议】

1. 本案例涉及课程内容

(1)血红蛋白的种类及其含量变化特点。

(2)地中海贫血的病因及发病机制。

(3)实验室及器械检查在地中海贫血的临床应用。

(4)地中海贫血的诊断及鉴别诊断。

(5)地中海贫血的治疗。

(6)地中海贫血的预防。

2. 本案例的教学重点

(1)地中海贫血的病因及发病机制。

(2)地中海贫血的临床诊断及治疗。

3. 本案例适宜临床医学专业本科学生(大学三年级)做讨论的基础

(1)血红蛋白的种类及其含量变化特点。

(2)地中海贫血的病因及发病机制。

(3)地中海贫血的治疗和预防。

【参考书目】

1. Kenneth Kaushansky, Marshall A. Lichtman, Josef T. Prchal,等. 威廉姆斯血液学[M]. 8 版. 陈竺,陈赛娟,译. 北京:人民卫生出版社,2018.

2. 王卫平,孙锟,常立文. 儿科学[M]. 9 版. 北京:人民卫生出版社,2018.

3. 桂永浩,薛辛东. 儿科学[M]. 3 版. 北京:人民卫生出版社,2015.

案例摘要

患儿,男,2 岁,因反复面色苍黄 1 年多、再发加重 1 周入院。患儿为足月顺产第一胎,母乳喂养至 1 岁。出生后半年开始出现面色苍黄并逐渐加重,在当地县医院输血后好转,但不久又出现面色苍黄,每隔 1 ~2 个月需输血 1 次。近 1 周来面色苍黄又加重,为进一步诊疗而入院。患儿平素容易患呼吸道感染。患儿父母均为地中海贫血基因携带者。

查体:体温 36.8 ℃,呼吸 28 次/分,心率 126 次/分,体重 11 kg,神清,发育尚可,皮肤黏膜苍黄,无出血点,浅表淋巴结无肿大,心肺无异常,腹部平软,肝右肋下 3 cm 可及、质中,脾肋下 3 cm 可及、质中。

血常规:WBC 8.7×10^9/L,RBC 2.61×10^{12}/L,Hb 56 g/L,MCV 67 fL,MCH 22 pg,MCHC 281 g/L,PLT 358×10^9/L;外周血象:红细胞大小不等,中央浅染区扩大,出现异形、靶形、碎片红细胞;SF 1678 μg/L;骨髓象:呈红细胞系统增生明显活跃,以中、晚幼红细胞占多数;红细胞渗透脆性明显减低;肝功能:总胆红素 58 μmol/L,结合胆红素 50 μmol/L,AST、ALT 正常;血红蛋白电泳:HbA 32.5%,HbA 3.7%,HbF 63.8%,Hb Bart's(-),HbH(-);颅骨 X 线片:可见颅骨内外板变薄,板障增宽,在骨皮质间出现直短发样骨刺。

案例将要讨论内容的摘要

1. 基础医学

血红蛋白的种类及其含量变化特点。

2. 临床医学

地中海贫血的病因及发病机制;实验室及器械检查在地中海贫血的临床应用;地中海贫血的诊断及鉴别诊断;地中海贫血的治疗和预防。

3. 课程思政

讨论地中海贫血目前在我国的现状,讨论如何在我国目前的医疗卫生体制下更有效地提高患者的生存质量;讨论如何预防地中海贫血的发生;讨论在临床面对地中海贫血时如何更好地与病人及家属沟通，建立良好的医患关系。

第 1 幕（1 学时）

1. 辅导注意事项及提示用问题

（1）上述病例包含哪些重要的信息？

（2）如何对地中海贫血患儿家属进行详细病史询问？其要点是什么？

（3）为进一步作出临床判断，需要进一步了解并获取患儿的哪些信息才能有助于临床对疾病的诊断？

2. 主要讨论方向

（1）小儿贫血常见的原因是什么？

（2）血红蛋白的种类及其含量变化特点是什么？

（3）哪些疾病可能导致了患儿贫血？

第 2 幕（1 学时）

1. 辅导注意事项及提示用问题

（1）你认为最可能的疾病是什么？请提供依据。

（2）你认为还需要对患儿进行哪方面的检查？有什么检查意义？

（3）该病的病因及发病机制如何？

（4）该患儿可能出现哪些并发症？

2. 主要讨论方向

（1）地中海贫血的病因及发病机制如何？

（2）地中海贫血的临床表现有哪些？

（3）如何对地中海贫血进行诊断？

（4）地中海贫血的临床鉴别诊断有哪些？其鉴别要点是什么？

（5）地中海贫血的并发症有哪些？

第 3 幕（2 学时）

1. 辅导注意事项及提示用问题

（1）需要做什么检查帮助诊断？

（2）地中海贫血如何治疗？

（3）地中海贫血如何预防？

2.主要讨论方向

(1)地中海贫血相关的辅助检查有哪些?

(2)地中海贫血的治疗措施有哪些?对该患儿进一步的治疗措施有哪些?

(3)如何预防重型地中海贫血?

案例讨论小结(1学时)

1.学生各小组小结

各小组以PPT的形式进行小结,小结的内容应包括该案例发病病因、机制、临床表现、诊断标准、鉴别诊断及其治疗原则和预防措施。

2.教师总结

(1)案例讨论所涉及专业知识:①血红蛋白的种类及其含量变化特点。②地中海贫血的病因及发病机制;③地中海贫血的临床表现;④地中海贫血的诊断及鉴别诊断;⑤地中海贫血的治疗和预防。

(2)案例讨论过程点评:尤其对团队合作、批判精神、逻辑思维等方面予以点评。

教师备课用材料

一、血红蛋白种类及含量变化

1.血红蛋白种类

血红蛋白分子由2对多肽链组成,构成血红蛋白分子的多肽链共有6种,分别称为α、β、γ、δ、ε和ζ链,不同的血红蛋白分子由不同的多肽链组成。在胚胎、胎儿、儿童和成人的红细胞内,这6种珠蛋白链组成6种不同的血红蛋白分子。胚胎期的血红蛋白为Gower1(ζ2ε2)、Gower2(α2ε2)和Portland(ζ2γ2);胎儿期的胎儿血红蛋白为HbF(α2γ2);成人的血红蛋白分为HbA(α2β2)和HbA2(α2δ2)两种。

2.血红蛋白含量变化

血红蛋白Gower1、Gower2、Portland在胚胎12周时消失,并为HbF所代替;胎儿6个月时HbF占0.90,而HbA仅占0.05~0.10;以后HbA合成逐渐增加,至出生时HbF占0.70,HbA约占0.30,HbA2<0.01。出生后HbF迅速为HbA所代替,1岁时HbF不超过0.05,至2岁时不超过0.02;成人的HbA约占0.95,HbA2占0.02~0.03,HbF不超过0.02。

二、地中海贫血概念

地中海贫血又称珠蛋白生成障碍性贫血、海洋性贫血，是一组遗传性溶血性贫血。其共同特点是由于珠蛋白基因的缺陷使血红蛋白中的珠蛋白肽链有一种或几种合成减少或不能合成，导致血红蛋白的组成成分改变。本组疾病的临床症状轻重不一，重型和中间型者大多表现为慢性进行性溶血性贫血。本病在国外以地中海沿岸国家和东南亚各国多见，我国长江以南各省均有报道，以广东、广西、海南、四川等省发病率较高，在北方较为少见。

三、地中海贫血的病因和发病机制

正常人血红蛋白(Hb)中的珠蛋白含 4 种肽链，即 α、β、γ 和 δ。根据珠蛋白肽链组合的不同形成 3 种血红蛋白，即 HbA(α2β2)、HbA2(α2δ2)和 HbF(α2γ2)。当遗传缺陷时，珠蛋白基因功能障碍，珠蛋白肽链合成障碍，从而出现慢性溶血性贫血。地中海贫血，根据肽链合成障碍的不同，分别称为 α、β、δβ 和 δ 等地中海贫血。其中以 β 和 α 地中海贫血较常见。见图 12-1。

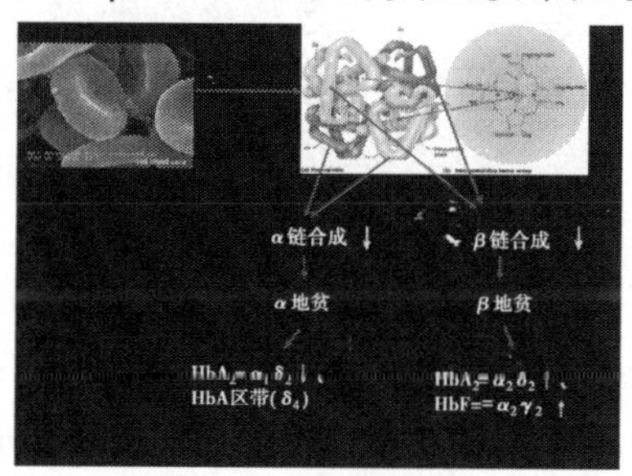

图 12-1　地中海贫血分类

1. β 地中海贫血

人类 β 珠蛋白基因簇位于第 11 号染色体短臂 1 区 2 节(11p1.2)。β 地中海贫血(简称 β 地贫)的病因主要是该基因的点突变，少数为基因缺失。基因缺失和有些点突变可致 β 链的生成完全受抑制，称为 β^0 地贫；有些点突变或缺失使 β 链的生成部分受抑制，则称为 β^+ 地贫。染色体上的两个等位基因突变点相同者称为纯合子；同源染色体上只有一个突变点者称为杂合子；等位基因的突变点不同者称为双重杂合子。

重型 β 地贫是纯合子或双重杂合子状态。因 β 链生成完全或明显受到抑制，以致含有 β 链的 HbA 合成减少或消失，而多余的 α 链与 γ 链结合而成为 HbF(α2γ2)，使 HbF 明显增加。由于 HbF 的氧亲和力高，致患者组织缺氧。过剩的 α 链沉积于幼红细胞和红细胞中，形成 α 链包涵体附着于红细胞膜上而使其变僵硬,在骨髓内大多被破坏而导致“无效造血”。部分含有包涵体的红细胞虽能成熟并被释放至外周血,但当它们通过微循环时就容易被破坏;这种包涵体还影响红细胞膜的通透性,从而导致红细胞的寿命缩短。所以,患儿在临床上呈慢性溶血性贫血。贫血和缺氧刺激红细胞生成素的分泌量增加,促使骨髓增加造血,因而引起骨骼的改变。贫血使肠道对铁的吸收增加,加上在治疗过程中的反复输血,使铁在组织中大量贮存,导致含铁血黄素沉着症。

轻型β地贫是杂合子状态,β链的合成仅轻度减少,故其病理生理改变极轻微。中间型β地贫是双重杂合子和某些地贫变异型的纯合子或双重杂合子状态,其病理生理改变介于重型和轻型之间。

2. α地中海贫血

人类α珠蛋白基因族位于第16号染色体短臂末端(16p13.3)。每条染色体各有2个α珠蛋白基因,一对染色体共有4个α珠蛋白基因。大多数α地中海贫血(简称α地贫)是由于α珠蛋白基因的缺失所致,少数由基因点突变造成。若仅是一条染色体上的一个α基因缺失或缺陷,则α链的合成部分受抑制,称为α^+地贫;若每一条染色体上的2个α基因均缺失或缺陷,则无α链合成,称为α^0地贫。

重型α地贫是α^0地贫的纯合子状态,其4个α珠蛋白基因均缺失或缺陷,以致完全无α链生成,因而含有α链的HbA、HbA2和HbF的合成均减少。患者在胎儿期即发生大量γ链合成γ4(Hb Bart's)。Hb Bart's对氧的亲和力极高,造成组织缺氧而引起胎儿水肿综合征。中间型α地贫是α^0和α^+地贫的双重杂合子状态,是由3个α珠蛋白基因缺失或缺陷所造成,患者仅能合成少量α链,其多余的β链即合成HbH(β4)。HbH对氧亲和力较高,又是一种不稳定血红蛋白,容易在红细胞内变性沉淀而形成包涵体,造成红细胞膜僵硬而使红细胞寿命缩短。

轻型α地贫是α^+地贫纯合子或α^0地贫杂合子状态,它仅有2个α珠蛋白基因缺失或缺陷,故有相当数量的α链合成,病理生理改变轻微。静止型α地贫是α地贫杂合子状态,它仅有1个α基因缺失或缺陷,α链的合成略微减少,病理生理改变非常轻微。

四、临床表现和实验室检查

1. β地中海贫血

根据病情轻重的不同,β地中海贫血分为以下几型。

(1)重型:又称Cooley贫血。患儿出生时无症状,至3~12月开始发病,呈慢性进行性贫血，面色苍白，肝脾肿大，发育不良，常有轻度黄疸，症状随年龄增长而日益明显。常需每 4 周左右输红细胞，以纠正严重贫血。若长期中度或以上贫血者，由于骨髓代偿性增生将导致骨骼变额部隆起、髓腔增宽，先发生于掌骨，以后为长骨和肋骨；1 岁后颅骨改变明显，表现为头颅变大、额部隆起、颧高、鼻梁塌陷，两眼距增宽，形成地中海贫血特殊面容。患儿常并发支气管炎或肺炎。本病如不输红细胞以纠正严重贫血，多于 5 岁前死亡。若只纠正贫血，不进行铁整合治疗，易并发含铁血黄素沉着症，过多的铁沉着于心肌和其他脏器（如肝、胰腺、脑垂体等）而引起该脏器损害，其中最严重的是心力衰竭，它是贫血和铁沉着造成心肌损害的结果，是导致患儿死亡的重要原因之一。

实验室检查：外周血象呈小细胞低色素性贫血，红细胞大小不等，中央浅染区扩大，出现异形、靶形、碎片红细胞和有核红细胞、嗜碱性点彩红细胞、嗜多色性红细胞、豪周小体等；网织红细胞正常或增高。骨髓象呈红细胞系统增生明显活跃，以中、晚幼红细胞占多数，成熟红细胞改变与外周血相同。红细胞渗透脆性明显减低。HbF 含量明显增高，大多大于 40%，这是诊断重型 β 地贫的重要依据。颅骨 X 线片可见颅骨内外板变薄，板障增宽，在骨皮质间出现直短发样骨刺。见图 12-2。

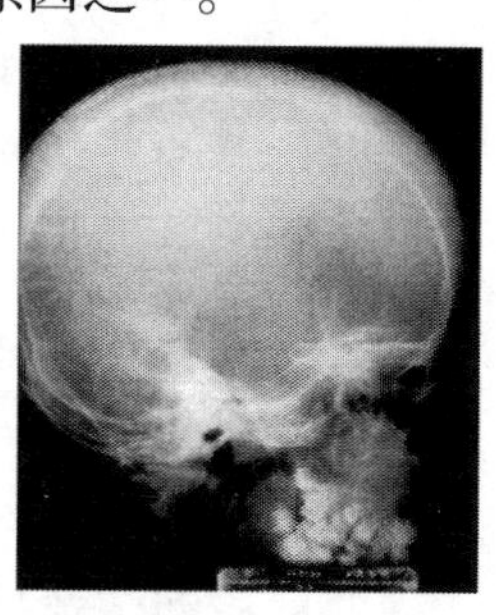

图 12-2　重型地中海贫血颅骨 X 线片

（2）轻型：患者无症状或轻度贫血，脾不大或轻度肿大。病程经过良好，能存活至老年。本病易被忽略，多在重型患者家族调查时被发现。

实验室检查：成熟红细胞有轻度形态改变，红细胞渗透脆性正常或减低，血红蛋白电泳显示 HbA2 含量增高（0.035 ~ 0.060），这是本型的特点。HbF 含量正常。

（3）中间型：多于幼童期出现症状，其临床表现介于轻型和重型之间，中度贫血，脾轻或中度肿大，黄疸可有可无，骨骼改变较轻。

实验室检查：外周血象和骨髓象的改变如重型，红细胞渗透脆性减低，HbF 含量为 0.40 ~ 0.80，HbA2 含量正常或增高。

2. α 地中海贫血

（1）静止型：患者无症状。红细胞形态正常，出生时脐带血中 Hb Bart's 含量为 0.01 ~ 0.02，但 3 个月后即消失。

（2）轻型：患者无症状。红细胞形态有轻度改变，如大小不等、中央浅染、异形等；红细胞渗透脆性降低；变性珠蛋白小体阳性；HbA2 和 HbF 含量正常或稍低。患儿脐血 Hb Bart's 含量为0.034~0.140,于出生后6个月时完全消失。

(3)中间型:又称血红蛋白H病。患儿出生时无明显症状;婴儿期以后逐渐出现贫血、疲乏无力、肝脾肿大、轻度黄疸;年龄较大患者可出现类似重型β地贫的特殊面容。合并呼吸道感染或服用氧化性药物、抗疟药物等可诱发急性溶血而加重贫血,甚至发生溶血危象。

实验室检查:外周血象和骨髓象的改变类似重型β地贫;红细胞渗透脆性减低;变性珠蛋白小体阳性;HbA2 及 HbF 含量正常。出生时血液中含有 Hb Bart's 约为0.25 及少量 HbH;随年龄增长,HbH 逐渐取代 Hb Bart's,其含量为0.024~0.44。包涵体生成试验阳性。

(4)重型:又称 Hb Bart's 胎儿水肿综合征。胎儿常于30~40周时流产、死胎或娩出后半小时内死亡,胎儿呈重度贫血、黄疸、水肿、肝脾肿大、腹水、胸腔积液。胎盘巨大且质脆。

实验室检查:外周血成熟红细胞形态改变如重型β地贫,有核红细胞和网织红细胞明显增高。血红蛋白中几乎全是 Hb Bart's 或同时有少量 HbH,无 HbA、HbA2 和 HbF。

五、诊断与鉴别诊断

地中海贫血,根据临床特点和实验室检查,结合阳性家族史,一般可作出诊断(表12-1)。本病须与下列疾病鉴别。

表12-1 地中海贫血检验判读

临床类型		静止型α地贫	轻型α地贫	中间型α地贫	重型α地贫	轻型β地贫	中间型或重型β地贫
血常规	MCV	小或正常	小	小	小	小或正常	小
Hb电泳	HbA(α2β2)	↑-	↑-	↓	↓	↓-	↓↓
	HbF或+HbE(α2γ2)	↓-	↓-	↓	↓	↑-	↑↑ 40%~80%
	HbA2(α2δ2)	↓-	↓-	↓	↓	↑(3.5%~6%)	↑-
	HbH(β4)	阴性	阴性	阳性(2.4%~44%)	阳性(少量)	阴性	阴性
	HbBart's(γ4)	1%~2%(3月内)	3.4%~14%(6月内)	约25%	几乎全是	阴性	阴性

续表

临床类型		静止型 α 地贫	轻型 α 地贫	中间型 α 地贫	重型 α 地贫	轻型 β 地贫	中间型或重型 β 地贫
肽链	ζ	阴性	阴性或阳性	阳性	阳性	阴性	阴性
基因	α 地贫基因	1	2	3	4	阴性	阴性
	β 地贫基因	阴性	阴性	阴性	阴性	1	2

1. 缺铁性贫血

轻型地中海贫血的临床表现和红细胞的形态改变,与缺铁性贫血有相似之处,故易被误诊。但缺铁性贫血常有缺铁诱因,血清铁蛋白含量减低,骨髓外铁粒幼红细胞减少,红细胞游离原卟啉升高,铁剂治疗有效等可资鉴别。对可疑病例,可借助于血红蛋白碱变性试验和血红蛋白电泳以鉴别。

2. 遗传性球形细胞增多症

外周血涂片示红细胞呈小球形,红细胞渗透脆性及孵育渗透脆性增加,可资鉴别。

3. 传染性肝炎或肝硬化

因 HbH 贫血较轻,还伴有肝脾肿大、黄疸,少数病例还可有肝功能损害,故易被误诊为黄疸型肝炎或肝硬化。但通过病史询问、家族调查以及红细胞形态观察、血红蛋白电泳检查,即可鉴别。

六、地中海贫血治疗

轻型地贫无须特殊治疗。中间型和重型地贫应采取下列一种或数种方法给予治疗。

1. 一般治疗

注意休息和营养,积极预防感染。适当补充叶酸和维生素 E。

2. 输血和去铁治疗

(1)红细胞输注:少量输注法仅适用于中间型 α 和 β 地贫,不主张用于重型 β 地贫。对于重型 β 地贫,应从早期开始给予适量的红细胞输注,以使患儿生长发育接近正常和防止骨骼病变。其方法:先于 2 ~ 4 周内分次输注浓缩红细胞,使患儿血红蛋白含量达 120 g/L 左右;然后每 4 ~ 5 周输注浓红细胞 10 ~ 15 mL/kg,使血红蛋白含量维持在 90 ~ 140 g/L。

(2)铁螯合剂:除铁治疗是改善重型地中海贫血患者生存质量和延长寿命的主要措施。目前临床上使用的药物有去铁胺、去铁酮和去铁斯若。通常在输注红细胞 1 年或 10 ~ 20 单位后进行铁负荷评估,如有铁过载(SF>1 000 μg/L),则开始应用铁螯合剂。

1)去铁胺:每日 25 ~ 40 mg/kg,每晚 1 次连续皮下注射 12 小时,或加入等渗葡萄糖液中静滴 8 ~ 12 小时;每周 5 ~ 7 天,长期应用。副反应偶见过敏反应,长期使用偶可致白内障和长骨发育障碍,剂量过大可引起视力和听觉减退。维生素 C 与去铁胺联合应用可加强其从尿中排铁的作用。

2)去铁酮:适用于 6 岁以上的儿童。剂量为每日 75 mg/kg,分三次服。主要副反应有关节痛、一过性 ALT 升高、中性粒细胞减少或缺乏,少见的有胃肠道反应和锌缺乏。服药期间定期检测外周血常规。若出现粒细胞减少症应暂停使用,若出现粒细胞缺乏症则应禁用。

3)去铁斯若:为一种新型的三价铁螯合剂。适用于 2 岁以上的儿童,每日一次,每日 20 ~ 30 mg/kg,餐前口服。口服去铁斯若应注意定期检查肾功能,肾功能不全时应慎用。

对于单药去铁疗效不佳的患儿,可两种药物联合应用。目前,临床有循证医学证据的两药联合方案是去铁胺与去铁酮的联合。

3. 脾切除

脾切除对 HbH 和中间型 β 地贫的疗效较好,对重型 β 地贫效果差。脾切除应在 5 ~ 6 岁以后施行,并严格掌握适应证。

4. 造血干细胞移植

异基因造血干细胞移植是目前能根治重型 β 地贫的方法。如有 HLA 相配的造血干细胞供者,应作为治疗重型 β 地贫的首选方法。

5. 基因活化治疗

基因活化治疗仅适用于 β 地贫。应用化学药物可增加 γ 基因表达或减少 α 基因表达,以改善 β 地贫的症状。已用于临床的药物有羟基脲、5-氮杂胞嘧啶核苷、阿糖胞苷、白消安、异烟肼等,目前正在探索之中。

七、地中海贫血的预防

开展人群普查和遗传咨询,做好婚前指导以避免地贫基因携带者之间联姻,对预防本病有重要意义。采用基因分析法进行产前诊断,可在妊娠早期对重型 β 和 α 地贫胎儿作出诊断并及时终止妊娠,以避免胎儿水肿综合征的发生和重型 β 地贫患者出生,是目前预防本病行之有效的方法。

1. 地贫的遗传规律

夫妻为同型地中海型贫血的基因携带者,每次怀孕,其子女有 1/4 的概率为正常,1/2 的概率为基因携带者,另 1/4 的概率为重型地中海型贫血患者。

2. 产前诊断取样和时间

绒毛为孕 8 ~ 14 周;羊水为孕 16 ~ 22 周;胎儿脐血为孕 20 周后。

（黄肯、黄月艳）

13

孩子身上又长上花花斑点了

【学习目标】

1. 基础医学

(1)血细胞的组成及血细胞生成的部位和一般过程。

(2)血小板的生理。

(3)生理性止血的基本过程。

(4)原发免疫性血小板减少症的病因及发病机制。

2. 临床医学

(1)原发免疫性血小板减少症的临床表现。

(2)原发免疫性血小板减少症诊断的辅助检查。

(3)原发免疫性血小板减少症与儿科常见出疹性疾病的鉴别。

(4)急性型及慢性型原发免疫性血小板减少症的诊断标准和鉴别诊断。

(5)原发免疫性血小板减少症的诊治原则及其治疗的循证依据。

3. 课程思政

(1)讨论原发免疫性血小板减少症目前在我国的发病情况及预后,讨论如何在我国目前的医疗卫生体制下更规范、有效地治疗该疾病,降低死亡率。

(2)讨论如何减轻患儿病后的心理负担,指导患儿的身体调试及护理。

(3)讨论在临床面对需要长期服用副反应大的药物的病例时如何更好地与病人及家属沟通,建立长期良好的医患关系。

【教学建议】

1. 本案例涉及课程内容

血细胞的组成及血细胞生成的部位和一般过程;血小板的生理及生理性止血的基本过程;原发免疫性血小板减少症的病因与发病机制;原发免疫性血小板减少症的临床表现、诊断的辅助检查、与儿科常见出疹性疾病的鉴别;急性型及慢性型原发免疫性血小板减少症的诊断标准和鉴别诊断;原发免疫性血小板减少症的诊治原则及其治疗的循证依据。

2. 本案例的教学重点

原发免疫性血小板减少症与儿科常见出疹性疾病的鉴别;急性型及慢性型原发免疫性血小板减少症的诊断标准和鉴别诊断;原发免疫性血小板减少症的诊治原则及其治疗的循证依据。

3. 本案例适宜临床医学专业本科学生(大学四年级)做讨论的基础

诊断学的实验诊断;生理学的血液与肾上腺皮质激素分泌;药理学的肾上腺

皮质激素;病例生理学的凝血与抗凝血平衡紊乱;儿科学的常见出疹性疾病诊治。

【参考书目】

1. 王庭槐. 生理学[M]. 9 版. 北京:人民卫生出版社,2018.

2. 王天有,申昆玲,沈颖. 诸福棠实用儿科学[M]. 9 版. 北京:人民卫生出版社,2022.

3. 万学红,卢雪峰. 诊断学[M]. 9 版. 北京:人民卫生出版社,2018.

4. 王卫平,孙锟,常立文. 儿科学[M]. 9 版. 北京:人民卫生出版社,2018.

5. 王建枝,钱睿哲. 病理生理学[M]. 9 版. 北京:人民卫生出版社,2018.

6. 杨宝峰. 药理学[M]. 8 版. 北京:人民卫生出版社,2013.

案例摘要

患儿,女,5 岁 8 月,因全身皮肤瘀点瘀斑、牙龈出血 4 天于当日急诊入院。患儿无明显诱因下全身皮肤出现瘀点瘀斑,并牙龈出血,症状逐渐加重。无发热、呼吸困难、呕血、黑便、头痛症状。当日于当地医院就诊后,考虑病情复杂,未予特殊治疗,转院就诊。病后患儿精神、食欲、睡眠欠佳,二便正常。既往史、个人史、家族史无特殊。

查体:体温 36.9 ℃,心率 105 次/分,呼吸 25 次/分,体重 17 kg,发育正常,营养中等,精神尚可,反应尚可,检查合作。全身皮肤无苍白,头颅、口腔、背部、双上肢、双下肢皮肤见散在的瘀点及瘀斑,均为暗紫色,压不褪色。浅表淋巴结未及肿大。头颅五官无畸形,唇淡红,咽无充血,双侧扁桃体 I 度肿大,颈无抵抗,三凹征阴性,双肺呼吸音清,未闻及啰音。心率 105 次/分,心音有力,律齐,未闻及心脏杂音。腹部平软,无压痛及反跳痛,未触及腹部包块,肝脾肋下未触及,移动性浊音阴性,肠鸣音正常。四肢肌张力正常,生理反射存在,病理征未引出。

患儿入院后立即完善相关检查,血常规:白细胞 15.3×10^{9}/L↑;中性粒细胞 46.00%↓;红细胞 4.12×10^{12}/L;血红蛋白 115 g/L;血小板 10×10^{9}/L↓;超敏 C 反应蛋白 0.75 mg/L。凝血酶原时间 14 秒,部分活化凝血酶原时间 38 秒,纤维蛋白原 3.4 g/L,凝血酶时间 13 秒。入院后予大剂量激素联合大剂量丙种球蛋白联合治疗,入院第二天无进行性出血,行骨髓细胞学检查示骨髓增生活跃,粒系占 69%,红系占 7.5%,全片巨核大于 100 个,分类 50 个,见幼稚巨核 1 个,产板巨核 19 个(其中 8 个产板量片少 3 ~5 个),血小板可见。

积极治疗后患儿血小板升至正常,予口服醋酸泼尼松片带药出院,门诊随访 1 个月,患儿血小板数值正常,无出血表现,逐渐减停。但 2 个月后患儿在一次"小感冒"后再次出现皮肤黏膜瘀点瘀斑遂就诊，于门诊行血常规检查。白细胞 9.3×10^9/L；中性粒细胞 42.00%；红细胞 5.12×10^{12}/L；血红蛋白 119 g/L；血小板 8×10^9/L↓；超敏 C 反应蛋白 1.5 mg/L。收入院。

案例将要讨论内容的摘要

1. 基础医学

血细胞的组成及血细胞生成的部位和一般过程；血小板的生理及生理性止血的基本过程；原发免疫性血小板减少症的病因与发病机制。

2. 临床医学

原发免疫性血小板减少症的临床表现；原发免疫性血小板减少症诊断的辅助检查；原发免疫性血小板减少症与儿科常见出疹性疾病的鉴别；急性型及慢性型原发免疫性血小板减少症的诊断标准和鉴别诊断；原发免疫性血小板减少症的诊治原则及其治疗的循证依据。

3. 课程思政

讨论原发免疫性血小板减少症目前在我国的发病情况及预后，讨论如何在我国目前的医疗卫生体制下更规范、有效地治疗该疾病，降低死亡率；讨论如何减轻患儿病后的心理负担，指导患儿的身体调试及护理；讨论在临床面对需要长期服用副反应大的药物的病例时如何更好地与病人及家属沟通，建立长期良好的医患关系。

第 1 幕（1 学时）

1. 辅导注意事项及提示用问题

（1）上述病例包含哪些重要的信息？

（2）如何对皮疹或皮肤瘀点瘀斑患儿进行详细病史询问？其要点是什么？

（3）为进一步作出临床判断，需要进一步了解并获取病人的哪些信息才能有助于临床对疾病的诊断？

2. 主要讨论方向

（1）儿科常见皮疹或皮肤瘀点瘀斑有哪些？如何鉴别？

（2）出血、凝血的机制是什么？

（3）血小板的生理功能是什么？

（4）应该完善哪些检查？

（5）体格检查如何鉴别皮下出血和出疹？

第2幕(2学时)

1. 辅导注意事项及提示用问题

(1)你认为最可能的疾病是什么?请提供依据。

(2)你认为还需要对患儿进行哪方面的检查?有什么检查意义?

(3)该患儿可能出现哪些并发症?

2. 主要讨论方向

(1)原发免疫性血小板减少症的诊断标准有哪些?

(2)患儿有可能的病因是什么?发病机制是什么?

(3)依据患儿临床表现,是否出现并发症?

(4)原发免疫性血小板减少症的临床鉴别诊断有哪些?其鉴别要点是什么?

第3幕(2学时)

1. 辅导注意事项及提示用问题

(1)原发免疫性血小板减少症是否能根治?

(2)肾上腺皮质激素及大剂量丙种球蛋白治疗的作用机制是什么?

(3)原发免疫性血小板减少症有哪些分类方法?如何根据分类做治疗?

2. 主要讨论方向

(1)原发免疫性血小板减少症的预后如何?

(2)免疫抑制剂和脾切除作为治疗手段,其作用机理是什么?什么情况下可以选择?

(3)患儿出院后的注意事项有哪些?

案例讨论小结(1学时)

1. 学生各小组小结

各小组以PPT的形式进行小结,小结的内容应包括该案例发病病因、机制、临床表现、诊断标准、鉴别诊断及其治疗原则和预防措施。

2. 教师总结

(1)案例讨论所涉及专业知识:①原发免疫性血小板减少症的病因与发病机制;②原发免疫性血小板减少症的临床表现、诊断的辅助检查、与儿科常见出疹性疾病的鉴别;③急性型及慢性型原发免疫性血小板减少症的诊断标准和鉴别诊断;④原发免疫性血小板减少症的诊治原则及其治疗的循证依据。

(2)案例讨论过程点评:尤其对团队合作、批判精神、逻辑思维等方面予以点评。

教师备课用材料

一、概述

原发免疫性血小板减少症(ITP),既往称为特发性血小板减少性紫癜,是一种获得性自身免疫性、出血性疾病,儿童年发病率为(4~5)/10万,高于成人。常有2~4周前的前驱感染或疫苗接种史,临床表现以皮肤黏膜出血为主,严重者可有内脏出血,甚至颅内出血。部分患儿仅有血小板减少,没有出血症状;部分患儿可有明显的乏力症状;威胁生命的严重出血少见,如颅内出血的发生率<1%。儿童ITP是一个良性自限性疾病,约80%的病例在诊断后12个月内血小板计数可恢复正常,仅约20%的病例病程持续1年以上。

ITP主要发病机制是由于机体对自身抗原的免疫失耐受,导致免疫介导的血小板破坏增多和免疫介导的巨核细胞产生血小板不足。阻止血小板过度破坏和促进血小板生成,已成为ITP现代治疗不可或缺的重要方面。

二、适用范围

包括经临床表现、体格检查、实验室检查确诊的儿童原发性血小板减少类疾病。不包括继发性血小板减少和遗传性血小板减少类疾病。

三、诊断

1. 临床表现

在健康儿童身上发生单纯血小板计数减少(血小板形态、功能无异常)以及与之有关的临床出血表现。仅有与血小板减少相关的出血表现,即以皮肤和黏膜出血多见,表现为紫癜、瘀斑、鼻衄、齿龈出血、消化道出血和血尿。偶有颅内出血,是引起死亡的最主要原因。除非有持续或反复活动性出血,否则不伴有贫血表现,没有肝脾淋巴结肿大等表现,通常不伴发热等感染表现。

2. 实验室检查

(1)血常规:至少2次血常规发现血小板计数减少,除确定血小板数量外,需要做血涂片复核血小板数目,检查血小板形态(如大血小板、小血小板或血小板内颗粒情况)、白细胞(数量、形态和包涵体)和红细胞(数目、形态),有助于与其他非ITP血小板减少类疾病甄别,如假性血小板减少、遗传性血小板减少和淋巴造血系统恶性肿瘤性疾病的继发性血小板减少等。

(2)骨髓检查:巨核细胞增多或正常,伴有成熟障碍。典型的ITP,骨髓不是必须检查项目。骨髓检查的主要目的是排除其他造血系统疾病或遗传代谢性疾病。

(3)其他有助于鉴别继发性血小板减少的检查:如免疫性疾病相关的检查及病毒病原检查等,进行免疫性疾病相关的检查(包括基因检测)有助于鉴别与遗传性免疫缺陷类疾病(如普通变异型免疫缺陷病CVID)和获得性自身免疫性疾病(如系统性红斑狼疮、类风湿关节炎)继发的血小板减少。

(4)特殊的实验室检查(有条件可进行)。①血小板膜抗原特异性自身抗体:单克隆抗体特异性俘获血小板抗原试验法,特异性和敏感性较高,可有助于鉴别免疫性与非免疫性血小板减少,但不能鉴别原发性与继发性ITP。②血小板生成素(TPO):不作为常规检查,可鉴别血小板生成减少(TPO升高)和血小板破坏增加(TPO正常),有助于鉴别ITP与再生障碍性贫血或骨髓增生异常综合征,还有助于预判促血小板生成素类药物的治疗效果。

3.儿童ITP的诊断标准

ITP的诊断是临床排除性诊断,其诊断要点如下:

(1)至少2次血常规检查示血小板计数减少,血细胞形态无异常。

(2)脾脏一般不增大。

(3)骨髓检查示巨核细胞数增多或正常,有成熟障碍。

(4)须排除其他继发性血小板减少症,如自身免疫性疾病、甲状腺疾病、药物诱导的血小板减少、同种免疫性血小板减少、淋巴系统增殖性疾病、骨髓增生异常(再生障碍性贫血和骨髓增生异常综合征)、恶性血液病、慢性肝病脾功能亢进、血小板消耗性减少、感染等所致的继发性血小板减少、假性血小板减少,包括获得性和遗传性血栓性血小板减少性紫癜以及遗传性血小板减少等。(注:对于治疗效果不佳,呈现慢性、难治性(免疫性)血小板减少过程的患儿,建议定期评估,尽量寻找引起免疫异常原因后,再根据结果和临床治疗反应开展个体化的进一步治疗。)

4.出血评分

出血评分系统用于量化出血情况及评估风险。分值越高,出血症状越重。

5.疾病的分期

(1)新诊断的ITP:指确诊后3个月以内的ITP患儿。

(2)持续性ITP:指确诊后3~12个月血小板持续减少的ITP患儿。包括没有自发缓解的患儿或/和停止治疗后不能维持完全缓解的患儿。

（3）慢性 ITP：指血小板减少持续超过 12 个月的 ITP 患儿。

（4）重症 ITP：指血小板<10×10^9/L，就诊时存在需要治疗的出血症状或常规治疗中发生了新的出血症状，且需要用其他升高血小板药物治疗或增加现有治疗药物剂量的 ITP 患儿。

（5）难治性 ITP：指满足以下所有三个条件的患儿。①脾切除后无效或者复发；②仍需要治疗以降低出血的危险；③除外了其他引起血小板减少症的原因确诊为 ITP。

四、治疗

1. 一般原则

ITP 多为自限性，治疗措施更多取决于出血的症状，而非血小板数目。当 PLT≥20×10^9/L，无活动性出血表现，可先观察随访，不予治疗。在此期间，必须动态观察血小板数目的变化；如有感染需抗感染治疗。

（1）一般疗法：①适当限制活动，避免外伤；②有或疑有细菌感染者，酌情使用抗感染治疗；③避免应用影响血小板功能的药物，如阿司匹林等；④慎重预防接种。

（2）下述的危险因素增加出血风险：①患病时间，随着患儿患病时间延长，出血风险加大；②血小板功能缺陷；③凝血因子缺陷；④未被控制的高血压；⑤外科手术或外伤；⑥感染；⑦必须服用阿司匹林、非甾体抗炎药、华法林等抗凝药物。

（3）若患者有出血症状，无论此时血小板减少程度如何，都应该积极治疗。在下列临床过程中，血小板数的参考值：口腔科检查≥20×10^9/L；拔牙或补牙≥30×10^9/L；小手术≥50×10^9/L；大手术≥80×10^9/L。

2. 紧急治疗

重症 ITP 患儿（血小板计数<10×10^9/L），伴胃肠道、泌尿生殖道、中枢神经系统或其他部位的活动性出血或需要急诊手术时，应迅速提高患儿血小板计数至 50×10^9/L 以上。对于病情十分危急须立即提升血小板的患儿，应给予随机供者的血小板输注（其他非危重症急救状态，由于 ITP 患儿血小板输注无效且增加后续治疗难度，故建议对不存在威胁生命出血的患儿不要给予血小板输注治疗）。还可选用静脉输注免疫球蛋白（IVIG）[1.0 g/(kg · d)×(2～3)d]和/或甲基强的松龙[10～30 mg/(kg · d)，最大剂量为 1.0 g/d×3 d)]和/或促血小板生成药物。其他治疗措施包括停用抑制血小板功能的药物、控制高血压、局部加压止血、口服避孕药控制月经过多，以及应用纤溶抑制剂（如氨甲环酸、6-

氨基己酸)等;如上述治疗仍不能控制严重出血,可以考虑使用重组人活化因子Ⅶ(rhFⅦa)。

3. ITP 的一线治疗

(1)肾上腺糖皮质激素:①泼尼松:1.5～2.0 mg/(kg·d)开始(最大剂量不超过 60 mg/d),建议晨起顿服,血小板数目≥100×10^9/L 后稳定 1～2 周,逐渐减量直至停药,一般疗程 4～6 周。也可用等效剂量的其他糖皮质激素制剂代替。糖皮质激素治疗 4 周,仍无反应,说明治疗无效,应迅速减量至停用。应用时注意监测血压、血糖的变化及胃肠道反应,防治感染。②大剂量地塞米松(HD-DXM)冲击治疗:剂量 0.6 mg/(kg·d),最大剂量 40 mg×4 d,静脉滴注或口服用药。效果不满意时可以在上次应用后 24 天(即 28 天为一个疗程)再次应用,反复 2～5 次,血小板数目稳定后即可停用。应用时,注意监测血压、眼压、血糖的变化,预防感染,预防骨质疏松,保护胃黏膜。在糖皮质激素治疗时,要充分考虑到药物长期应用可能出现的不良反应。如长期应用糖皮质激素治疗部分患儿,尤其是年长儿(>10 岁),可出现骨质疏松、股骨头坏死,要及时进行检查并给予二磷酸盐预防治疗。长期应用激素还可出现高血压、糖尿病、急性胃黏膜病变等不良反应,也应及时检查处理。另外,HBV-DNA 复制水平较高的患者慎用糖皮质激素。

(2)IVIG 治疗:常用剂量 400 mg/(kg·d)×(3～5)d;或 0.8～1.0 g/(kg·d),×1 d 或×2 d,必要时可以重复。IVIG 慎用于 IgA 缺乏患者、糖尿病患者和肾功能不全患者。

4. ITP 的二线治疗

(1)促血小板生成类药物:包括重组人血小板生成素、艾曲波帕和罗米司亭。此类药物起效快(1～2 周),但停药后疗效一般不能维持,需要进行个体化的维持治疗。①重组人血小板生成素(rhTPO):剂量 300 IU/(kg·d),皮下注射,血小板计数≥100×10^9/L 时可考虑停药。应用 14 天血小板计数不升,可视为无效,考虑停药。②艾曲波帕为口服制剂,并建议空腹口服(餐前 1 小时及餐后 2 小时服用);如食物中含有乳制品及富含多价阳离子(如铝、钙、铁、镁、硒和锌)的矿物质,则建议餐前间隔至少 2 小时或餐后间隔至少 4 小时服用;同时也要避免与其他药物同服。如同服其他药物,也需服药前间隔至少 2 小时或服药后间隔至少 4 小时服用。初始剂量:年龄 6～17 岁且体重≥27 kg 的患儿,50 mg,每天 1 次;(体重<27 kg 的患儿,1.5 mg/kg,每天 1 次);年龄 1～5 岁患儿(或体重<27 kg),1.5 mg/kg,每天 1 次。监测:用药期间每周检测一次全血细

胞计数(包括血小板计数),直至血小板计数稳定、无出血症状,随后可每月检测一次。剂量调整:根据血小板计数进行剂量调整,使血小板计数维持在≥50×10^9/L。最大口服剂量不超过 75 mg/d。不良反应监测:用药前、剂量调整阶段每 2 周、确定剂量后每月,监测一次肝功能,包括 ALT、AST 和胆红素。若出现肝功能异常,应每周监测一次,必要时减量或停药。出现其他不良反应时,也应减量或停药。

(2)抗 CD20 单克隆抗体(利妥昔单抗注射液)。标准剂量方案 375 mg/m^2,静脉滴注,每周 1 次,共 4 次;小剂量方案 100 mg/次,每周 1 次,共 4 次(或 375 mg/m^2,单次应用)。一般在首次注射 4 ~ 8 周内起效。使用时多数儿童耐受良好,但可出现血清病。使用半年内应注意获得性体液免疫功能低下。

(3)脾切除:儿童患者应严格掌握适应证,尽可能地推迟切脾时间。在脾切除前,必须对 ITP 的诊断重新评价,仍确诊为 ITP 者,方可考虑脾切除术。脾切除的指征:①经以上正规治疗,仍有危及生命的严重出血或急需外科手术者;②病程>1 年,年龄>5 岁,且有反复严重出血,药物治疗无效或依赖大剂量糖皮质激素维持(>30 mg/d);③有使用糖皮质激素的禁忌证。建议在切脾前进行流感嗜血杆菌、脑膜炎奈瑟菌、肺炎链球菌疫苗注射,切除后监测感染指标,对可疑感染积极开展抗感染治疗。对于切脾治疗无效或最初有效随后复发的患者,应进一步检查是否存在副脾。

5. 其他二线药物治疗

免疫抑制剂及其他治疗:常用的药物包括硫唑嘌呤、长春新碱、环孢素 A 及雷帕霉素等,可酌情选择。免疫抑制剂治疗儿童 ITP 的疗效不肯定,毒副反应较多,应慎重选择且密切观察。

(1)治疗选择时需要考虑以下几点。①时机:对于慢性/难治性 ITP 才考虑使用。②治疗的风险与获益:在可以观察和等待时尽量不考虑使用;使用前需要更多考虑药物给患儿带来的风险,需要权衡利弊,鼓励医患共决策。③尽量寻找比较明确的用药的实验室预判指标,进行靶向治疗。

(2)治疗种类很多,但由于缺乏足够的循证医学证据,仅选择儿科临床应用比较多的药物,并按英文字母顺序排列。①硫唑嘌呤:常用剂量为 3 ~5 mg/(kg · d),分 2 ~3 次口服,根据患者白细胞计数调整剂量。副反应为骨髓抑制、肝肾毒性。②环孢素 A:常用剂量为 5 mg/(kg · d),分 2 次口服,根据血药浓度调整剂量。副反应包括肝肾损害、牙龈增生、毛发增多、高血压、癫痫等,用药期间应监测肝、肾功能。③雷帕霉素:能通过抑制雷帕霉素靶蛋白的功能,选择性扩增

Treg细胞并维持其高效的免疫抑制活性,作为一种新型免疫抑制剂,已被广泛地应用于治疗自身免疫病,也可用于治疗免疫性血小板减少症,尤其对Treg细胞水平低和双阴性T细胞百分比增高的慢性难治性ITP患儿适用。用法用量,推荐起始给药剂量为1~2 mg/m^2,每天1次,根据血药浓度进行调整。需要定期进行肝功检测,注意同时服用的其他药物对血药浓度的影响。长春新碱为1.4 mg/m^2(最大剂量为2 mg),每周1次,缓慢静滴,共3~6次。副反应主要有周围神经炎、脱发、便秘和白细胞减少等。

五、疗效判断

(1)完全反应(CR):定义为治疗后血小板数≥100×10^9/L,且没有出血。

(2)反应(R):定义为治疗后血小板数≥(30~100)$\times10^9$/L,并至少比基础血小板计数增加两倍,且没有出血。

(3)持续反应(DR):定义为达到R/CR,并持续≥4周。

(4)无效(NR):定义为治疗后血小板数<30×10^9/L,或者血小板数增加不到基础值的2倍,或者有出血。

(5)复发:治疗有效后,血小板计数降至30×10^9/L以下,或者不到基础值的2倍,或者出现出血症状。(注:在定义CR或R时,应至少检测2次血小板计数,其间至少间隔7天。定义复发时至少检测2次,其间至少间隔1天。)

六、转诊条件

1.从上级医院转诊到下级或基层医院

(1)出、凝血状态稳定,临床没有活动性出血表现。

(2)诊断及疾病状态明确,暂不需要进一步进行特殊检查。

(3)治疗方案确定且后续治疗可以在当地医院完成。

2.从基层医院转诊到上级医院

(1)基层医院无法处理的严重出血状态。

(2)诊断及疾病状态不明确,需要进一步进行特殊检查。

(3)当前的诊断、治疗和随诊无法在基层医院完成。

(黄致敬、黄月艳、黄云峰)

14

突然胖起来且少尿的宝宝

【学习目标】

1. 基础医学

(1)肾脏的解剖位置、组成,毗邻的器官。

(2)肾病综合征的病理生理。

(3)肾病综合征的病理表现。

(4)肾病综合征的病因及发病机制。

2. 临床医学

(1)肾病综合征的临床特点。

(2)肾病综合征的并发症。

(3)实验室及器械检查在肾病综合征的临床应用。

(4)肾病综合征的诊断标准和鉴别诊断。

(5)肾病综合征的诊治原则及其治疗的循证依据。

3. 课程思政

(1)讨论肾病综合征目前在我国的发病情况及预后,讨论如何在我国目前的医疗卫生体制下更有效地治疗该疾病,降低死亡率。

(2)讨论如何预防并发症和药物副反应的发生及患病后的心理、身体调试与护理。

(3)讨论在临床面对重症病例时如何更好地与病人及家属沟通,建立长期良好的医患关系。

【教学建议】

1. 本案例涉及课程内容

肾病综合征的病理生理;肾病综合征的病理表现;肾病综合征的病因发病机制;肾病综合征的临床特点;肾病综合征的并发症;实验室及器械检查在肾病综合征的临床应用;肾病综合征的诊断标准和鉴别诊断;肾病综合征的诊治原则及其治疗的循证依据。

2. 本案例的教学重点

肾病综合征的病因及发病机制;肾病综合征的临床诊断及治疗及用药原则。

3. 本案例适宜临床医学专业本科学生(大学四年级)做讨论的基础

肾病综合征的发病机制、临床特点、并发症和激素治疗副反应。

【参考书目】

1. 王庭槐. 生理学[M]. 9 版. 北京:人民卫生出版社,2018.

2. 王天有,申昆玲,沈颖. 诸福棠实用儿科学[M]. 9 版. 北京:人民卫生出版社,2022.

3. 万学红,卢雪峰. 诊断学[M]. 9 版. 北京:人民卫生出版社,2018.

4. 王建枝,钱睿哲. 病理生理学[M]. 9 版:人民卫生出版社,2018.

5. 王卫平,孙锟,常立文. 儿科学[M]. 9 版. 北京:人民卫生出版社,2018.

6. 王海燕,赵明辉. 肾脏病学[M]. 4 版. 北京:人民卫生出版社. 2021.

案例摘要

患儿,男,7 岁,体重 24 kg,主诉浮肿、少尿 1 周、精神萎靡、纳差 2 天于当日入院。1 周前于头面部出现浮肿,眼睑部明显,伴少尿,家人认为饮水多,未诊治。2 日后高度浮肿,波及腹部、下肢,阴囊肿得像灯泡,少尿加重,患儿出现精神萎靡、纳差现象。既往史、个人史、家族史无特殊。

查体:体温 37 ℃,心率 110 次/分,呼吸 26 次/分,血压正常。精神萎靡。皮肤薄而透亮。颜面部浮肿。双肺呼吸音清,未闻啰音。心音有力,律齐。腹胀,移动性浊音阴性。阴囊肿、发亮。下肢高度凹陷性水肿。

患儿入院 25 小时,予利尿药情况下可排出少量尿,仍有高度浮肿,患儿腹胀无改善,且仍精神萎靡,不愿进食。出现发热,伴咳嗽及胸部不适等表现。查体:体温 38.9 ℃,心率 125 次/分,呼吸 28 次/分,血压正常。精神萎靡。皮肤薄而透亮。颜面部浮肿。双肺呼吸音粗,闻少量痰鸣音。心音有力,律齐。腹胀,无压痛,移动性浊音阴性。阴囊肿,下肢高度凹陷性水肿。实验室检查:血常规,WBC 13×10^9/L,中性粒细胞 60%。尿常规,尿蛋白 4+,血浆白蛋白 18 g/L。高胆固醇血症,9 mmol/L;24 小时尿蛋白定量>50 mg/kg。胸片提示肺部感染,胸腔少量积液;腹部超声提示少量腹水。

患儿于入院第 36 小时,突然出现寒战、发热、剧烈腰肋痛及腹痛,血尿、蛋白尿增多,肾功能下降,下肢不对称浮肿。查体:体温 37.2 ℃,心率 100 次/分,呼吸 25 次/分,血压 89/56 mmHg,痛苦面容。颜面部浮肿。双肺呼吸音粗,闻少量痰鸣音。心音有力,律齐。腹部胀,有压痛,左肾区叩痛。左肋脊角有明显压痛。下肢不对称水肿。急查影像学可发现肾肿大。

案例将要讨论内容的摘要

1. 基础医学

肾病综合征的病理生理;肾病综合征的病现表现。

2. 临床医学

肾病综合征的病因及发病机制;肾病综合征的临床特点及并发症;实验室检查及器械检查在肾病综合征的临床应用;肾病综合征的诊断标准和鉴别诊断;肾病综合征的诊疗原则及其治疗的循证依据。

3. 课程思政

讨论肾病综合征目前在我国发病情况及预后,讨论如何在我国目前的医疗卫生体制下更有效地治疗该疾病,降低死亡率;讨论如何预防并发症和药物副反应的发生,以及患病后的心理、身体调试与护理;讨论在临床面对重症病例时如何更好地与病人及家属沟通,建立长期良好的医患关系。

第1幕(1学时)

1. 辅导注意事项及提示用问题

(1)上述病例包含哪些重要的信息?

(2)如何对肾病综合征患者进行详细病史询问?其要点是什么?

(3)为进一步作出临床判断,需要进一步了解并获取病人的哪些信息才能有助于临床对疾病的诊断?

2. 主要讨论方向

(1)肾病综合征浮肿的发病机制是什么?临床上浮肿的原因(如肾源性的、心源性的、肝源性的、营养不良性的,以及特发性的水肿等)如何区别?

(2)肾病综合征的定义是什么?

(3)肾病综合征的常见病因是什么?

(4)哪些机制可能导致了此病的临床症状?

(5)水肿体格检查要点主要包括哪些内容?

第2幕(1学时)

1. 辅导注意事项及提示用问题

(1)你认为最可能的疾病是什么?请提供依据。

(2)你认为还需要对患儿进行哪方面的检查?有什么检查意义?

(3)该患儿可能出现哪些并发症?

2. 主要讨论方向

(1)该病的临床诊断标准有哪些?

(2)如何依据临床资料判该断患儿可能的病因?

(3)依据临床表现,该患儿是否出现并发症?

(4)该病的临床鉴别诊断有哪些? 其鉴别要点是什么?

(5)该病的并发症有哪些?

第 3 幕(2 学时)

1. 辅导注意事项及提示用问题

(1)是什么导致患儿突然出现寒战、发热、剧烈腰肋痛及腹痛、血尿、蛋白尿增多、肾功能下降、下肢不对称浮肿等表现?

(2)该患儿目前需要怎样的紧急措施?

(3)肾病综合征合并栓塞的治疗原则是什么?

(4)肾病综合征发生栓塞的原因是什么? 栓塞常见部位有哪些? 各有什么临床表现?

2. 主要讨论方向

(1)导致肾病综合征患儿突然出现寒战、发热、剧烈腰肋痛及腹痛、血尿、蛋白尿增多、肾功能下降、下肢不对称浮肿的原因是什么?

(2)肾病综合征的治疗措施有哪些?

(3)肾病综合征患儿死亡的主要原因是什么? 发生急性肾功能衰竭时怎么处理?

(4)患儿出现并发症尤其是严重并发症时如何处理? 如何避免并发症的发生? 出院后的注意事项有哪些?

案例讨论小结(1 学时)

1. 学生各小组小结

各小组以 PPT 的形式进行小结,小结的内容应包括该案例发病病因、机制、临床表现、诊断标准、鉴别诊断及其治疗原则和预防措施。

2. 教师总结

(1)案例讨论所涉及专业知识:肾病综合征的病理生理;肾病综合征的病因及发病机制;实验室及器械检查在肾病综合征的临床应用;患儿出现合并症的判断方法;肾病综合征的诊断标准与鉴别诊断;肾病综合征的诊治原则及其治疗的循证依据。

(2)案例讨论过程点评:尤其对团队合作、批判精神、逻辑思维等方面予以点评。

教师备课用材料

一、肾病综合征的定义及概述

小儿肾病综合征(NS)是一组由多种原因引起的肾小球基膜通透性增加,导致血浆内大量蛋白质从尿中丢失的临床综合征。临床有以下四个特点:①大量蛋白尿;②低白蛋白血症;③高脂血症;④明显水肿。以上第①、②两项为必备条件。

NS在小儿肾脏疾病中发病率仅次于急性肾炎。发病年龄多为学龄前儿童,3~5岁为发病高峰。随诊断治疗水平不断发展,本病预后已有明显改善,有95%的机会不复发。微小病变型发展成尿毒症者极少,可死于感染或糖皮质激素严重副反应。

二、病因

NS的病因及发病机制目前尚不明确。

三、发病机制

近年研究已证实下列事实。

(1)肾小球毛细血管壁结构或电化学改变可导致蛋白尿。实验动物模型及人类肾病的研究看到微小病变时肾小球滤过膜多阴离子丢失,致静电屏障破坏,使大量带阴电荷的中分子血浆白蛋白滤出,形成高选择性蛋白尿。因分子滤过屏障损伤,尿中丢失大中分子量的多种蛋白,形成低选择性蛋白尿。

(2)非微小病变型常见免疫球蛋白和(或)补体成分肾内沉积,局部免疫病理过程可损伤滤过膜正常屏障作用而发生蛋白尿。

(3)微小病变型肾小球未见以上沉积,其滤过膜静电屏障损伤原因可能与细胞免疫失调有关。

(4)患者外周血淋巴细胞培养上清液经尾静脉注射可致小鼠发生大量蛋白尿和肾病综合征的病理改变,表明T淋巴细胞异常参与本病的发病。

近年发现NS的发病具有遗传基础。国内报道糖皮质激素敏感NS患儿HLA-DR7抗原频率高达38%,频复发NS患儿则与HLA-DR9相关。另外NS还有家族性表现,且绝大多数是同胞患病。在流行病学调查发现,黑色人种患NS症状表现重,对糖皮质激素反应差,提示NS发病与人种及环境有关。

四、病理生理

大量蛋白尿可引起以下病理生理改变。

1. 低蛋白血症

血浆蛋白由尿中大量丢失，以及从肾小球滤出后被肾小管吸收分解，是造成 NS 低蛋白血症的主要原因；肝脏合成蛋白的速度和蛋白分解代谢率的改变，也使血浆蛋白降低。患儿胃肠道也可有少量蛋白丢失，但并非低蛋白血症的主要原因。

2. 高脂血症

患儿血清总胆固醇、甘油三酯和低密度、极低密度脂蛋白增高，其主要机制是低蛋白血症促进肝脏合成脂蛋白增加，其中的大分子脂蛋白难以从肾脏排出而蓄积于体内，导致了高脂血症。血中胆固醇和低密度脂蛋白，尤其脂蛋白持续升高，而高密度脂蛋白却正常或降低，促进了动脉硬化的形成；持续高脂血症，脂质从肾小球滤出，可导致肾小球硬化和肾间质纤维化。

3. 水肿

水肿的发生与下列因素有关：低蛋白血症降低血浆胶体渗透压，当血浆白蛋白低于 25 g/L 时，液体将在间质区潴留；低于 15 g/L 则可有腹水或胸腔积液形成。血浆胶体渗透压降低使血容量减少，刺激了渗透压和容量感受器，促使 ADH 和肾素-血管紧张素-醛固酮分泌增加，心钠素减少，最终使远端肾小管钠、水吸收增加，导致钠、水潴留。低血容量使交感神经兴奋性增高，近端肾小管 Na^+吸收增加。某些肾内因子改变了肾小管管周体液平衡机制，使近曲小管 Na^+吸收增加。

（1）水肿部位：全身/局部水肿，是否对称、可凹。

（2）皮肤黏膜：皮肤粗糙、变硬；黄疸、蜘蛛痣、肝掌；皮疹、脱发、溃疡；颈静脉怒张；静脉曲张等。

（3）心、肺、腹部脏器的检查，有无体腔积液。

肾病综合征不同类型的水肿见表 14-1。

表 14-1　肾病综合征不同类型的水肿

类　别	心源性	肝源性	肾源性	营养不良性	内分泌性
开始水肿部位	从足部开始，下垂部位明显	足部开始，腹水更突出	眼睑或足部开始	足部开始	胫前或眼眶周围
可凹性	是	是	是	是	是/否

续表

类　别	心源性	肝源性	肾源性	营养不良性	内分泌性
胸、腹水	常见	常见	可见	常见	少见
发展速度	缓慢	缓慢	迅速	缓慢	缓慢
伴随症状、体征	心脏增大、肝大、颈静脉怒张	肝脾大、黄疸、肝掌、蜘蛛痣、腹壁静脉曲张	高血压、尿量减少	消瘦、体重下降、皮脂减少	心悸、多汗、腹泻或怕冷、反应迟钝、便秘
辅助检查	超声心动图	肝酶升高、凝血功能下降、白蛋白减少	血尿、蛋白尿、肌酐升高	白蛋白显著减少、贫血	甲状腺功能及其他内分泌功能

4. 其他

患儿体液免疫功能降低与血清 IgG 和补体系统 B、D 因子从尿中大量丢失有关,也与 T 淋巴细胞抑制 B 淋巴细胞 IgG 合成转换有关。抗凝血酶Ⅲ丢失,而Ⅳ、Ⅴ、Ⅶ因子和纤维蛋白原增多,使患儿处于高凝状态。由于钙结合蛋白降低,血清结合钙可以降低;当 25-(OH)D_3 结合蛋白同时丢失时,使游离钙也降低。另一些结合蛋白降低,可使结合型甲状腺素(T3、T4)及血清铁、锌、铜等微量元素降低;转铁蛋白减少则可发生低色素小细胞性贫血。

5. 病理

根据国际儿童肾脏病研究组(1979)对 521 例小儿原发性 NS 的病理观察,有以下类型:微小病变(76.4%)、局灶性节段性肾小球硬化(6.9%)、膜性增生性肾小球肾炎(7.5%)、单纯系膜增生(2.3%)、增生性肾小球肾炎(2.3%)、局灶性球性硬化(1.7%)、膜性肾病(1.5%)、其他(1.4%)。由此可见,小儿原发性 NS 最主要的病理变化是微小病变型。

五、临床表现

NS 最基本的特征是大量蛋白尿、低蛋白血症、(高度)水肿和高脂血症(所谓的“三高一低”),及其他以代谢紊乱为特征的一组临床症候群。

(1)大量蛋白尿。

(2)低蛋白血症。

(3)水肿:水肿常最早出现,始于颜面眼睑,渐及全身,单纯性肾病多高度浮肿,呈凹陷性,重者累及浆膜腔,出现胸腔积液、腹水、鞘膜积液和阴囊水肿,可导致呼吸困难、腹泻或呕吐。浮肿反复发生,偶可自行消退。肾炎性肾病水肿不如单纯性肾病显著。

(4)高脂血症。

(5)其他表现:可表现倦怠乏力,精神萎靡,食欲减退。低蛋白血症造成营养不良和发育落后,表现为毛发不荣,皮肤干燥,易生间擦疹和溃疡,指、趾苍白,面色不华,唇淡苔白,患儿疲乏少动,反应淡漠,易发生感染。

六、实验室检查

1. 尿液分析

(1)常规检查:尿蛋白定性多在+++,约15%有短暂镜下血尿,大多可见透明管型、颗粒管型和卵圆脂肪小体。

(2)蛋白定量:24小时尿蛋白定量检查超过40 mg/(h · m^2)或>50 mg/(kg · d)为肾病范围的蛋白尿。尿蛋白/尿肌酐(mg/mg),正常儿童上限为0.2,肾病>3.5。

2. 血清蛋白、胆固醇和肾功能测定

人血白蛋白浓度为25 g/L(或更少)可诊断为NS的低蛋白血症。由于肝脏合成脂蛋白增加,α_2、β球蛋白浓度增高,IgG降低,IgM、IgE可增加。胆固醇>5.7 mmol/L和三酰甘油升高,LDL和VLDL增高,HDL多正常。BUN、Cr多正常,肾炎性肾病综合征可升高,晚期病儿可有肾小管功能损害。

3. 血清补体测定

微小病变型NS或单纯性NS血清补体水平正常,肾炎性NS患儿补体可下降。肾炎、链球菌感染后及部分脂肪代谢障碍病人可测定。

4. 感染依据的检查

对新诊断病例应进行血清学检查寻找链球菌感染及其他病原学的检查,如乙肝病毒感染的证据等。

5. 系统性疾病的血清学检查

对新诊断的肾病病人需检测抗核抗体(ANA),抗-dsDNA抗体,Smith抗体等。对具有血尿、补体减少并有临床表现的病人尤其重要。

6. 高凝状态和血栓形成的检查

多数原发性肾病患儿都存在不同程度的高凝状态,血小板增多,血小板聚集率增加,血浆纤维蛋白原增加,尿纤维蛋白降解产物(FDP)增高。对疑有血栓形成者可行彩色多普勒B型超声检查以明确诊断,有条件者可行数字减影血管造影(DSA)。

7.经皮肾穿刺组织病理学检查

多数儿童NS不需要进行诊断性肾活检。NS肾活检指征:对糖皮质激素治疗耐药或频繁复发者;对临床或实验室证据支持肾炎性肾病或慢性肾小球肾炎者。

七、并发症

1.感染

肾病患儿极易罹患各种感染。常见为呼吸道、皮肤、泌尿道感染和原发性腹膜炎等,其中尤以上呼吸道感染最多见,占50%以上。呼吸道感染中以病毒感染常见。细菌感染中以肺炎链球菌为主,结核杆菌感染也应引起重视。另外,肾病患儿的医院感染不容忽视,以呼吸道感染和泌尿道感染最多见,致病菌以条件致病菌为主。

2.电解质紊乱和低血容量

常见的电解质紊乱有低钠、低钾、低钙血症。患儿不恰当长期禁盐或长期食用不含钠的食盐代用品、过多使用利尿剂以及感染、呕吐、腹泻等因素均可致低钠血症。临床表现可有厌食、乏力、懒言、嗜睡、血压下降甚至出现休克、抽搐等。另外,由于低蛋白血症,血浆胶体渗透压下降,显著水肿,而常有血容量不足,尤在各种诱因引起低钠血症时易出现低血容量性休克。

3.血栓形成

NS高凝状态易致各种动、静脉血栓形成,以肾静脉血栓形成常见,表现为突发腰痛,出现血尿或血尿加重,少尿甚至发生肾衰竭。但临床以不同部位血管血栓形成的亚临床型更多见。除肾静脉血栓形成外,可出现:①两侧肢体水肿程度差别固定,不随体位改变而变化。多见有下肢深静脉血栓形成。②皮肤突发紫斑并迅速扩大。③阴囊水肿呈紫色。④顽固性腹水。⑤下肢疼痛伴足背动脉搏动消失等症状体征时,应考虑下肢动脉血栓形成。股动脉血栓形成是小儿NS并发的急症之一,如不及时溶栓治疗可导致肢端坏死而需截肢。⑥不明原因的咳嗽、咯血或呼吸困难而无肺部阳性体征时要警惕肺栓塞,其半数可无临床症状。⑦突发的偏瘫、面瘫、失语或神志改变等神经系统症状在排除高血压脑病、颅内感染性疾病时要考虑脑栓塞。血栓缓慢形成者,其临床症状多不明显。

4. 急性肾衰竭

5% 微小病变型肾病可并发急性肾衰竭。

5. 肾小管功能障碍

除原有肾小球的基础病可引起肾小管功能损害外，由于大量尿蛋白的重吸收，也可导致肾小管（主要是近曲小管）功能损害。可出现肾性糖尿或氨基酸尿，严重者呈 Fanconi 综合征。

八、诊断

"三高一低"，即大量蛋白尿、低蛋白血症、高脂血症、明显水肿。其中大量蛋白尿和低蛋白血症为必备条件。诊断时应仔细询问病史和详细进行体格检查，结合实验室检查，有条件者行肾穿，综合分析后确立诊断。

九、鉴别诊断

（1）原发性肾病综合征的鉴别：单纯性肾病；肾炎性肾病。（临床上根据有无血尿、高血压、氮质血症和低补体血症分。）

（2）继发于全身性疾病的肾病综合征的鉴别：非典型链球菌感染后肾炎、系统性红斑狼疮性肾炎、过敏性紫癜性肾炎、乙型肝炎病毒相关性肾炎、药源性肾炎等。

临床上须排除继发性 NS 后方可诊断原发性 NS。有条件的应开展肾活体组织检查，以确定病理诊断。

十、治疗

1. 一般治疗

（1）休息：除水肿显著或并发感染，或严重高血压外，一般不需卧床休息。病情缓解后逐渐增加活动量。

（2）饮食：显著水肿和严重高血压时应短期限制水钠摄入，病情缓解后不必继续限盐。活动期病例供盐 1～2 g/d。蛋白质摄入 1.5～2 g/(kg·d)，以高生物价效动物蛋白（乳、鱼、蛋、禽、牛肉等）为宜。在应用糖皮质激素过程中每日应给予维生素 D 400 U 及适量钙剂。

（3）防治感染。

（4）利尿：对糖皮质激素耐药或未使用糖皮质激素而水肿较重伴尿少者，可配合使用利尿剂，但需密切观察出入水量、体重变化及电解质紊乱情况。

（5）对家属的教育：应使父母及患儿良好地了解肾病的有关知识，并应教其用试纸检验尿蛋白的方法。

2. 糖皮质激素

(1)初治病例诊断确定后应尽早选用泼尼松治疗。①短程疗法:泼尼松 2 mg/(kg·d)(按身高标准体重,以下同),最大量60 mg/d,分次服用,共4周。4周后不管效应如何,均改为泼尼松1.5 mg/kg隔日晨顿服,共4周,全疗程共8周,然后停药。短程疗法易于复发,国内少用。②中、长期疗法:可用于各种类型的NS。先以泼尼松2 mg/(kg·d),最大量60 mg/d,分次服用。若4周内尿蛋白转阴,则自转阴后至少巩固2周方始减量,以后改为隔日2 mg/kg早餐后顿服,继用4周,以后每2~4周减总量2.5~5 mg,直至停药。疗程必须达6个月(中程疗法)。开始治疗后4周尿蛋白未转阴者可继服至尿蛋白阴转后2周,一般不超过8周。以后再改为隔日2 mg/kg早餐后顿服,继用4周,以后每2~4周减量一次,直至停药,疗程9个月(长程疗法)。

(2)复发和糖皮质激素依赖性肾病的其他激素治疗。①调整糖皮质激素的剂量和疗程:糖皮质激素治疗后或在减量过程中复发者,原则上再次恢复到初始疗效剂量或上一个疗效剂量。或改隔日疗法为每日疗法,或将激素减量的速度放慢,延长疗程。同时,注意查找患儿有无感染或影响糖皮质激素疗效的其他因素存在。②更换糖皮质激素制剂:对泼尼松疗效较差的病例,可换用其他糖皮质激素制剂,如地塞米松、阿赛松(曲安西龙)、康宁克通-A等。③甲基泼尼松龙冲击治疗:慎用,宜在肾脏病理基础上选择适应证。

(3)激素治疗的副反应:长期超生理剂量使用糖皮质激素可见一些副反应。①代谢紊乱,可出现明显柯兴貌、肌肉萎缩无力、伤口愈合不良、蛋白质营养不良、高血糖、尿糖、水钠潴留、高血压、尿中失钾、高尿钙和骨质疏松。②消化性溃疡和精神欣快感、兴奋、失眠甚至呈精神病、癫痫发作等;还可发生白内障、无菌性股骨头坏死、高凝状态、生长停滞等。③易发生感染或诱发结核灶的活动。④急性肾上腺皮质功能不全,戒断综合征(戒断违反效应)。

3. 免疫抑制剂

主要用于NS频繁复发,糖皮质激素依赖、耐药或出现严重副反应者。在小剂量糖皮质激素隔日使用的同时,可选用下列免疫抑制剂。

(1)环磷酰胺:一般剂量2.0~2.5 mg/(kg·d),分3次口服,疗程8~12周,总量不超过200 mg/kg。或用环磷酰胺冲击治疗,剂量10~12 mg/(kg·d),加入5%葡萄糖盐水100~200 mL内静滴1~2小时,连续2天,为一疗程用药,日嘱多饮水,每2周重复一疗程,累积量<150~200 mg/kg。副反应:白细胞减

少,秃发,肝功能损害,出血性膀胱炎等,少数可发生肺纤维化。最令人瞩目的是其远期性腺损害。病情需要者可小剂量、短疗程、间断用药,避免青春期前和青春期用药。

(2)其他免疫抑制剂:可根据病例需要,选用苯丁酸氮芥、环孢素A、硫唑嘌呤、霉酚酸酯及雷公藤多甙片等。

4. 抗凝及纤溶药物疗法

由于肾病往往存在高凝状态和纤溶障碍,易并发血栓形成,需加用抗凝和溶栓治疗。

(1)肝素钠:1 mg/(kg · d),加入10%葡萄糖液50 ~ 100 mL中静脉点滴,每日1次,2 ~ 4周为一疗程。也可选用低分子肝素。病情好转后改口服抗凝药维持治疗。

(2)尿激酶:有直接激活纤溶酶溶解血栓的作用。一般剂量3万 ~ 6万U/d,加入10%葡萄糖液100 ~ 200 mL中,静脉滴注,1 ~ 2周为一疗程。

(3)口服抗凝药:双嘧达莫5 ~ 10 mg/(kg · d),分3次饭后服,6个月为一疗程。

5. 免疫调节剂

一般作为糖皮质激素辅助治疗,适用于常伴感染、频复发或糖皮质激素依赖者。左旋咪唑2.5 mg/kg,隔日用药,疗程6个月。副反应可有胃肠不适、流感样症状、皮疹、中性粒细胞下降,停药即可恢复。

6. 血管紧张素转化酶抑制剂(ACEI)

对改善肾小球局部血流动力学,减少尿蛋白,延缓肾小球硬化有良好作用。尤其适用于伴有高血压的NS。常用制剂有卡托普利、依那普利、福辛普利等。

7. 中医药治疗

NS属中医“水肿”“阴水”“虚劳”的范畴,可根据辨证施治原则立方治疗。

8. 预后

肾病综合征的预后转归与其病理变化关系密切。微小病变型预后较好,局灶性肾小球硬化症和系膜毛细血管性肾小球肾炎预后较差。微小病变型90% ~ 95%的患儿对首次应用糖皮质激素有效。其中85%可有复发,复发在第一年比以后更常见。3 ~ 4年未复发者,其后有95%的概率不复发。微小病变型发展成尿毒症者极少,可死于感染或糖皮质激素严重副反应。

(黄云峰、黄月艳、黄肯、黄致敬)

案例15

15

孩子长胖了，真开心！但是为什么尿是红色的？

【学习目标】

1. 基础医学

(1)肾脏的解剖特点。
(2)肾脏的组织结构特点。
(3)肾脏的生理。
(4)急性肾小球肾炎的病因。
(5)急性肾小球肾炎的发病机制。
(6)急性肾小球肾炎的病理。

2. 临床医学

(1)急性肾小球肾炎的临床表现。
(2)实验室检查及器械检查在急性肾小球肾炎的临床应用。
(3)急性肾小球肾炎与其他系统水肿、血尿疾病的鉴别诊断。
(4)泌尿系统中急性肾小球肾炎与水肿、血尿疾病的鉴别诊断。
(5)急性肾小球肾炎的诊治原则及其治疗的循证依据。

3. 课程思政

(1)讨论急性肾小球肾炎目前在我国的发病情况及预后,讨论如何在我国目前的医疗卫生体制下更规范、有效地治疗该疾病,降低转为慢性病例数及死亡率。

(2)讨论如何减轻患者病后的心理负担,疏导家属焦虑心态,指导患者的身体调试及护理。

(3)讨论如何指导患者生活作息,如何更好地与病人及家属沟通,指导出院后复诊事宜,建立长期良好的医患关系。

【教学建议】

1. 本案例涉及课程内容

肾脏的解剖特点;肾脏的组织结构特点;肾脏的生理;急性肾小球肾炎的病因;急性肾小球肾炎的发病机制;急性肾小球肾炎的病理;急性肾小球肾炎的临床表现;实验室检查及器械检查在急性肾小球肾炎的临床应用;急性肾小球肾炎与其他系统水肿、血尿疾病的鉴别诊断;泌尿系统中急性肾小球肾炎与水肿、血尿疾病的鉴别诊断;急性肾小球肾炎的诊治原则及其治疗的循证依据。

2. 本案例的教学重点

急性肾小球肾炎的临床表现;实验室检查及器械检查在急性肾小球肾炎的

临床应用;泌尿系统中急性肾小球肾炎与水肿、血尿疾病的鉴别诊断;急性肾小球肾炎的诊治原则及其治疗的循证依据。

3.本案例适宜临床医学专业本科学生(大学四年级)做讨论的基础

诊断学的问诊方法与技巧;急性肾小球肾炎的常见症状;生理学的肾脏功能解剖;病理学的肾小球疾病;儿科学的泌尿系统疾病急性肾小球肾炎。

【参考书目】

1.王庭槐.生理学[M].9版.北京:人民卫生出版社,2018.

2.王天有,申昆玲,沈颖.诸福棠实用儿科学[M].9版.北京:人民卫生出版社,2022.

3.万学红,卢雪峰.诊断学[M].9版.北京:人民卫生出版社,2018.

4.王卫平,孙锟,常立文.儿科学[M].9版.北京:人民卫生出版社,2018.

5.步宏,李一雷.病理学[M].9版.北京:人民卫生出版社,2018.

案例摘要

患者,男,14岁,因咳嗽、咽痛7天,颜面部、双下肢水肿4天于当日非急诊入院。患者于7天前无明显诱因下出现咳嗽,为阵发性连声咳,伴咽痛,未予特殊处理,症状无改善。4天前开始出现水肿,病初为晨起时眼睑及颜面水肿,后逐渐发展为双下肢水肿明显,水肿逐渐加重,尿色淡黄。入院前1天到当地医院就诊,考虑病情复杂,建议转院门诊就诊,行尿常规提示异常而收入院。病后精神、食欲、睡眠一般,体重较前增长约5 kg,尿量较前较少,大便正常。既往体健、个人史、家属史未见特殊。

查体:体温38.5 ℃,心率90次/分,呼吸22次/分,体重51 kg,血压120/70 mmHg,发育正常,营养中等,神清,反应尚可。皮肤黏膜无苍白、黄染,弹性好,无皮疹,浅表淋巴结未及肿大。头颅五官无畸形,眼睑、颜面部水肿,结膜无充血,两侧瞳孔等大等圆、直径3 mm,对光反射灵敏。唇红,咽充血明显,扁桃体Ⅱ度肿大,表面无脓点。颈软,无抵抗,三凹征阴性,双肺呼吸音粗,未闻及细湿啰音。心率90次/分,心音有力,律齐,未闻及心脏杂音。腹部平软,无压痛及反跳痛,未触及腹部包块,肝脾肋下未触及,移动性浊音阴性,肠鸣音正常。双下肢中度非凹陷性水肿,四肢肌张力正常,生理反射存在,病理征未引出。辅助检查:尿常规,隐血3+,蛋白质2+。

入院第二天出现洗肉水样尿,完善了相关检查。血常规:白细胞10.72×10^9/L;红细胞4.40×10^{12}/L;血红蛋白126 g/L;血小板264×10^9/L。肝功能:白蛋白22.4 g/L。肾功能:未见异常。电解质:钙1.81 mmol/L。免疫功能:补体

C3:0.08 g/L;补体C4:0.26 g/L。抗链球菌溶血素O 289 IU/mL;余项阴性。心肌酶谱、血脂检查未见异常。输血前4项检查均阴性。尿常规(尿):隐血+3/LP;白细胞(尿干)+1;尿蛋白+2 μmol/L;红细胞++++/HP;白细胞+/HP;上皮细胞+-/LP;红细胞13 748.60/uL;白细胞107.00/uL;上皮细胞57.30/uL;总计数:207 273。肺部CT:两肺下叶炎;两侧胸腔少量积液。腹部超声:双肾弥漫性病变,腹腔积液,肝、胆、胰、脾、膀胱、前列腺未见明显异常,双侧输尿管未见扩张。

患者予呋塞米、氢氯噻嗪、螺内酯利尿减轻水肿,哌拉西林舒巴坦抗感染治疗12天后水肿消退,尿量、尿色正常后出院。出院1月后返院门诊复诊,行尿常规示隐血2+,蛋白1+,血沉15 mm/h,抗链球菌溶血素O 340 IU/mL,无水肿,尿量正常。出院2月后返院门诊复诊,行尿常规示隐血2+,蛋白1+,血沉18 mm/h,抗链球菌溶血素O 250 IU/mL。

案例将要讨论内容的摘要

1.基础医学

肾脏的解剖特点;肾脏的组织结构特点;肾脏的生理;急性肾小球肾炎的病因;急性肾小球肾炎的发病机制;急性肾小球肾炎的病理。

2.临床医学

急性肾小球肾炎的临床表现;实验室检查及器械检查在急性肾小球肾炎的临床应用;急性肾小球肾炎与其他系统水肿、血尿疾病的鉴别诊断;泌尿系统中急性肾小球肾炎与水肿、血尿疾病的鉴别诊断;急性肾小球肾炎的诊治原则及其治疗的循证依据。

3.课程思政

讨论急性肾小球肾炎目前在我国的发病情况及预后,讨论如何在我国目前的医疗卫生体制下更规范、有效地治疗该疾病,降低转为慢性病例数及死亡率;讨论如何减轻患者病后的心理负担,疏导家属焦虑心态,指导患者的身体调试及护理;讨论如何指导患者生活作息,如何更好地与病人及家属沟通,指导出院后复诊事宜,建立长期良好的医患关系。

第1幕(1学时)

1.辅导注意事项及提示用问题

(1)上述病例包含哪些重要的信息?

(2)如何对水肿患者进行详细病史询问?其要点是什么?

(3)为进一步作出临床判断,需要进一步了解并获取病人的哪些信息才能有助于临床对疾病的诊断?

2. 主要讨论方向

(1)水肿常见于哪些系统疾病?

(2)各系统疾病水肿的特点表现有哪些?

(3)应该完善哪些检查以协助诊断?

(4)体格检查如何鉴别凹陷和非凹陷性水肿?

第2幕(2学时)

1. 辅导注意事项及提示用问题

(1)你认为最可能的疾病是什么?请提供依据。

(2)你认为还需要对患者进行哪方面的检查?有什么检查意义?

(3)该患者可能出现哪些危重病例?

2. 主要讨论方向

(1)急性肾小球肾炎的诊断标准有哪些?

(2)如何依据临床资料判断患者有可能的病因?发病机制是什么?

(3)依据临床表现,该患者是否出现危重病例表现?

(4)急性肾小球肾炎的临床鉴别诊断有哪些?其鉴别要点是什么?

第3幕(2学时)

1. 辅导注意事项及提示用问题

(1)急性肾小球肾炎是否能根治?

(2)患者生活作息及饮食有何指导?

(3)急性肾小球肾炎危重病例如何检测?

2. 主要讨论方向

(1)急性肾小球肾炎的预后如何?

(2)急性肾小球肾炎的治疗有哪些方面?

(3)患者出院后的注意事项有哪些?

案例讨论小结(1学时)

1. 学生各小组小结

各小组以PPT的形式进行小结,小结的内容应包括该案例发病病因、机制、临床表现、诊断标准、鉴别诊断及其治疗原则和预防措施。

2. 教师总结

(1)案例讨论所涉及专业知识:急性肾小球肾炎的病因;急性肾小球肾炎的发病机制;急性肾小球肾炎的病理;急性肾小球肾炎的临床表现;实验室检查及器械检查在急性肾小球肾炎的临床应用;急性肾小球肾炎与其他系统水肿、血尿疾病的鉴别诊断;泌尿系统中急性肾小球肾炎与水肿、血尿疾病的鉴别诊断;急性肾小球肾炎的诊治原则及其治疗的循证依据。

(2)案例讨论过程点评:尤其对团队合作、批判精神、逻辑思维等方面予以点评。

教师备课用材料

一、急性肾小球肾炎

急性肾小球肾炎(简称急性肾炎),是指一组病因不一,临床表现为急性起病,多有前驱感染,以血尿为主,伴不同程度蛋白尿,可有水肿、高血压或者肾功能不全等特点的肾小球疾病。本病多见儿童和青少年,以5～14岁多见,小于2岁少见,男女之比为2∶1。

二、病因

1. 感染性

急性链球菌感染后肾小球肾炎;非链球菌感染后肾小球肾炎,如细菌性感染、病毒感染。

2. 非感染性

多系统疾病:系统性红斑狼疮、过敏性紫癜、血管炎、肺出血-肾炎综合征等;原发性肾小球疾病:IgA肾病、系膜增生性肾小球肾炎、膜增生性肾小球肾炎等。

临床上绝对多数属急性链球菌感染后肾小球肾炎,本节描述的急性肾小球肾炎为此类型。

3. 发病机制

急性肾小球肾炎主要与A族溶血性链球菌中的致肾炎菌株感染有关,所有致肾炎菌株均有致肾炎抗原性,包括菌壁上的M蛋白内链球菌素和“肾炎菌株协同蛋白”。主要发病机制为抗原-抗体复合物引起肾小球毛细血管炎症病变,包括循环免疫复合物和原位免疫复合物形成学说。此外,某些链球菌株可通过神经氨酸苷酶的作用或其产物,如某些菌株产生神经氨酸酶,与机体的免疫蛋白(IgG)结合,改变其免疫原性,产生自身抗原抗体复合物而致病。另有人认为,链球菌抗原与肾小球基膜糖蛋白间有交叉抗原性,可使少数病例呈现抗肾抗体型肾炎。见图 15-1。

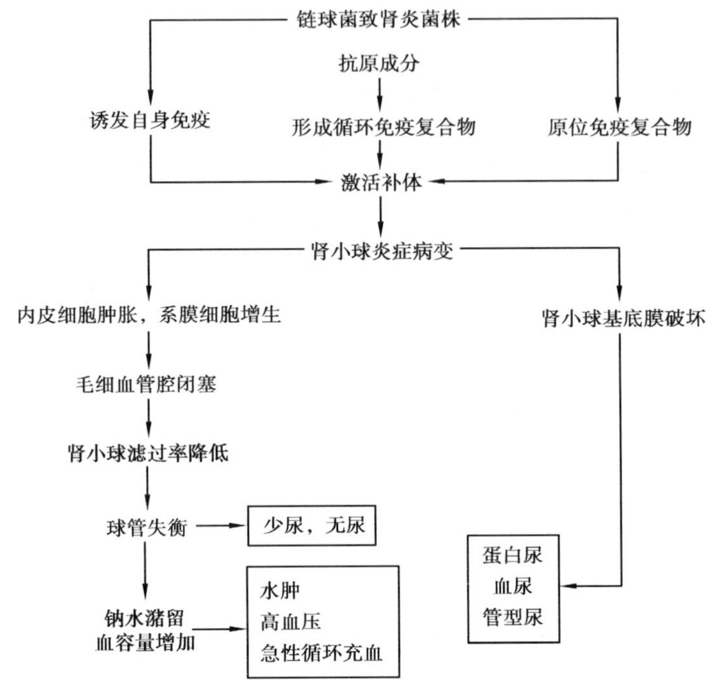

图 15-1 急性链球菌感染后肾炎发病机制示意图

三、病理

疾病早期的典型肾脏病变呈毛细血管内增生性肾小球肾炎改变。光镜下肾小球表现为程度不等的弥漫性增生性炎症及渗出性病变。肾小球增大、肿胀,内皮细胞和系膜细胞增生,炎症细胞浸润。毛细血管腔狭窄甚或闭锁、塌陷。肾小球囊内可见红细胞、球囊上皮细胞增生。部分患者中可见新月体。肾小管病变较轻,呈上皮细胞变性、间质水肿及炎症细胞浸润。电镜检查可见内皮细胞胞质肿胀,呈连拱状改变,使内皮孔消失。电子致密物在上皮细胞下沉积,呈散在的圆顶状驼峰样分布。基膜有局部裂隙或中断。免疫荧光检查在急性期可见弥漫一致性纤细或粗颗粒状的 LgG、C3 和备解素沉积,主要分布于肾小球毛细血管袢和系膜区,也可见到 LgM 和 LgA 沉积。系膜区或肾小球囊腔内可见纤维蛋白原和纤维蛋白沉积。

四、临床表现

轻者全无临床症状,仅见镜下血尿;重者可呈急进性过程,短期内出血,肾功能不全。

（1）前驱感染：90% 的病例有链球菌的前驱感染，以呼吸道及皮肤感染为主。在前驱感染后经 1 ~3 周无症状的间歇期而急性起病。

（2）典型表现：①水肿，70% 的病例有水肿，一般仅累及眼睑及颜面部，重者 2 ~3 天遍及全身，呈非凹陷性。②血尿，50% ~70% 的病例有肉眼血尿，一般 1 ~2 周后转为显微镜下血尿。③蛋白尿，程度不等，有 20% 的病例可达肾病水平。④高血压，30% ~80% 的病例有高血压。⑤尿量减少。

（3）严重表现：①严重循环充血，常发生在起病 1 周内，由于水钠潴留、血浆容量增加而出现循环充血。②高血压脑病。③急性肾功能不全，常发生于疾病初期，出现尿少、无尿等症状，一般持续 3 ~5 天，不超过 10 天。

（4）非典型表现：①无症状性急性肾炎，仅有显微镜下血尿或仅有血清 C3 降低，而无其他临床表现。②肾外症状性急性肾炎，水肿、高血压明显，甚至有严重循环充血及高血压脑病，但尿改变轻微或尿常规检查正常。③以肾病综合征为表现的急性肾炎，少数以急性肾炎起病，但水肿和蛋白尿突出，伴低蛋白血症和高胆固醇血症，临床表现似肾病综合征。

五、实验室检查

①蛋白尿可在+ ~ +++，且与血尿的程度平行，尿液显微镜下检查除多少不等的红细胞外，可有透明、颗粒或红细胞管型，疾病早期可见较多的白细胞和上皮细胞，并非感染。②外周血白细胞一般轻度升高或正常，血沉加快，抗链球菌溶血素 O 10 ~14 天开始升高，3 ~5 周时达高峰，3 ~6 月恢复正常。咽炎后急性链球菌感染后肾小球肾炎者抗双磷酸吡啶核苷酸酶滴度升高。皮肤感染后急性链球菌感染后肾小球肾炎者抗链球菌溶血素升高不多，而抗链球菌脱氧核糖核酸酶 B 和抗透明质酸酶滴度升高。③80% ~90% 的患者血清 C3 下降，至第 8 周时 94% 的患者恢复正常。明显少尿时，血尿素氮和肌酐升高。

六、鉴别诊断

1. 引起水肿的各系统疾病鉴别诊断（表 15-1）

表 15-1　引起水肿的各系统疾病鉴别诊断

类　别	心源性	肝源性	肾源性	营养不良性	内分泌性
开始水肿部位	从足部开始，下垂部位明显	足部开始，腹水更突出	眼睑或足部开始	足部开始	胫前或眼眶周围
可凹性	是	是	是	是	是/否

续表

类 别	心源性	肝源性	肾源性	营养不良性	内分泌性
胸、腹水	常见	常见	可见	常见	少见
发展速度	缓慢	缓慢	迅速	缓慢	缓慢
伴随症状、体征	心脏增大、肝大、颈静脉怒张	肝脾大、黄疸、肝掌、蜘蛛痣、腹壁静脉曲张	高血压、尿量减少	消瘦、体重下降、皮脂减少	心悸、多汗、腹泻或怕冷、反应迟钝、便秘
辅助检查	超声心动图	肝酶升高、凝血功能下降、白蛋白减少	血尿、蛋白尿、肌酐升高	白蛋白显著减少、贫血	甲状腺功能及其他内分泌功能

2. 泌尿系统疾病鉴别诊断

(1)IgA 肾病:以血尿为主要症状,表现为反复发作性肉眼血尿,多在上呼吸道感染后 24 ~48 小时出现血尿,多无水肿、高血压,血清 C3 正常。确诊需依据肾活体组织免疫病理检查。

(2)慢性肾炎急性发作:既往肾炎史不详,无明显前驱感染,除有肾炎症状外,常有贫血、肾功能异常、低比重尿或固定低比重尿,尿改变以蛋白增多为主。

(3)原发性肾病综合征:大量蛋白尿,尿蛋白定性多为+++,24 小时尿蛋白定量检测≥50 mg/(kg · d);低蛋白血症,人血白蛋白浓度≤25 g/L;高脂血症,胆固醇>5.7 mmol/L,甘油三酯升高,LDL 和 VLDL 增高;明显水肿。

(4)其他:急进性肾炎、紫癜性肾炎、狼疮性肾炎等。

七、治疗

1. 休息

急性期需卧床 2 ~3 周,直到肉眼血尿消失、水肿消退、血压正常后,可下床进行轻微活动。血沉正常可上学,但应避免重体力活动。尿检完全正常后方可恢复体力活动。

2. 饮食

以低盐饮食为好,严重水肿或高血压者需无盐饮食,水分一般不限。有氮质血症者应限蛋白,可给优质动物蛋白。

3. 抗感染

有感染灶时用青霉素 10 ~ 14 天。

4. 对症治疗

①利尿：经控制水、盐入量后仍水肿、少尿者，可用氢氯噻嗪 1 ~ 2 mg/(kg · d)，分 2 ~ 3 次口服。无效时需用呋塞米，口服剂量为 2 ~ 5 mg/(kg · d)，注射剂量为每次 1 ~ 2 mg/(kg · d)，每日 1 ~ 2 次，静脉注射剂量过大时可有一过性耳聋。②降血压：凡经休息、控制水和盐摄入以及利尿而血压仍高者均应给予降压药，硝苯地平(系钙拮抗剂)，开始剂量为 0.25 mg/(kg · d)，最大剂量为 1 mg/(kg · d)，分 3 次口服；卡托普利(系血管紧张素转化酶抑制剂)，初始剂量为 0.3 ~ 0.5 mg/(kg · d)，最大剂量为 5 ~ 6 mg/(kg · d)，分 3 次口服，与硝苯地平交替使用降压效果更佳。

5. 严重循环充血的治疗

①水钠潴留者，恢复正常血容量，可使用呋塞米注射液。②表现有肺水肿者，除一般对症外，可加用硝普钠，5 ~ 20 mg 加入 5% 葡萄糖液 100 mL 中，以 1 μg/(kg · min) 速度静脉滴注，用药时严密监测血压，随时调节药物滴速，每分钟不宜超过 8 μg/kg，以防发生低血压。滴注时针筒、输液管等须用黑纸覆盖，以免药物遇光分解。③难治病例，可采用连续血液净化治疗或透析治疗。

6. 高血压脑病的治疗

原则为选用降压效力强而迅速的药物。首选硝普钠。

7. 急性肾衰竭的治疗

略。

八、预后与预防

急性肾炎预后良好，急性链球菌感染后肾小球肾炎者，95% 的病例能完全恢复，小于 5% 的病例可有持续性尿异常，死亡病例在 1% 以下。

防治感染是预防急性肾炎的根本。减少呼吸道及皮肤感染，对急性扁桃体炎、猩红热及脓疱疮患者应尽早、彻底地用青霉素或其他敏感抗生素治疗。A 族溶血性链球菌感染后 1 ~ 3 周内应定期检查尿常规，及时发现和治疗。

（陆霜霜、黄月艳、黄致敬、李顺风、罗燕飞、闭覃登）

16

发绀的孩子住院期间病情发生了变化

【学习目标】

1. 基础医学

(1)心血管胚胎发育。

(2)胎儿血液循环与出生后改变。

(3)儿童心血管系统的解剖特点及功能。

(4)先天性心脏病的分类。

(5)先天性心脏病的病理生理。

2. 临床医学

(1)先天性心脏病的病因与预防。

(2)先天性心脏病的分类与临床特征。

(3)器械检查在先天性心脏病的临床应用。

(4)先天性心脏病的并发病。

(5)先天性心脏病的诊断与治疗原则。

3. 课程思政

在教学中引入新冠肺炎相关元素,疫情期间,全国广大医务人员冲锋到抗疫第一线,这些最美“逆行者”用实际行动践行“敬佑生命、救死扶伤、甘于奉献、大爱无疆”的崇高精神。让学生们明白身上肩负着重要历史使命与社会责任,树立正确的人生观、价值观。讲述张金哲院士的事迹(从医以来,共计为万余名患病儿童操刀手术,技术精湛,医德高尚,直到 94 岁高龄时还坚持出诊,真正践行了他的诺言:每天为孩子工作,最终实现了自己的人生价值与社会价值),使医学生们在获得专业知识同时,提升自身人文素质,为创新思维的培养和开展创造性活动打下坚实的基础。

【教学建议】

1. 本案例涉及课程内容

心血管胚胎发育;胎儿血液循环与出生后改变;儿童心血管系统的解剖特点及功能;先天性心脏病的病理生理;先天性心脏病的病因与预防;先天性心脏病的分类与临床特征;常见先天性心脏病的临床特点、并发症、诊断与治疗原则。

2. 本案例的教学重点

常见先天性心脏病的临床特点、诊断及治疗原则。

3. 本案例适宜临床医学专业本科学生(大学四年级)做讨论的基础

心血管胚胎发育;胎儿血液循环与出生后改变;先天性心脏病的分类;常见

先天性心脏病的临床表现与诊疗。

【参考书目】

1. 泮思林. 中国儿童先天性心脏病介入治疗回顾与展望[J]. 中国实用儿科杂志,2019,34(7):578-582.

2. 李烁琳,顾若漪,黄国英. 儿童先天性心脏病流行病学特征[J]. 中国实用儿科杂志,2017,32(11):871-875.

3. 汤文丽,杨赛. 彩色多普勒超声诊断儿童先天性心脏病的临床价值分析[J]. 医学影像学杂志,2017,27(9):1816-1818.

4. 柏树令,应大君. 系统解剖学[M]. 8 版. 北京:人民卫生出版社,2013.

5. Joseph W Rossano. Congenital heart disease: a global public health concern [J]. The Lancet Child & Adolescent Health,2020,4(3):168-169.

6. 王卫平,孙锟,常立文. 儿科学[M]. 9 版. 北京:人民卫生出版社,2018.

案例摘要

患儿,女,1 岁 8 个月,因口周发绀 1 年 4 个月于当日入院。家属代诉该患儿生后 4 个月起出现口唇发绀,活动及哭闹时明显,无长期发热与咳嗽,无抽搐与惊厥。患病以来活动耐力差,每于运动时易感乏力,常主动下蹲片刻,精神食欲稍差,二便正常。既往史与个人史无特殊,患儿母亲为 44 岁高龄产妇,妊娠 3 周时曾发热与咳嗽,在个体诊所服药治疗。

查体:体温 36.9 ℃,心率 98 次/分,呼吸 24 次/分,血压 87/65 mmHg,体重 8 kg,神清,反应差,营养稍差,口唇发绀,两肺呼吸音正常,未闻及啰音,心率 98 次/分,心音有力,律齐,胸骨左缘第 2、3、4 肋间可闻及Ⅱ～Ⅲ级粗糙喷射性 SM,P2 减弱,腹软,肝肋下 2 cm,质软,边钝,脾肋下未及,指(趾)端发绀,杵状指(趾),四肢肌力、肌张力正常,生理反射存在,病理反射未引出。辅助检查:Hb 143 g/L,RBC 5.8×10^{12}/L,WBC 8.0×10^{9}/L,分叶 42%,淋巴 44.8%,单核 2%,PLT 357×10^{9}/L,ESR 11 mm/h,尿蛋白(-),红细胞 0～1/高倍,白细胞 1～4/高倍,比重 1.010。心电图右室肥大。胸部 X 线检查示心尖圆钝,轻度翘起,肺动脉段凹陷,心影形态呈靴形,两肺门影较小,两肺纹理稀少,主动脉弓略增厚,升主动脉右移,心胸比率 55.4%,两膈未见异常增大(见图 16-1)。肺部 CT 三维重建主动脉弓增宽,肺动脉偏小,右心增大。

患儿于入院第 4 天出现发热、呕吐、抽搐,左上肢无力,意识模糊,口唇发绀加深。查体:体温 38.2 ℃,心率 90 次/分,呼吸 25 次/分,血压 89/56 mmHg,双侧瞳孔等大,对光反射存在。颈抵抗,无呼吸困难与“三凹征”,双肺呼吸音粗,无啰音，左上肢肌力Ⅲ级。克氏征阳性。复查血常规，Hb 153 g/L，RBC 6.0×10^{12}/L，WBC 15.4×10^{9}/L，中性分叶72%，淋巴24%，单核4%，PLT 520×10^{9}/L，头颅MRI见图16-2。

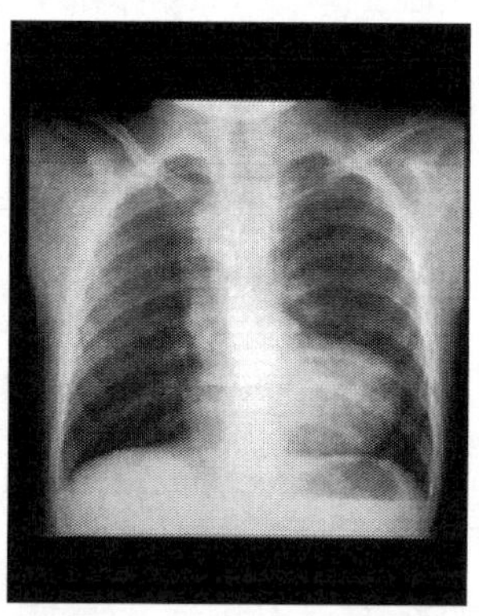

图16-1 胸部X线检查

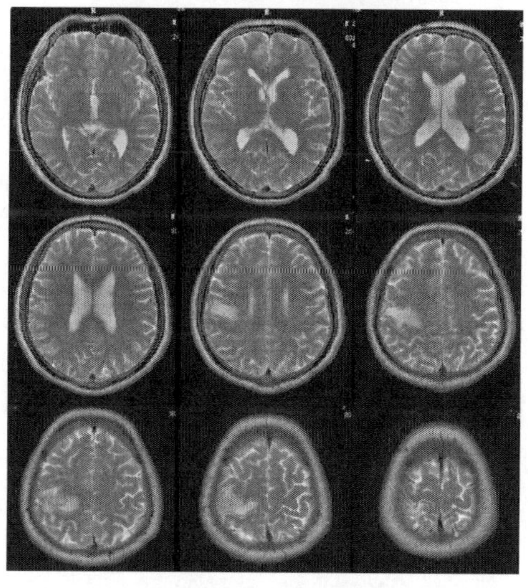

图16-2 头颅MRI

案例将要讨论内容的摘要

1. 基础医学

心血管胚胎发育；胎儿血液循环与出生后改变；儿童心血管系统的解剖特点及功能；先天性心脏病的分类；先天性心脏病的病理生理。

2. 临床医学

先天性心脏病的病因与预防;先天性心脏病的临床特征;器械检查在先天性心脏病的临床应用;先天性心脏病的诊断标准和鉴别诊断;先天性心脏病的治疗原则。

3. 课程思政

讨论我国儿童先天性心脏病流行病学及如何减少该病的发生;讨论先天性心脏病患儿及家属的心理特点,儿科医务人员应该如何与患儿及家属进行良好沟通,构建和谐的医患关系。

第1幕(0.5学时)

1. 辅导注意事项及提示用问题

(1)该患儿主要症状是什么?

(2)这些症状出现的可能原因有哪些?

(3)发绀的原因有哪些?

(4)为进一步作出临床判断,需要进一步了解并获取病人的哪些信息才能有助于临床对疾病的诊断?

2. 主要讨论方向

(1)发绀的定义是什么? 哪些疾病会出现发绀?

(2)为什么该患儿运动时易感乏力,常主动下蹲片刻?

第2幕(0.5学时)

1. 辅导注意事项及提示用问题

(1)你认为最可能的疾病是什么?

(2)该案例中做了哪些检查? 意义如何?

2. 主要讨论方向

(1)该案例中各项体格检查的意义:如胸骨左缘第2、3、4肋间可闻及Ⅱ~Ⅲ级粗糙喷射性SM,P2减弱,腹软,肝肋下2 cm,质软,边钝,指(趾)端发绀,杵状指(趾)。

(2)血常规与影像学有何改变? 为什么会发生改变?

第3幕（0.5学时）

1. 辅导注意事项及提示用问题

（1）患儿出现意识模糊、发热、呕吐、抽搐与左上肢无力的原因是什么？

（2）患儿为什么会出现病情变化？

（3）如何与家属沟通？

（4）目前的治疗方案是什么？

2. 主要讨论方向

（1）先天性心脏病的病理生理是什么？

（2）先天性心脏病的常见并发病有哪些？

（3）该患儿的治疗原则及医患沟通技巧是什么？

案例讨论小结（0.5学时）

1. 学生各小组小结

各小组以PPT的形式进行小结，小结的内容应包括该案例发病病因、临床特点、并发症、诊断、鉴别诊断、治疗原则和预防措施。

2. 教师总结

（1）案例讨论所涉及专业知识：①先天性心脏病的分类及病理生理；常见先天性心脏病的临床特征；先天性心脏病的辅助检查特点。②先天性心脏病的常见并发症、诊治原则及其治疗的循证依据。③如何与家属进行有效沟通从而避免出现医疗纠纷。

（2）案例讨论过程点评：尤其对团队合作、批判精神、逻辑思维等方面予以点评。

教师备课用材料

一、先天性心脏病

法洛四联症（TOF）是小儿最常见的青紫型先天性心脏病，约占所有先天性心脏病的12%。1888年法国医师Etienne Fallot首先完整地阐述了该疾病，病变包括右心室流出道梗阻、室间隔缺损、主动脉骑跨和右心室肥厚，故称法洛四联症。

心脏相关内容见图16-3、图16-4和图16-5。

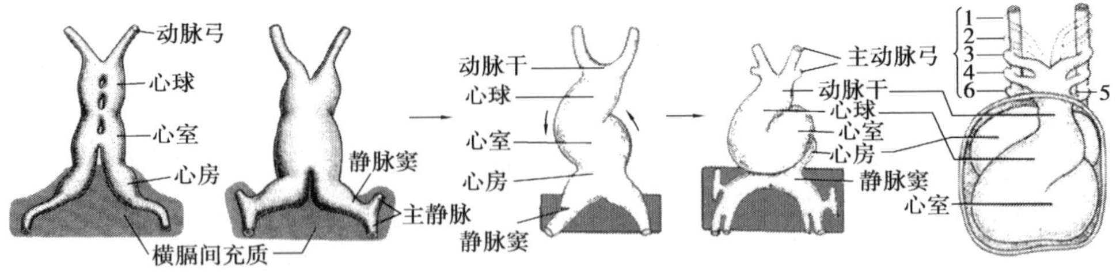

图 16-3 心脏外形的建立

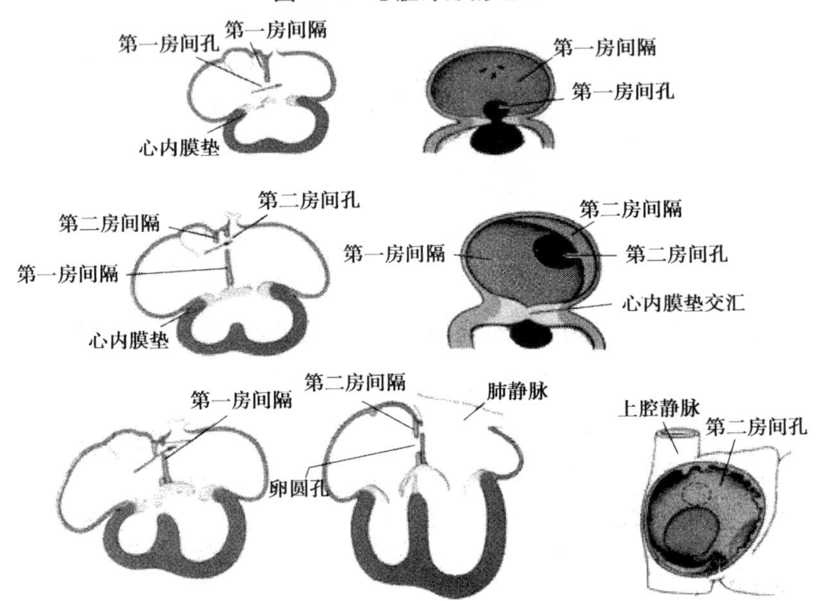

图 16-4 人类胚胎 30 天左右房间隔的发育过程

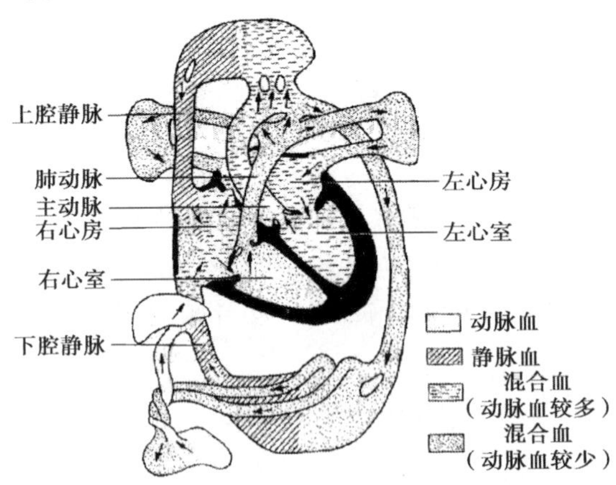

图 16-5 正常胎儿血液循环示意图

二、病理解剖

法洛四联症模式图，见图 16-6。

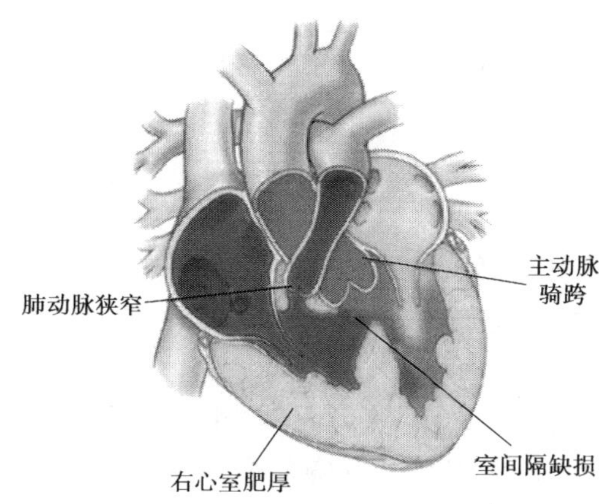

图 16-6　法洛四联症模式图

三、病理生理

法洛四联症病理生理改变，主要取决于右心室流出道狭窄的严重程度。由于右心室流出道狭窄梗阻，右心室向肺动脉排血阻力增加，右心室收缩期负荷加重，致右心室代偿性肥厚，进而右心室压力增高，右心房扩大；由于主动脉骑跨于室间隔缺损之上，当右心室压力接近或与左心室相等时，主动脉既接受左心室的血液，也直接接受一部分右心室的静脉血，输送到全身各部，引起青紫；由于右心室流出道梗阻，进入肺循环进行气体交换的血流量明显减少，发生缺氧，加重了青紫的程度；右心室流出道狭窄程度愈重，肺血流量愈少，缺氧就愈严重，支气管动脉与肺血管之间形成的代偿性侧支循环愈增多。如右心室流出道狭窄程度较轻，右心室压力低于左心室，安静时出现左向右分流，临床上无持续性青紫，即为“无青紫法洛四联症”。

新生儿动脉导管关闭前，肺循环血流量减少程度较轻，青紫可不明显，随着动脉导管的关闭和漏斗部狭窄的逐渐加重，患儿将出现缺氧的症状，青紫逐渐明显，出现杵状指(趾)。由于低氧血症，骨髓代偿性产生过多的红细胞，血液黏稠度高，血流缓慢，易引起脑血栓，若为细菌性血栓，则并发脑脓肿。

四、临床表现

1. 症状

(1)青紫：为主要症状。青紫程度和出现的早晚与右心室流出道狭窄的程度有关。多见于毛细血管丰富的浅表部位,如口唇、指(趾)甲床、球结合膜等。患儿血氧含量低,活动耐力差,出现进行性青紫和呼吸困难,活动后加重,如哭闹、情绪激动、跑步、寒冷等。

(2)蹲踞现象:患儿每于运动时,易感乏力,常主动下蹲片刻以缓解缺氧症状。蹲踞时下肢屈曲,减少静脉回心血量,减轻了心脏负荷,同时下肢动脉受压,增加了体循环阻力,减少了右向左分流量,使缺氧症状暂时得以缓解。小婴儿,常喜竖抱,双下肢呈屈曲状。

(3)杵状指(趾):患儿长期处于缺氧状态,致使指(趾)端毛细血管扩张增生,局部软组织和骨组织也增生肥大,导致指(趾)端膨大如鼓槌状,即杵状指(趾)。

(4)阵发性缺氧发作:部分患儿可由于严重缺氧导致缺氧发作,表现为突然发生阵发性呼吸困难,严重者可引起突然晕厥、抽搐,甚至死亡。多见于婴儿,由于在肺动脉漏斗部狭窄的基础上突然发生漏斗部肌肉痉挛,引起一过性肺动脉梗阻,导致脑缺氧加重所致。常见诱因有吃奶、哭闹、情绪激动、贫血、感染等。年长儿可自诉头痛、头晕。

2. 体征

大部分患儿生长发育迟缓,落后于正常同龄儿。心前区隆起,胸骨左缘第2、3、4肋间可闻及Ⅱ~Ⅲ级粗糙喷射性收缩期杂音,可伴有震颤;该杂音系肺动脉口狭窄所致,其响度与狭窄程度成反比,狭窄极严重者或在阵发性呼吸困难发作时,可听不到杂音。肺动脉瓣区第二音减弱或消失。部分患儿可听到第二心音亢进,系右跨之主动脉传来。有时可听到侧支循环的连续性杂音。多于持续青紫6个月以上,出现杵状指(趾)。

五、并发症

常见的并发症为脑血栓、脑脓肿及感染性心内膜炎。

六、辅助检查

1. 血液检查

周围血红细胞代偿性增多,为(5.0~8.0)$\times10^{12}$/L。血红蛋白浓度明显增高,可达170~200 g/L。红细胞比容增高,多为53~80 vol%。血小板降低,凝血酶原时间延长。

2. X线检查

两侧肺纹理减少,透亮度增加;典型者心脏前后位心影呈"靴形",即右心室增大，心尖圆钝上翘，肺动脉段凹陷，上纵隔较宽，肺门血管影缩小。年长儿可因侧支循环形成，肺野呈网状纹理，25%的患儿主动脉弓位于气管的右侧。

3. 心电图

电轴右偏，右心室肥大。狭窄严重者可伴心肌劳损，可见右心房肥大。

4. 超声心动图

二维超声左心室长轴切面可见主动脉根部增宽，骑跨于室间隔之上，主动脉前壁与室间隔间连续性中断；大动脉短轴切面可见到右心室流出道及肺动脉狭窄，右心室肥厚，右心房内径增大，左心室内径缩小。彩色多普勒血流显像可见右心室直接将血液排入骑跨的主动脉内。

5. 心导管检查

心导管较容易从右心室进入主动脉或左心室，表明主动脉右跨、室间隔缺损；右心室压力明显增高，可达体循环压力，而肺动脉压力明显降低，从心导管从肺动脉向右心室退出时的压力曲线形态可判断狭窄的类型；导管不易进入肺动脉，说明肺动脉狭窄较重；股动脉血氧饱和度降低，常小于89%，说明存在右向左分流。

6. 心血管造影

造影剂注入右心室后可见主动脉与肺动脉几乎同时显影；可见室间隔缺损的位置，以及增粗的主动脉阴影，且位置前移；判定肺动脉狭窄的部位、程度及肺动脉分支的形态。选择性左心室及主动脉造影可进一步了解左心室发育的情况及冠状动脉的状态，有利于手术方案的制订。

七、治疗

1. 内科治疗

(1)一般护理：预防感染，纠正贫血，呕吐、腹泻患儿及时补液，防治脱水及并发症。婴幼儿需特别注意阵发性缺氧发作的发生。

(2)缺氧发作的治疗：发作轻者采取胸膝位、吸氧即可缓解；重症者应立即吸氧，皮下或静脉注射吗啡每次0.1～0.2 mg/kg，或普萘洛尔每次0.05～0.1 mg/kg；也可静脉注射去氧肾上腺素每次0.05 mg/kg，提高外周动脉血管阻力和左心室压力，减少心室水平右向左分流。必要时静注5%碳酸氢钠1.5～3.0 mL/kg纠正酸中毒。既往曾有缺氧发作者，可长期口服普萘洛尔1～2 mg/(kg·d)预防再次发作。保持患儿安静，去除引起缺氧发作的诱因(如贫血、感染)，经上述处理后仍有反复缺氧发作者，则需外科急症手术。

2. 外科治疗

近年来随着外科手术水平及术后监护水平的不断提高,本病根治术的死亡率不断下降,单纯法洛四联症手术死亡率低于3%。轻症患者可考虑于5~9岁行一期根治手术,临床症状明显者均建议在生后6~12个月进行手术治疗。对重症患者也可先行姑息性手术,增加肺循环血流量,改善机体缺氧,肺血管发育好转后再进行根治术。目前常用的姑息性手术有锁骨下动脉-肺动脉吻合术(Blalock-Taussig分流术)、上腔静脉-右肺动脉吻合术(Glenn术)等。

(李强、杨丽娟、韦爱伯、梁立婷)

案例17

17

孩子出现发热、出疹，为什么就不会走路了？

【学习目标】

1. 基础医学

(1)中枢神经系统的解剖位置及各部位的功能作用。

(2)手足口病的病理改变。

(3)手足口病的发病机制。

2. 临床医学

(1)手足口病的病原学及其流行病学特点、传播途径。

(2)手足口病的临床特征、实验室检查及影像学检查在手足口病中的应用。

(3)手足口病的诊断和鉴别诊断。

(4)重症手足口病的早期识别。

(5)重症手足口病的治疗。

(6)手足口病的预防。

3. 课程思政

(1)讨论手足口病目前在我国的发病情况及预后,讨论如何在我国目前的医疗卫生体制下更有效地降低该疾病的发病率和死亡率。

(2)讨论如何预防手足口病严重后遗症的发生及进行患病后的心理、身体调试与护理。

(3)讨论在临床面对重症病例时如何更好地与病人及家属沟通,建立长期良好的医患关系。

【教学建议】

1. 本案例涉及课程内容

中枢神经系统的解剖位置及各部位的功能作用;手足口病的病原学及其流行病学特点传播途径;手足口病的发病机制,尤其是重症病例的发病机制、病理改变;手足口病的临床特征;重症病例的早期识别及治疗;手足口病的鉴别诊断。

2. 本案例的教学重点

手足口病的发病机制;手足口病的临床诊断;重症病例的早期识别及治疗。

3. 本案例适宜临床医学专业本科学生(大学四年级)做讨论的基础

中枢神经系统的解剖位置,脑脊液的成分及实验室判读;手足口病的发病机制;重症病例的早期识别及治疗。

【参考书目】

1. 王建枝，钱睿哲. 病理生理学［M］. 9版. 北京：人民卫生出版社，2018

2. 王天有，申昆玲，沈颖. 诸福棠实用儿科学［M］. 9版. 北京：人民卫生出版社，2022.

3. 万学红，卢雪峰. 诊断学［M］. 9版. 北京：人民卫生出版社，2018.

4. 王卫平，孙锟，常立文. 儿科学［M］. 9版. 北京：人民卫生出版社，2018.

案例摘要

患儿，男，2岁3月，主诉发热、惊跳、肢体抖动伴手足皮肤及口腔出疹2天，于当日急诊入院。患儿主要表现为发热2天，惊跳、肢体抖动伴手足皮肤及口腔出疹，无咳嗽、发绀等不适，今日入院就诊。体温38.7 ℃，并出现呼吸急促、躁动。自患病以来，精神、睡眠、食欲欠佳。既往史、个人史及家族史无特殊。急诊胸片未见异常。

查体：体温38.5 ℃，心率138次/分，呼吸36次/分，血压134/79 mmHg。体重13 kg，营养中等，神清躁动，精神反应差，急性重病容，站立不稳，不能行走。皮肤无干燥，弹性可，手部及会阴皮肤可见有数颗1～2 mm的红色疱疹，无瘙痒、破溃、渗液。唇红，咽充血，咽部可见有数颗1～2 mm的白色疱疹，基底潮红，颈稍抵抗，双肺呼吸音粗，未闻及啰音。心率138次/分，心音有力，律齐，未闻及心脏杂音。腹部平软，肝脾肋下未触及，肠鸣音正常。四肢肌张力下降，病理征未引出。

患者入院6小时后，仍发热，惊跳频繁，肢体抖动加剧，呼吸增快。查体：体温39.1 ℃，心率150次/分，呼吸50次/分，精神萎靡及躁动交替，不能站立、行走，双侧瞳孔等大等圆，直径3 mm，对光反射灵敏。颈稍抵抗，双肺呼吸音粗，未闻及啰音。腹部稍胀，腹肌软，肝脾肋下未触及，肠鸣音正常。神经系统检查：四肢肌力低。生理反射：膝腱反射减弱，病理反射未引出。实验室检查：白细胞 17.6×10^9/L；中性粒细胞78.50%↑；血红蛋白106 g/L↓；血小板 249×10^9/L；C反应蛋白<5.0 mg/L。电解质：钾4.6 mmol/L，钠134 mmol/L↓，氯101 mmol/L，钙2.42 mmol/L。血糖8.8 mmol/L。脑脊液：脑压220 mmH_2O，外观清亮，有核细胞数 10×10^6/L，中性粒细胞85%，糖4.7 mmol/L，蛋白0.480 g/L。

患儿于入院7小时，呼吸明显增快，呼吸困难，发绀，血氧饱和度下降。查体：体温38.8 ℃，心率160次/分，呼吸66次/分，血压138/80 mmHg，呼吸困难，可见“三凹征”，口唇发绀，颈抵抗，双肺呼吸音粗，可闻及痰鸣音，心音有力，律齐。四肢肌力低。复查胸片：肺纹理增粗，可见斑片状阴影。头颅MRI：未见明显异常。EV71 核酸检测阳性。

案例将要讨论内容的摘要

1. 基础医学

中枢神经系统的解剖位置及各部位的功能作用;手足口病的病理改变;手足口病的发病机制。

2. 临床医学

手足口病的病原学及其传播途径;手足口病的临床特征、实验室检查及影像学检查在手足口病中的应用;重症手足口病的识别;手足口病的鉴别诊断;重症病例的治疗。

3. 课程思政

讨论手足口病目前在我国发病情况及预后,讨论如何在我国目前的医疗卫生体制下更有效地降低该疾病的患病率及死亡率;讨论如何预防患病后的心理障碍及进行身体调试与护理;讨论在临床面对并发症严重的重症手足口病病例时如何更好地与病人及家属沟通,建立长期良好的医患关系。

第1幕(1学时)

1. 辅导注意事项及提示用问题

(1)上述病例包含哪些重要的信息?

(2)如何对手足口病患儿进行详细病史询问?其要点是什么?

(3)为进一步作出临床判断,需要进一步了解并获取病人的哪些信息才能有助于临床对疾病的诊断?

2. 主要讨论方向

(1)中枢神经系统的解剖位置和构成是什么?脑膜和脑实质发生炎症损害会引起什么临床症状?

(2)手足口病的定义是什么?

(3)手足口病的病原学及其传播途径是什么?

(4)哪些机制可能导致了患儿的临床症状?

(5)小儿神经系统检查方法:①主要包括哪些内容?②小儿肌力如何分级?③肌张力怎么判断?④病理反射重点检查哪些项目?⑤脑膜刺激征包括哪些项目?

第2幕（1学时）

1. 辅导注意事项及提示用问题

（1）你认为最可能的疾病是什么？请提供依据。

（2）你认为还需要对患儿进行哪方面的检查？有什么检查意义？

（3）该患儿还可能出现哪些症状？

2. 主要讨论方向

（1）手足口病的临床诊断标准有哪些？临床上如何区分轻重？

（2）如何依据临床资料判断患儿有可能的病原体？

（3）如何才能早期识别重症手足口病？

（4）手足口病的临床鉴别诊断有哪些？其鉴别要点是什么？

第3幕（2学时）

1. 辅导注意事项及提示用问题

（1）什么导致患儿出现呼吸增快、口唇发绀？

（2）该患儿目前需要怎样的急救措施？

（3）如何判断患儿血压的水平？

（4）如何判断手足口病的病情？手足口病的治疗原则是什么？

2. 主要讨论方向

（1）导致手足口病患儿发生呼吸加快、呼吸困难、发绀的原因是什么？

（2）手足口病的治疗措施有哪些？重症病例出现中枢神经系统损害、呼吸衰竭、循环障碍时各自处理要点是什么？

（3）手足口病患儿死亡的原因主要是什么？

（4）患儿发生肢体功能障碍、听力、语言障碍时，后期应采取哪些康复治疗措施？出院后的注意事项有哪些？

案例讨论小结（1学时）

1. 学生各小组小结

各小组以PPT的形式进行小结，小结的内容应包括该案例发病病因、机制、临床表现、诊断标准、鉴别诊断、早期病例识别及其治疗原则和预防措施。

2. 教师总结

（1）案例讨论所涉及专业知识：①中枢神经系统的组成及解剖位置；手足口

病的病理改变和临床特征。②手足口病的病原学及发病机制。③实验室及影像学检查在手足口病中的临床应用。④重症病例的早期识别。⑤手足口病的诊治原则。⑥手足口病的诊断及鉴别诊断。

(2)案例讨论过程点评:尤其对团队合作、批判精神、逻辑思维等方面予以点评。

教师备课用材料

一、概述

手足口病是由肠道病毒引起的急性发热出疹性疾病,发病人群以5岁以下儿童为主,同一儿童可因感染不同血清型的肠道病毒而多次发病。主要通过消化道、呼吸道和密切接触等途径传播。临床表现为发热、口腔和四肢末端的斑丘疹及疱疹,绝大多数病后1周左右缓解,少部分发展为重症,出现神经系统受累,甚至导致肺水肿、肺出血、循环衰竭,致死原因主要为脑干脑炎及神经源性肺水肿。由于病毒传染性强,常造成流行。

二、病原学

引起手足口病的病毒主要为肠道病毒,我国以科萨奇病毒A组16型(CoxA16)和肠道病毒71型(EV71)多见。近年来CV-A6和CV-A10感染也呈上升趋势。此外,在不同地区手足口病流行期间也可分离到其他肠道病毒,包括柯萨奇病毒A组2、4—12、24,柯萨奇病毒B组1—5,埃可病毒1、3、4、6、7、9、11、19、25、30。肠道病毒属小RNA病毒科肠道病毒属,病毒颗粒小,呈20面体立体对称球形,直径24~30 nm,适合在湿热的环境中生存,不易被胃酸和胆汁灭活,对外界有较强的抵抗力,在4 ℃可存活1年,因结构中无脂质,故对乙醚、来苏、氯仿等消毒剂不敏感,但不耐强碱,对紫外线及干燥敏感,高锰酸钾、漂白粉、甲醛、碘酒等能使其灭活。

三、流行病学

人类是已知的人肠道病毒唯一宿主。手足口病患者和隐性感染者均为传染源,主要通过粪-口传播,也可经过接触患者呼吸道分泌物、疱疹液及污染的物品而感染,疾病流行季节医源性传播也不容忽视。是否可经水和食物传播,目前尚不清楚。人类对肠道病毒普遍易感,但成人大多通过隐性感染获得相应的抗体。因此临床上以儿童感染为主,尤其容易在托幼机构的儿童之间流行。感染后可获得免疫力,但持续时间未明确。发病前数天,感染者咽部分泌物与粪便中可检出病毒,粪便中排毒时间可达3~5周。我国自1980年开始有报道手足口病散发病例,此后报道病例增多,曾在多个地区爆发流行,于2008年将手足口病纳入法定报告的丙类传染病。2009年以来,手足口病在全国法定报告传染病发病数和死亡数均列前五。2008—2009年监测数据报道,80.7%重症手足口病病例系EV71感染,93.5%死亡病例系EV71感染。

四、发病机制及病理变化

肠道病毒由呼吸道或消化道侵入局部黏膜,病毒与宿主细胞膜蛋白受体结合,数分钟内即完成插入,脱衣壳和释放RNA基因入宿主细胞质中,进行装配和复制。肠道病毒在上皮细胞以及咽部或肠壁淋巴组织居留和增殖,因此可由口咽分泌物或粪便排出。病毒在局部黏膜或淋巴组织中增殖后发生初次病毒血症,早期病毒复制不引起胃肠道和网状组织的组织病理改变,病毒经淋巴通道扩散至远端淋巴结、肝、脾和骨髓,并在这些器官进一步复制增殖,导致持续性再次病毒血症,病毒播散至靶器官(如中枢神经系统、皮肤黏膜、心脏、肺、肝、胰、肌肉等),在该处增殖,引起各种病变,出现相应的临床表现。EV71可进入脑干,激活交感神经释放大量儿茶酚胺,导致神经源性肺水肿和(或)休克。

某些宿主因素,如在第一次小剂量病毒血症时有剧烈运动、过度疲劳、受寒、营养不良、妊娠、免疫力低下和B淋巴细胞免疫缺陷等,可加重疾病严重程度。原发感染后可获得持久稳定的型特异性免疫,不同型别的肠道病毒感染后不能提供交叉免疫保护,因此机体可重复感染。

死亡者均为重症病例,可因病毒侵犯部位的不同见到不同脏器和组织的病理变化,如脑炎时脑部可见局灶性细胞浸润,伴退行性变;侵犯心脏时可有间质性心肌炎,伴局灶性坏死、心包炎等;肝脏病变也以局灶性细胞浸润为主。

五、临床表现

手足口病的临床表现复杂而多样,根据临床病情的轻重程度,分为普通病例和重症病例。

1. 普通病例

急性起病,大多有发热,可伴咳嗽、流涕、食欲不振等。口腔内可见疱疹或溃疡,引起口腔疼痛,导致患儿拒食、流涎。手、足和臀部出现斑丘疹和疱疹,偶可见于躯干、四肢,呈离心分布。皮疹消退后不留痕或色素沉着,无并发症,多于1周内痊愈,预后良好,见图17-1。

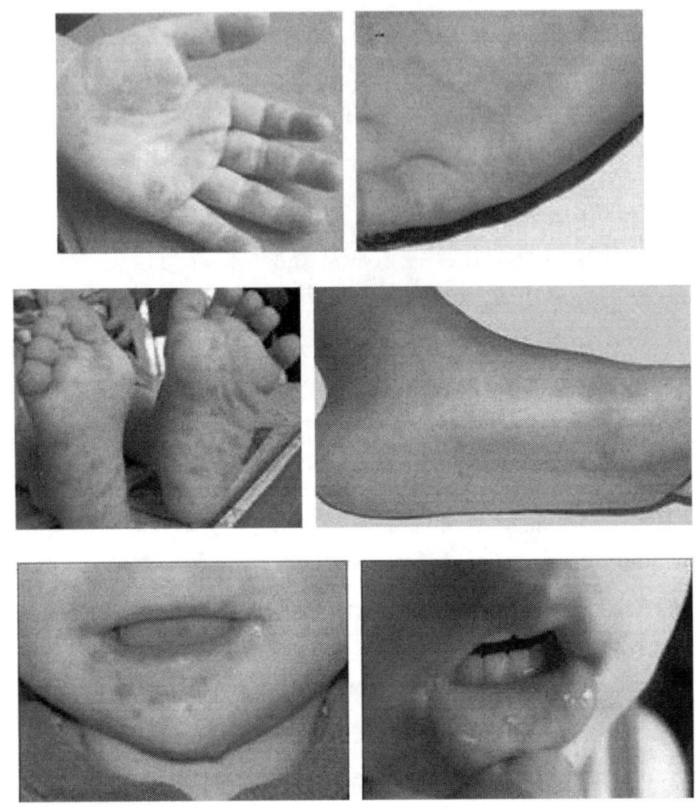

图 17-1 手足口病的临床表现(普通病例)

2. 重症病例

少数病例病情进展迅速,在发病 1 ~5 天出现脑膜炎、脑炎、脑脊髓炎、肺水肿、循环障碍等;极少数病例病情危重,可致死亡,存活病例可留有后遗症。

(1)神经系统:多出现在病程 1 ~5 天,可发生无菌性脑膜炎、脑炎、脑干脑炎、脑脊髓炎、急性弛缓性麻痹等。患儿可持续高热,伴精神萎靡、嗜睡或激惹、易惊、头痛、呕吐、谵妄,甚至昏迷;肢体抖动、肌阵挛、眼球震颤、共济失调、眼球运动障碍;肌无力或急性弛缓性瘫痪、惊厥等。颈强直在大于 1 ~2 岁儿童中较为明显,腱反射减弱或消失,Kerning 征和 Brudzinski 征阳性。

(2)呼吸系统:可发生肺水肿、肺出血、肺功能衰竭等。患儿呼吸增快并浅促、呼吸困难、呼吸节律改变或呼吸窘迫,口唇发绀,咳嗽加剧,咳白色、粉红色或血性泡沫样痰,肺部可闻及湿啰音。

(3)循环系统:心率增快或减慢,面色灰白,皮肤花纹,四肢发凉,出冷汗,指

(趾)端发绀;持续低血压,毛细血管充盈时间延长或有心肌收缩力下降。

六、实验室检查

(1)血常规:白细胞正常或降低,病情危重白细胞可明显增高。

(2)血生化:部分可有谷丙转氨酶、谷草转氨酶及肌酸激酶同工酶增高,病情危重可有肌钙蛋白和血糖升高。

(3)血气分析:呼吸系统受累可有动脉血氧分压降低,二氧化碳分压增高和酸中毒。

(4)脑脊液检查:神经系统受累时可表现为外观清亮,压力增高,细胞计数增多(以单核细胞为主),蛋白轻度增高或正常,糖和氯正常。

(5)病原学检查:鼻咽拭子、气道分泌物、疱疹液或粪便标本中肠道病毒特异性核酸阳性或分离到肠道病毒,可确诊。

(6)血清学检查:急性期和恢复期血清肠道病毒中和抗体有4倍以上升高,可确诊。

(7)胸部影像学检查:可见肺纹理增多,网格状、斑片状阴影,部分病例以单侧为主。

(8)磁共振检查:神经系统受累时可见脑干、脊髓灰质损害为主的异常改变。

七、诊断

根据流行病学资料,急性起病,发热(部分病例可无发热)伴手、足、臀部皮疹可以作出诊断。少数重症病例皮疹不典型,临床诊断困难,须结合病原学或血清学检查作出诊断。

八、鉴别诊断

(1)其他引起儿童发热、触疹的疾病。

(2)其他病毒所致脑炎或脑膜炎:其他病毒(如单纯疱疹病毒、巨细胞病毒、EB病毒、呼吸道病毒等)引起的脑炎或脑膜炎,临床表现与手足口病合并中枢神经系统损害的重症病例表现相似,对皮疹不典型者应根据流行病史尽快留取标本进行肠道病毒病原学检查,结合病原学或血清学检查作出诊断。

(3)肺炎:重症手足口病可发生神经源性肺水肿,应与肺炎鉴别。肺炎主要表现为发热、咳嗽、呼吸急促的呼吸道症状,一般无皮疹,大多无粉红色或血性泡沫痰。

(4)爆发性心肌炎:以循环障碍为主要表现的重症病例须与爆发性心肌炎鉴别。后者多有严重的心律失常、心源性休克、阿-斯综合征等表现,一般无皮疹。可依据病原学或血清学检测进行鉴别。

九、重症病例的早期识别

年龄3岁以下、病程3天以内和EV71感染为重症高危因素,下列指标提示患儿可能发展为重症病例危重型:

(1)持续高热,体温大于39 ℃,常规退热效果不佳。

(2)神经系统表现:出现精神萎靡、头痛、眼球震颤或上翻、呕吐、易惊、肢体抖动、吸吮无力、站立或坐立不稳。

(3)呼吸异常:呼吸增快、减慢或节律不整。安静状态下呼吸频率超过30~40次/分。

(4)循环功能障碍:心率增快(>160次/分)、出冷汗、四肢末梢发凉、皮肤发花、血压升高、毛细血管再充盈时间延长(>2秒)。

(5)外周血白细胞升高:外周血白细胞计数≥15×10^9/L,其他感染因素除外。

(6)血糖升高:出现应激性高血糖,血糖>8.3 mmol/L。

(7)血乳酸升高:出现循环功能障碍时,通常血乳酸≥2.0 mmol/L,其升高程度可作为判断预后的参考指标。

十、治疗

1.普通病例

门诊治疗,目前尚无特效抗肠道病毒药物,可考虑使用α-干扰素雾化,利巴韦林静滴,积极控制体温,注意隔离,避免交叉感染;清淡饮食,做好口腔和皮肤护理。

2.重症病例

(1)控制颅内高压:限制入量,给予生理需要量60~80 mL/(kg·d)(脱水剂不算在内),积极予甘露醇降颅压,每次0.5~1.0 g/kg,每4~8小时1次,20~30分钟快速静滴,根据病情调整频次及剂量,严重颅内高压或脑疝时,可增加频次至2~4小时1次。严重颅高压或低钠血症时,可考虑联合使用高渗盐酸(3%氯化钠)。有心功能障碍时,可使用利尿剂,如呋塞米1~2 mg/kg静脉注射。

(2)糖皮质激素:有脑脊髓炎和持续高热等表现者以及危重病例,酌情使用。甲泼尼龙1~2 mg/(kg·d);氢化可的松3~5 mg/(kg·d);地塞米松0.2~0.5 mg/(kg·d),病情稳定后尽早减停。

（3）静脉丙种球蛋白：有脑脊髓炎和持续高热等表现者以及危重病例，酌情使用。总量 2 g/kg，分 2 ~ 5 天给予。

（4）对症治疗：降温（布洛芬每次 5 ~ 10 mg/kg、对乙酰氨基酚每次 10 ~ 15 mg/kg）、镇静止惊（地西泮每次 0.3 ~0.5 mg/kg、咪达唑仑每次 0.1 ~0.3 mg/kg）。

（5）呼吸衰竭时予氧疗，必要时予气管插管机械通气（呼吸急促、减慢或节律改变；气道分泌物呈淡红色或血性；短期内肺部出现湿啰音；胸部 X 线检查提示肺部明显渗出性病变；脉搏血氧饱和度（SpO_2）或动脉血压分压（PaO_2）下降；面色苍白、发绀、皮温低、皮肤发花、血压下降；频繁抽搐或昏迷）。

（6）循环障碍时予血管活性药物：可予米力农扩张血管，负荷量 50 ~ 75 μg/kg，15 分钟输注完毕，维持量从 0.25 μg/（kg · min）开始，逐步调整，最大量可达 1 μg/（kg · min），一般不超过 72 小时，血压高者应将血压控制在该年龄段严重高血压值以下，可用酚妥拉明 1 ~20 μg/（kg · min），或硝普钠 0.5 ~5 μg/（kg · min），小剂量开始，根据血压等生命体征调整至合适剂量。血压下降时予正性肌力及升压药物：多巴胺 5 ~20 μg/（kg · min）、多巴酚丁胺 2.5 ~ 20 μg/（kg · min）、去甲肾上腺素 0.05 ~2 μg/（kg · min）、肾上腺素 0.05 ~2 μg/（kg · min）等，低剂量开始，以能维持接近正常血压的最小剂量为佳。

儿童（<5 岁）严重高血压参考值，见表 17-1。

表 17-1　儿童（<5 岁）严重高血压参考值

性　别	年　龄	收缩压/mmHg	舒张压/mmHg
女	~3 岁	≥110	≥72
	~4 岁	≥112	≥73
	~5 岁	≥114	≥76
男	~3 岁	≥112	≥73
	~4 岁	≥114	≥74
	~5 岁	≥117	≥77

（7）其他：血液净化、体外生命支持（体外膜肺、体外左心支持等，适用于常规治疗无效的合并心肺衰竭的危重型患儿）。

（8）恢复期治疗：促进各脏器功能恢复、功能康复治疗、中西医结合。

十一、预防

1. 一般预防

本病流行期间不宜带儿童到人群聚集的公共场所,注意保持环境卫生,勤洗手,居室要经常通风,勤晒衣被。

2. 接种疫苗

EV71 型灭活疫苗可用于 6 月龄至 5 岁儿童预防 EV71 感染所致手足口病,基础免疫为 2 剂次,间隔 1 个月,鼓励在 12 月龄前完成接种。

3. 加强医院感染控制

医疗机构积极做好医院感染预防和控制工作。要加强预检分诊,有专门诊室接诊手足口病疑似病例;接诊时采取标准预防措施,严格执行手卫生,加强诊区环境和物品消毒。

(李东秀、李强、陈霞静、陆金海)

案例18

18

发热又有杨梅舌，是什么情况？

【学习目标】

1. 基础医学

(1)川崎病的病理变化(全身性血管炎症,易累及冠状动脉)。

(2)川崎病的病理过程分期。

2. 临床医学

(1)川崎病的病因。

(2)川崎病的发病机制。

(3)川崎病的临床表现。

(4)川崎病的诊断标准和鉴别诊断。

(5)川崎病的诊治原则及其治疗的循证依据。

3. 课程思政

(1)讨论川崎病目前在我国的发病情况及预后,讨论如何在我国目前的医疗卫生体制下更有效地降低该疾病的发病率。

(2)讨论川崎病的预防、预测措施及患病后的心理、身体调试与护理。

(3)讨论面对川崎病病人时如何更好地与病人沟通,建立长期良好的医患关系。

【教学建议】

1. 本案例涉及课程内容

血管炎对机体的影响;川崎病的病理过程分期;川崎病的病因及发病机制;川崎病的诊断标准和鉴别诊断;川崎病的诊断原则及其治疗的循证依据。

2. 本案例的教学重点

川崎病的病因及发病机制;川崎病的临床标准和鉴别诊断;川崎病的治疗原则。

3. 本案例适宜临床医学专业本科学生(大学四年级)做讨论的基础

川崎病病理分期中的各期变化;川崎病的发病机制及临床表现。

【参考书目】

1. 王天有,申昆玲,沈颖. 诸福棠实用儿科学[M]. 9 版. 北京:人民卫生出版社,2022.

2. 王卫平,孙锟,常立文. 儿科学[M]. 9 版. 北京:人民卫生出版社,2018.

3. 万学红,卢雪峰. 诊断学[M]. 9 版. 北京:人民卫生出版社,2018.

4. 王建枝,钱睿哲. 病理生理学[M]. 9 版. 北京:人民卫生出版社,2018.

案例摘要

患儿，男，2 岁 6 月，主诉发热 5 天、咳嗽 1 天，于当日入院，家属代诉患儿于 5 天前无明显诱因下出现发热，热型无规律，最高温度 40.1 ℃，予退热处理后体温可降至正常，但易反复，无寒战、抽搐、皮疹、咳嗽、咳痰、气促、呼吸困难、呕吐、腹泻等不适，病后曾到本院门诊就诊，先后予“头孢曲松钠、头孢哌酮钠舒巴坦钠、热毒宁、地塞米松”输液治疗 5 天，治疗后仍有反复发热，1 天前出现咳嗽，咳嗽为阵发性连声咳，非痉挛性咳，无犬吠样咳。既往史、个人史、家族史无特殊。

查体：体温 37.9 ℃，心率 110 次/分，呼吸 28 次/分，体重 13 kg，营养良好，神清。皮肤黏膜无苍白，无皮疹，浅表淋巴结未及肿大。头颅五官无畸形，两侧瞳孔直径 3 mm，对光反射灵敏。唇红，草莓舌，咽充血，扁桃体无肿大。颈软，三凹征阴性，双肺呼吸音粗，未及干湿啰音。心率 110 次/分，心音有力，律齐，未闻及心脏杂音。腹平软，腹部触诊未见异常，未触及腹部包块，肝脾肋下未触及，肠鸣音正常。病理征未引出。

辅助检查：血常规，超敏 C 反应蛋白测定（免疫荧光法）（全血）：白细胞 13.14×10^9/L↑；中性粒细胞 9.16×10^9/L↑；淋巴细胞 2.53×10^9/L；血红蛋白 99 g/L↓；平均红细胞体积 74.60 fL↓；平均血红蛋白含量 23.70 pg↓；平均血红蛋白浓度 318.0 g/L，血小板 326×10^9/L↑；超敏 C 反应蛋白 36.16 mg/L↑；降钙素原检测（电化学发光法）（血清）：降钙素原 2.30 ng/mL↑；电解质 9 项（血清）：钠 131.9 mmol/L↓；氯 94.9 mmol/L↓；铁 3.19 μmol/L↓；锌 5.6 μmol/L↓；血沉（快速法）49 mm/h↑。心脏彩超提示主动脉内径正常，管壁光滑，搏幅正常，主肺动脉及分支内径正常，左、右冠状动脉主干近端内径宽约 2.7 mm、1.4 mm。室壁厚度正常，活动协调，搏幅正常，房、室间隔连续性好，心包及心包腔未见异常。心电图提示窦性心律，正常心电图。胸部正位片提示考虑支气管肺炎。

案例将要讨论内容的摘要

1. 基础医学

川崎病病理变化（全身性血管炎症，易累及冠状动脉）；川崎病病理过程的分期。

2. 临床医学

川崎病的病因及发病机制；川崎病的临床表现；川崎病的诊断标准和鉴别诊断；川崎病的诊治原则及其治疗的循证依据。

3. 课程思政

讨论川崎病目前在我国的发病情况及预后,讨论如何在我国目前的医疗卫生体制下更有效地降低该疾病的发病率;讨论川崎病的预防、预测措施及患病后的心理、身体调试与护理;讨论面对川崎病病人时如何更好地与病人沟通,建立长期良好的医患关系。

第 1 幕（1 学时）

1. 辅导注意事项及提示用问题

(1)上述病例包含哪些重要的信息?

(2)如何对川崎病患者进行详细病史询问? 其要点是什么?

(3)为进一步作出临床判断,需要进一步了解并获取病人的哪些信息才能有助于临床对疾病的诊断?

2. 主要讨论方向

(1)川崎病的全身血管炎可引起什么临床症状?

(2)川崎病的定义是什么?

(3)川崎病的病因是什么?

(4)哪些机制可能导致了病人的临床症状?

第 2 幕（1 学时）

1. 辅导注意事项及提示用问题

(1)你认为最可能的疾病是什么? 请提供依据。

(2)你认为还需要对患儿进行哪方面的检查? 有什么检查意义?

(3)该患儿可能出现哪些并发症?

2. 主要讨论方向

(1)川崎病的临床诊断标准有哪些?

(2)川崎病的临床鉴别诊断有哪些? 其鉴别要点是什么?

(3)川崎病的并发症有哪些?

第 3 幕（2 学时）

1. 辅导注意事项及提示用问题

(1)该患儿可能发生什么并发症?

(2)针对该患儿,应如何治疗?

(3)该患儿的预后如何?

2. 主要讨论方向

(1)阿司匹林的用法是什么？

(2)静注人免疫球蛋白使用的剂量、疗程，如果使用无效，下一步该如何治疗？

案例讨论小结（1 学时）

1. 学生各小组小结

各小组以 PPT 的形式进行小结，小结的内容应包括该案例发病病因、机制、临床表现、诊断标准及其治疗原则和预防措施。

2. 教师总结

(1)案例讨论所涉及专业知识：①川崎病的病因及发病机制；②川崎病的病理分期；③川崎病的临床表现；④川崎病的诊断标准和鉴别诊断；⑤川崎病的诊治原则及其治疗的循证依据。

(2)案例讨论过程点评：尤其对团队合作、批判精神、逻辑思维等方面予以点评。

教师备课用材料

一、概念

皮肤黏膜淋巴结综合征(MCLS)，又称川崎病(KD)，于 1967 年由日本川崎富作首先报告，并以他的名字命名。本病是一种以全身血管炎为主要病变的急性发热出疹性小儿疾病。

二、病因和发病机制

1. 病因

病因不明，流行病学资料提示立克次氏体、丙酸杆菌、葡萄球菌、链球菌、反转录病毒、支原体感染为其病因，但均未能证实。

2. 发病机制

本病的发病机制尚不清楚。推测感染原的特殊成分，如超抗原(热休克蛋白 65，HSP65 等)可不经过单核/巨噬细胞，直接通过与 T 细胞抗原受体(TCR) Vβ 片段结合，激活 CD30+T 细胞和 CD40 配体表达。在 T 细胞的诱导下，B 淋巴细胞多克隆活化和凋亡减少，产生大量免疫球蛋白(IgG、IgM、IgA、IgE)和细胞因子(IL-1、IL-2、IL-6、TNF-α)。抗中性粒细胞胞浆抗体(ANCA)、抗内皮细胞抗体和细胞因子损伤血管内皮细胞，使其表达细胞间黏附分子-1(ICAM-1)和内皮细胞性白细胞黏附分子-1(ELAM-1)等黏附分子，同时血管内皮生长因子参与，导致血管壁进一步损伤。

三、病理

本病病理变化为全身性血管炎,好发于冠状动脉。病理过程可分为四期,各期变化如下。

(1)Ⅰ期:1~9天,小动脉周围炎症,冠状动脉主要分支血管壁上的小营养动脉和静脉受到侵犯。心包、心肌间质及心内膜炎症浸润,包括中性粒细胞、嗜酸性粒细胞及淋巴细胞。

(2)Ⅱ期:12~25天,冠状动脉主要分支全层血管炎,血管内皮水肿、血管壁平滑肌层及外膜炎症细胞浸润。弹力纤维和肌层断裂,可形成血栓和动脉瘤。

(3)Ⅲ期:28~31天,动脉炎症逐渐消退,血栓和肉芽形成,纤维组织增生,内膜明显增厚,导致冠状动脉部分或完全阻塞。

(4)Ⅳ期:数月至数年,病变逐渐愈合,心肌瘢痕形成,阻塞的动脉可能再通。

四、临床表现

1. 主要表现

(1)发热:39~40 ℃,持续7~14天或更长,呈稽留热或弛张热,抗生素治疗无效。见图18-1、图18-2。

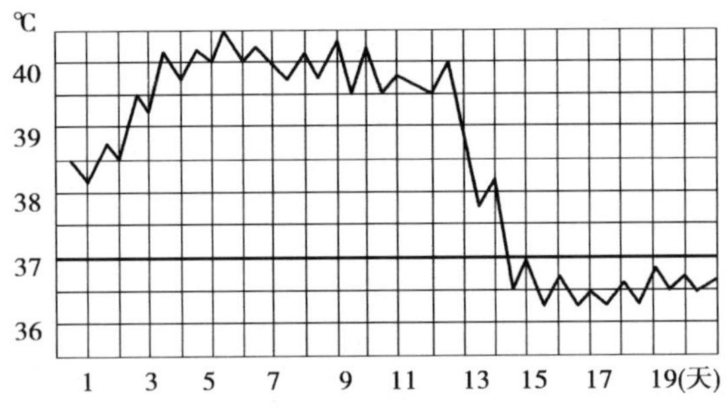

图18-1 稽留热

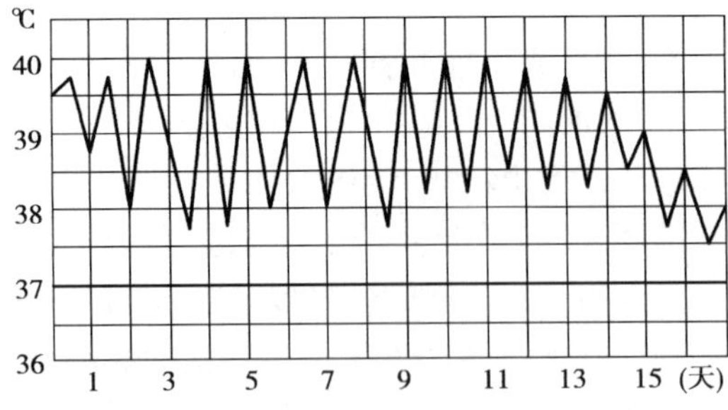

图18-2 弛张热

（2）球结合膜充血：于起病 3 ~4 天出现，无脓性分泌物，热退后消散。

（3）唇及口腔症状：唇充血皲裂，口腔黏膜弥漫充血，舌乳头突起、充血，呈草莓舌。见图 18-3。

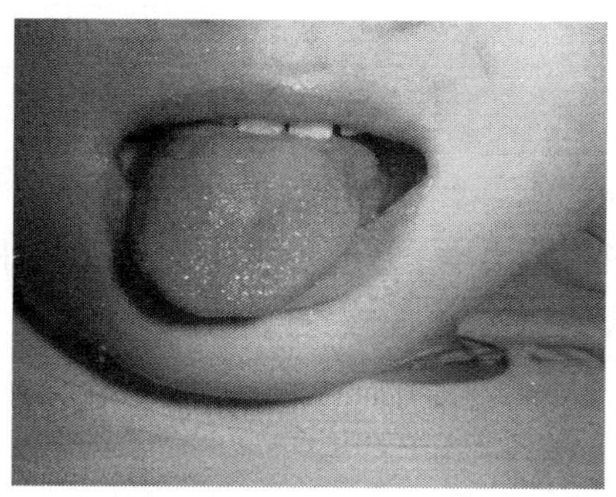

图 18-3　唇及口腔症状

（4）手足症状：急性期手足硬性水肿和掌跖红斑，恢复期指（趾）端甲下和皮肤交界处出现膜状脱皮，指（趾）甲有横沟，重者指（趾）甲也可脱落。见图 18-4。

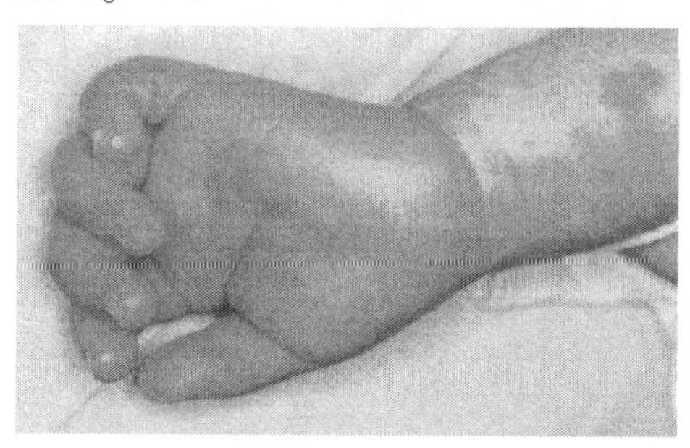

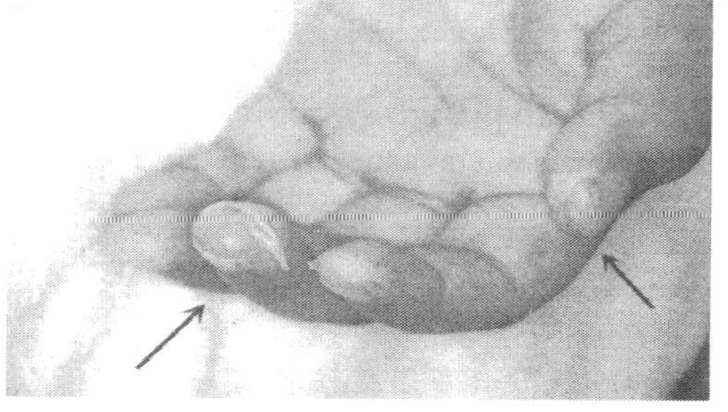

图 18-4　手足症状

（5）皮肤症状：多形性皮斑和猩红热样皮疹，常在第 1 周出现。肛周皮肤发红、脱皮。见图 18-5。

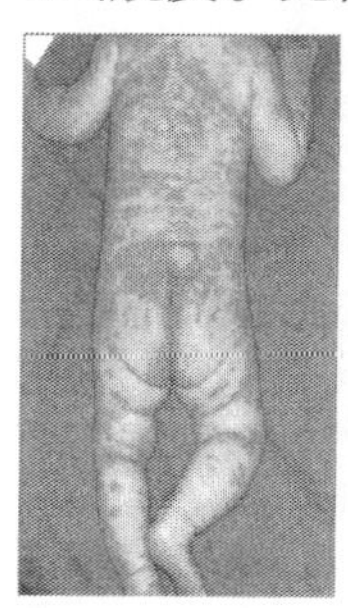

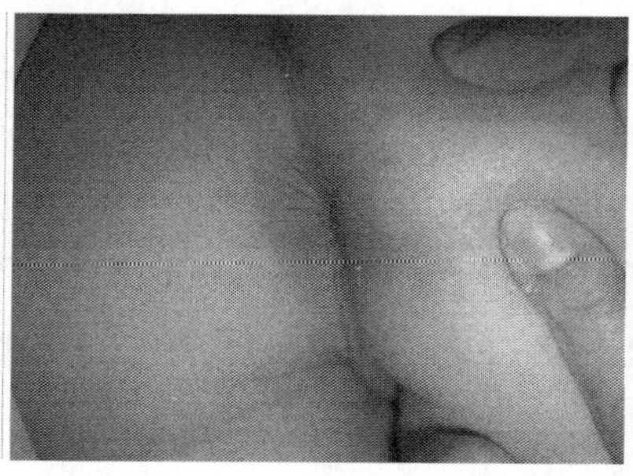

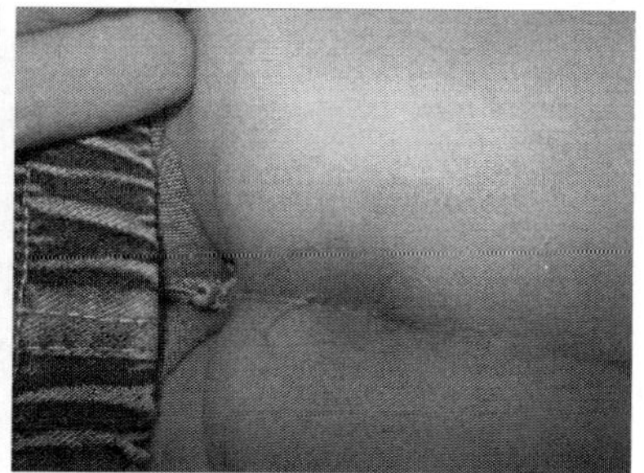

图 18-5　皮肤症状

(6)颈淋巴结肿大:单侧或双侧,坚硬有触痛,但表面不红,无化脓。病初出现,热退时消散。

2. 心脏表现

病程第1~6周可出现心包炎、心肌炎、心内膜炎、心律失常,发生冠状动脉瘤或狭窄者可无临床表现,少数可有心肌梗死的症状。冠状动脉损害多发生于病程第2~4周,但也可发生于疾病恢复期。心肌梗死和冠状动脉瘤破裂可致心源性休克甚至猝死,3岁以下的男孩,红细胞沉降率、血小板、C-反应蛋白明显升高是冠状动脉病变的高危因素。

3. 其他

可有间质性肺炎、无菌性脑膜炎、消化系统症状(腹痛、呕吐、腹泻、麻痹性肠梗阻、肝肿大、黄疸等)、关节痛和关节炎。

五、辅助检查

1. 血液检查

周围血白细胞增高,以中性粒细胞为主,伴核左移。轻度贫血,血小板早期正常,第2~3周时增多。血沉增快,C-反应蛋白等急相蛋白、血浆纤维蛋白原和血浆黏度增高,血清转氨酶升高。

2. 免疫学检查

血清IgG、IgM、IgA、IgE和血循环免疫复合物升高;Th2类细胞因子(如IL-6)明显增高,总补体和C3正常或增高。

3. 心电图

早期示非特异性ST-T变化;心包炎时可有广泛ST段抬高和低电压;心肌梗死时ST段明显抬高,T波倒置及异常Q波。

4. 胸部平片

可示肺部纹理增多、模糊或有片状阴影,心影可扩大。

5. 超声心动图

急性期可见心包积液,左心室内径增大,二尖瓣、主动脉瓣或三尖瓣反流;可有冠状动脉异常,如冠状动脉扩张(直径>3 mm,≤4 mm为轻度;4~7 mm为中度)、冠状动脉瘤(≥8 mm)、冠状动脉狭窄。

6. 冠状动脉造影

超声波检查有多发性冠状动脉瘤,或心电图有心肌缺血表现者,应进行冠状动脉造影，以观察冠状动脉病变程度，指导治疗。

7. 多层螺旋 CT

在检测冠状动脉狭窄、血栓、钙化方面的能力明显优于超声心动图，可部分取代传统的冠状动脉造影。

六、诊断和鉴别诊断

1. 诊断标准

发热 5 天以上，伴下列 5 项临床表现中 4 项者，排除其他疾病后，即可诊断为川崎病。

(1)四肢变化：急性期掌跖红斑，手足硬性水肿；恢复期指(趾)端膜状脱皮。

(2)多形性红斑。

(3)眼结合膜充血，非化脓性。

(4)唇充血皲裂，口腔黏膜弥漫充血，舌乳头突起、充血，呈草莓舌。

(5)颈部淋巴结肿大。

注：如 5 项临床表现中不足 4 项，但超声心动图有冠状动脉损害，也可确诊为川崎病。

2. IVIG 非敏感型 KD

目前对该病诊断尚无统一定义，还有 IVIG 无反应型 KD、IVIG 耐药型 KD、难治性 KD 等多种表述。多数认为，KD 患儿在发病 10 天内接受 IVIG 2 g/kg 治疗，无论 1 次或分次输注 48 小时后体温仍高于 38 ℃，或给药 2 ~ 7 天(甚至 2 周)后再次发热，并符合至少 1 项 KD 诊断标准，可考虑为 IVIG 非敏感型 KD。

3. 鉴别诊断

本病需与渗出性多形性红斑、幼年特发性关节炎全身型、败血症和猩红热相鉴别。

七、治疗

1. 阿司匹林

阿司匹林每日 30 ~ 50 mg/kg，分 2 ~ 3 次服用，热退后 3 天逐渐减量，2 周左右减至每日 3 ~ 5 mg/kg，维持 6 ~ 8 周。如有冠状动脉病变时，应延长用药时间，直至冠状动脉恢复正常。

2. 静脉注射丙种球蛋白(IVIG)

IVIG 剂量为 1 ~ 2 g/kg，于 8 ~ 12 小时静脉缓慢输入，宜于发病早期(10 天以内)应用,可迅速退热,预防冠状动脉病变的发生。应同时合并应用阿司匹林,剂量和疗程同上。部分患儿对 IVIG 效果不好,可重复使用 1 ~ 2 次,但 1% ~2% 的病例仍然无效。应用过 IVIG 的患儿,在 9 个月内不宜进行麻疹、风疹、腮腺炎等疫苗的预防接种。

3. 糖皮质激素

糖皮质激素因可促进血栓形成,易发生冠状动脉瘤和影响冠状动脉病变修复,故不宜单独应用。IVIG 治疗无效的患儿可考虑使用糖皮质激素,也可与阿司匹林和双嘧达莫合并应用。醋酸泼尼松剂量为每日 2 mg/kg,用药 2 ~4 周。

4. 其他治疗

(1)抗血小板聚集:除阿司匹林外,可加用双嘧达莫,每日 3 ~5 mg/kg。

(2)对症治疗:根据病情给予对症及支持疗法,如补充液体、保护肝脏、控制心力衰竭、纠正心律失常等,有心肌梗死时应及时进行溶栓治疗。

(3)心脏手术:严重的冠状动脉病变需要进行冠状动脉搭桥术。

5. IVIG 非敏感型 KD 的治疗

(1)继续 IVIG 治疗:首剂 IVIG 后仍发热者,应尽早再次应用 IVIG,可有效预防冠状动脉病变,若治疗过晚,则不能预防冠状动脉损伤,建议再次使用剂量为 2 g/kg,一次性输注。

(2)糖皮质激素联用阿司匹林治疗:有学者建议 IVIG 非敏感型 KD 可以在 IVIG 使用的基础上,联合使用糖皮质激素加阿司匹林。

八、预后

川崎病为自限性疾病,多数预后良好。复发见于 1% ~2% 的患儿。无冠状动脉病变的患儿,于出院后 1 个月、3 个月、6 个月及 1 ~2 年进行一次全面检查(包括体格检查、心电图和超声心动图等)。未经有效治疗的患儿,15% ~25% 发生冠状动脉瘤,更应长期密切随访,每 6 ~12 个月一次。冠状动脉瘤多于病后 2 年内自行消失,但常遗留管壁增厚和弹性减弱等功能异常。大的动脉瘤常不易完全消失,常致血栓形成或管腔狭窄。

(李东明、陈霞静、李强、陆金海)

19

孩子怎么了？为什么总在做鬼脸？

【学习目标】

1. 基础医学

(1)风湿热对机体的影响。

(2)风湿热病理分期中的各期变化。

2. 临床医学

(1)风湿热的病因。

(2)风湿热的发病机制。

(3)风湿热的临床表现。

(4)风湿热的诊断标准和鉴别诊断。

(5)风湿热的诊治原则及其治疗的循证依据。

3. 课程思政

(1)讨论风湿热目前在我国的发病情况及预后,讨论如何在我国目前的医疗卫生体制下更有效地降低该疾病的发病率。

(2)讨论风湿热的预防、预测措施及患病后的心理、身体调试与护理。

(3)讨论面对风湿热病人时如何更好地与病人沟通,建立长期良好的医患关系。

【教学建议】

1. 本案例涉及课程内容

风湿热对机体的影响;风湿热的病因及发病机理;风湿热病理分期中的各期变化;风湿热的诊断标准和鉴别诊断;风湿热的诊治原则及其治疗的循证依据。

2. 本案例的教学重点

风湿热的病因及发病机制;风湿热的诊断标准和鉴别诊断;风湿热的治疗原则。

3. 本案例适宜临床医学专业本科学生(大学四年级)做讨论的基础

风湿热病理分期中的各期变化;风湿热的发病机制及临床表现;风湿热的预后。

【参考书目】

1. 王天有,申昆玲,沈颖. 诸福棠实用儿科学[M]. 9 版. 北京:人民卫生出版社,2022.

2. 王卫平，孙锟，常立文. 儿科学[M]. 9 版. 北京：人民卫生出版社，2018.
3. 万学红，卢雪峰. 诊断学[M]. 9 版. 北京：人民卫生出版社，2018.
4. 王建枝，钱睿哲. 病理生理学[M]. 9 版. 北京：人民卫生出版社，2018.

案例摘要

患儿，女，11 岁 2 个月，因反复发热 1 月余及游走性关节痛、挤眉弄眼 10 天就诊。患儿于入院前 1 月余无明显诱因下出现发热，体温波动于 38～40 ℃，可自行下降至正常，无咳嗽、呕吐、皮疹，不伴畏寒寒战与抽搐，无潮热盗汗，精神食欲欠佳，10 天前出现双肩、双膝、双肘及双髋关节游走性疼病，伴有关节局部皮温升高及活动障碍，无明显肿胀，时有挤眉弄眼，频繁耸肩，期间患儿诉胸闷，活动后明显，伴双下肢水肿。不伴眼睑水肿，尿量尿色正常，病后体重下降 2 kg。患者个人史无特殊，既往无类似发作。奶奶和母亲均有“风湿病”，未正规诊断和治疗，否认结核接触史，已接种卡介苗。

查体：体温 38.5 ℃，呼吸 32 次/分，心率 115 次/分，血压 110/70 mmHg，精神反应可，面色红润，全身无皮疹及皮下包块，可见卡疤，眼睑无水肿，颈静脉显露，口唇无发绀。颈部淋巴结轻度肿大，咽红，左侧扁桃体Ⅱ度肿大，无分泌物，双肺呼吸音粗，未闻及啰音。心前区无隆起，心率 115 次/分，无震颤，心音低钝，节律整齐，心尖闻及Ⅱ/Ⅵ收缩期吹风样杂音，无传导，腹软不胀，肝肋下 2 cm，质软边锐。脾未触及。四肢肌力肌张力正常，双下肢轻度水肿。四肢关节及脊柱活动正常，局部无红肿，皮温正常。辅助检查：血常规，白细胞 13.2×10^9/L；中性粒细胞数 8.16×10^9/L；血红蛋白 101 g/L；血小板 456×10^9/L；C-反应蛋白 45.8 mg/L。免疫功能检查：免疫球蛋白、补体正常，自身抗体、类风湿因子、抗环瓜氨酸肽抗体阴性。血沉 65 mm/h，ASO 2025 U/mL。病原学检查：EB 病毒抗体、结核抗体阴性，血培养阴性。肥达试验阴性。骨髓彩色图文分析正常。脏器功能分析：肝肾功能正常；心电图：窦性心动过速，Ⅱ度房室传导阻滞，P-R 间期延长。心脏彩超：左心增大；二尖瓣、三尖瓣中度反流；轻度心包积液，射血分数 55%。

案例将要讨论内容的摘要

1. 基础医学

（1）风湿热对机体的影响。

（2）风湿热病理分期中的各期变化。

2. 临床医学

风湿热的病因及发病机制；风湿热的临床表现；风湿热的诊断标准和鉴别

诊断;风湿热的诊治原则及其治疗的循证依据。

3. 课程思政

讨论风湿热目前在我国的发病情况及预后,讨论如何在我国目前的医疗卫生体制下更有效地降低该疾病的发病率;讨论风湿热的预防、预测措施及患病后的心理、身体调试与护理;讨论面对风湿热病人时如何更好地与病人沟通,建立长期良好的医患关系。

第1幕(1学时)

1. 辅导注意事项及提示用问题

(1)上述病例包含哪些重要的信息?

(2)如何对风湿热患者进行详细询问病史?其要点是什么?

(3)为进一步作出临床判断,需要进一步了解并获取病人的哪些信息才能有助于临床对疾病的诊断?

2. 主要讨论方向

(1)什么原因可以引起发热?发热的类型有哪些?发热有哪些伴随症状?

(2)水肿的原因有哪些?

(3)风湿热的病因是什么?

(4)哪些机制可能导致了病人的临床症状?

第2幕(1学时)

1. 辅导注意事项及提示用问题

(1)你认为最可能的疾病是什么?请提供依据。

(2)你认为还需要对病人进行哪方面的检查?有什么检查意义?

(3)该患者可能出现哪些并发症?

2. 主要讨论方向

(1)风湿热病的临床诊断标准有哪些?

(2)风湿热的鉴别诊断有哪些?其鉴别要点是什么?

第3幕(2学时)

1. 辅导注意事项及提示用问题

(1)该患者可能发生什么并发症?

(2)该类疾病如何治疗?

(3)该患者的预后如何?

2. 主要讨论方向

(1)该病的治疗目标是什么?

(2)此类患者如何进行休息?

(3)如何选择抗风湿类药物?

案例讨论小结(1学时)

1. 学生各小组小结

各小组以PPT的形式进行小结,小结的内容应包括该案例发病病因、机制、临床表现、诊断标准及其治疗原则和预防措施。

2. 教师总结

(1)案例讨论所涉及专业知识:①风湿热的病因及发病机制;②风湿热的病理分期中的各期变化;③风湿热的临床表现;④风湿热的诊断标准和鉴别诊断;⑤风湿热的诊治原则及其治疗的循证依据。

(2)案例讨论过程点评:尤其对团队合作、批判精神、逻辑思维等方面予以点评。

教师备课用材料

一、概念

风湿热(RF)是一种由咽喉部感染A组乙型溶血性链球菌后发生的急性或慢性的风湿性疾病,可反复发作,主要累及关节、心脏、皮肤和皮下组织,偶可累及中枢神经系统、血管、浆膜及肺、肾等内脏。临床表现以关节炎和心脏炎为主,可伴有发热、皮疹、皮下结节、舞蹈病等。本病发作呈自限性,急性发作时通常以关节炎较为明显,急性发作后常遗留轻重不等的心脏损害,尤其以瓣膜病变最为显著,形成慢性风湿性心脏病或风湿性心瓣膜病。

二、病因和发病机制

1. 病因

风湿热是A组乙型溶血性链球菌咽峡炎后的晚期并发症。在该菌引起的咽峡炎患儿中,0.3%~3%于1~4周后发生风湿热。皮肤及其他部位A组乙型溶血性链球菌感染不会引起风湿热。

影响本病发生的因素:①链球菌在咽峡部存在时间愈长,发病的机会愈大;②特殊的致风湿热A组溶血性链球菌株,如M血清型(甲组1~48型)和黏液样菌株;③患儿的遗传学背景,一些人群具有明显的易感性。

2. 发病机制

(1)分子模拟:A 组乙型溶血性链球菌的抗原性复杂,各种抗原分子结构与机体器官抗原存在同源性,机体的抗链球菌免疫反应可与人体组织产生免疫交叉反应,导致器官损害,是风湿热发病的主要机制。

这些交叉抗原包括:①荚膜由透明质酸组成,与人体关节、滑膜存在共同抗原。②细胞壁外层蛋白质中 M 蛋白和 M 相关蛋白、中层多糖中 N-乙酰葡糖胺和鼠李糖均与人体心肌和心瓣膜存在共同抗原。③细胞膜的脂蛋白与人体心肌肌膜和丘脑下核、尾状核之间存在共同抗原。

(2)自身免疫反应:人体组织与链球菌的分子模拟导致的自身免疫反应。

这些包括:①免疫复合物病:与链球菌抗原模拟的自身抗原与抗链球菌抗体可形成循环免疫复合物,沉积于人体关节滑膜、心肌、心瓣膜,激活补体成分产生炎性病变。②细胞免疫反应异常:外周血淋巴细胞对链球菌抗原的增殖反应增强,患儿 T 淋巴细胞具有针对心肌细胞的细胞毒作用;患者外周血对链球菌抗原诱导的白细胞移动抑制试验增强,淋巴细胞母细胞化,增殖反应降低,自然杀伤细胞功能增加;单核细胞对链球菌抗原的免疫反应异常。

(3)遗传背景:有报道 HLA-B35、HLA-DR2、HLA-DR4 和淋巴细胞表面标记 D8/17+等与风湿热发病有关。但本病是否为多基因遗传病,以及是否存在相关的致病基因,尚待进一步证实。

(4)毒素:A 组链球菌还可产生多种外毒素和酶类,可能对人体心肌和关节产生毒性作用,但并未得到确认。

三、病理分期

1. 急性渗出期

受累部位(如心脏、关节、皮肤等结缔组织)变性和水肿,淋巴细胞和浆细胞浸润;心包膜纤维素性渗出,关节腔内浆液性渗出。本期持续约 1 个月。

2. 增生期

主要发生于心肌和心内膜(包括心瓣膜),特点为形成风湿小体(Aschoff 小体),小体中央为胶原纤维素样坏死物质,外周有淋巴细胞、浆细胞和巨大的多核细胞(风湿细胞)。风湿细胞呈圆形或椭圆形,含有丰富的嗜碱性胞质,胞核有明显的核仁。此外,风湿小体还可分布于肌肉及结缔组织,好发部位为关节处皮下组织和腱鞘,形成皮下小结,是诊断风湿热的病理依据,提示风湿活动。

本期持续 3～4 个月。

3. 硬化期

风湿小体中央变性和坏死物质被吸收，炎症细胞减少，纤维组织增生和瘢痕形成。心瓣膜边缘可有嗜伊红性疣状物，瓣膜增厚，形成瘢痕。二尖瓣最常受累，其次为主动脉瓣，很少累及三尖瓣。此期持续 2～3 个月。

此外，大脑皮质、小脑、基底核可见散在非特异性细胞变性和小血管透明变性。

四、临床表现

急性风湿热发生前 1～6 周常有链球菌感染后咽峡炎病史。如发热、咽痛、颌下淋巴结肿大、咳嗽等症状，风湿热多呈急性起病，也可为隐匿性进程。风湿热主要表现有游走性多发性关节炎、心脏炎、皮下结节、环形红斑、舞蹈病，这些表现可以单独或合并出现。发热和关节炎是最常见的主诉，皮肤和皮下组织的表现不常见，通常只发生在已有关节炎、舞蹈病或心脏炎的患者中。

1. 一般表现

急性起病者发热在 38～40 ℃，热型不规则，1～2 周后转为低热。隐匿起病者仅为低热或无发热。其他表现有精神不振、疲倦、胃纳不佳、面色苍白、多汗、关节痛和腹痛等，个别有胸膜炎和肺炎。如未经治疗，一次急性风湿热发作一般不超过 6 个月；未进行预防性治疗的患者可反复发作。

2. 心脏炎

40%～50% 的风湿热患者累及心脏，是风湿热唯一的持续性器官损害。首次风湿热发作时，一般于起病 1～2 周内出现心脏炎的症状。初次发作时以心肌炎和心内膜炎最多见，同时累及心肌、心内膜和心包膜者，称为全心炎。

（1）心肌炎：轻者可无症状，重者可伴不同程度的心力衰竭；安静时心动过速，与体温升高不成比例；心脏扩大，心尖搏动弥散；心音低钝，可闻奔马律；心尖部可闻及轻度收缩期吹风样杂音，75% 的初发患儿主动脉瓣区可闻及舒张中期杂音。X 线检查示心脏扩大，搏动减弱；心电图示 P-R 间期延长，伴有 T 波低平和 ST 段异常，或有心律失常。

（2）心内膜炎：主要侵犯二尖瓣和（或）主动脉瓣，造成关闭不全。二尖瓣关闭不全表现为心尖部Ⅱ～Ⅲ/Ⅵ级吹风样全收缩期杂音，向腋下传导，有时可闻及二尖瓣相对狭窄所致舒张中期杂音；主动脉瓣关闭不全时胸骨左缘第 3 肋间可闻及舒张期叹气样杂音。急性期瓣膜损害多为充血水肿，恢复期可渐消失。多次复发可造成心瓣膜永久性瘢痕形成,导致风湿性心瓣膜病。超声心动图检查能更敏感地发现临床听诊无异常的隐匿性心瓣膜炎。

(3)心包炎:可有心前区疼痛,有时于心底部听到心包摩擦音,可伴有颈静脉怒张、肝大等心包填塞表现。心包积液量很少时,临床上难以发现;积液量多时心前区搏动消失,心音遥远。X线检查心影向两侧扩大呈烧瓶形;心电图示低电压,早期ST段抬高,随后ST段回到等电线,并出现T波改变;超声心动图可确诊少量心包积液。临床上有心包炎表现者,提示心脏炎严重,易发生心力衰竭。

3. 关节炎

关节炎占急性风湿热总数的50%~60%,典型病例为游走性多关节炎,以膝、踝、肘、腕等大关节为主。表现为关节红、肿、热、痛,活动受限,每个受累关节持续数日后自行消退,愈后不留畸形,但此起彼伏,可延续3~4周。见图19-1。

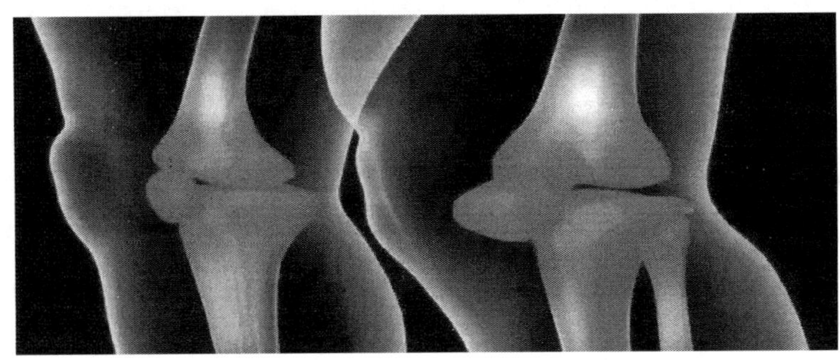

图19-1 关节炎

4. 舞蹈病

舞蹈病占风湿热患儿的3%~10%,也称Sydenham舞蹈病。表现为全身或部分肌肉的不自主快速运动,如伸舌歪嘴、挤眉弄眼、耸肩缩颈、语言障碍、书写困难、细微动作不协调等,兴奋或注意力集中时加剧,入睡后即消失。患儿常伴肌无力和情绪不稳定。舞蹈病常在其他症状出现后数周至数月出现;如风湿热其他症状较轻,舞蹈病可能为首发症状。舞蹈病病程1~3个月,个别病例在1~2年内反复发作。少数患儿有不同程度的神经精神后遗症,如性格改变、偏头痛、细微运动不协调等。

5. 皮肤症状

(1)环形红斑:出现率6%~25%。环形或半环形边界明显的淡色红斑,大小不等，中心苍白，出现在躯干和四肢近端，呈一过性，或时隐时现呈迁延性，可持续数周。见图 19-2。

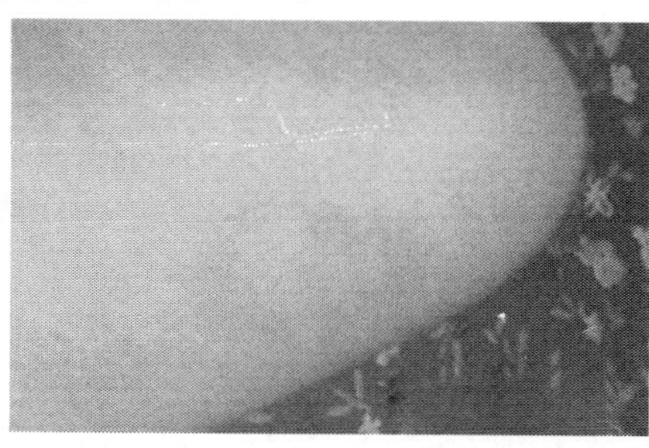
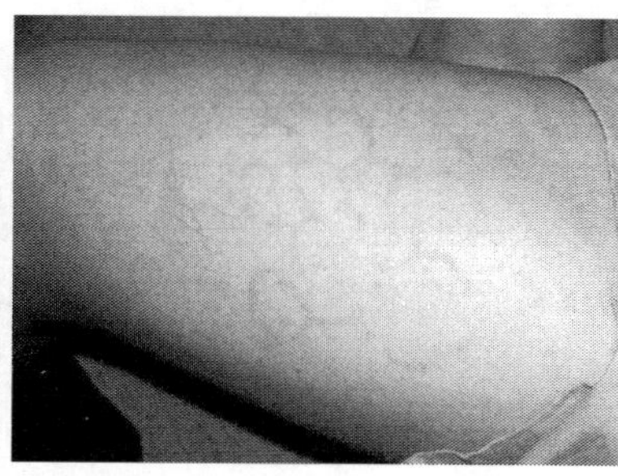

图 19-2　环形红斑

（2）皮下小结：见于 2% ~16% 的风湿热患儿，常伴有严重心脏炎，呈坚硬无痛结节，与皮肤不粘连，直径 0.1 ~1 cm，出现于肘、膝、腕、踝等关节伸面，或枕部、前额头皮以及胸、腰椎脊突的突起部位，经 2 ~4 周消失。见图 19-3。

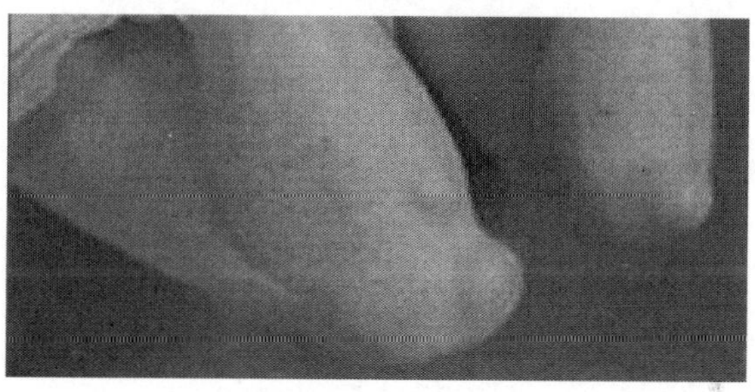

图 19-3　皮下小结

五、辅助检查

1. 链球菌感染证据

20% ~25% 患儿咽拭子培养可发现 A 组乙型溶血性链球菌，感染 1 周后血清抗链球菌溶血素 O 滴度开始上升，2 个月后逐渐下降。50% ~80% 风湿热患儿血清抗链球菌溶血素 O 升高，如同时测定抗脱氧核糖核酸酶 B、抗链球菌激酶（ASK）、抗透明质酸酶（AH），阳性率可提高到 95%。

2. 风湿热活动指标

包括外周血白细胞计数和中性粒细胞增高、血沉增快、C-反应蛋白阳性、α2 球蛋白和黏蛋白增高等，但仅能反映疾病的活动情况，对诊断本病并无特异性。

六、诊断和鉴别诊断

1. Jones 诊断标准

风湿热的诊断有赖于临床表现和实验室检查的综合分析。

1992 年修订的 Jones 诊断标准包括 3 个部分:①主要指标;②次要指标;③链球菌感染证据。在确定链球菌感染证据的前提下,有 2 项主要表现或 1 项主要表现伴 2 项次要表现,即可作出诊断(表 19-1)。

表 19-1 1992 年修订的 Jones 诊断标准

<table>
<tr><th>主要表现</th><th>次要表现</th><th>链球菌感染证据</th></tr>
<tr><td>1. 心脏炎
(1)杂音
(2)心脏增大
(3)心包炎
(4)充血性心力衰竭</td><td>临床表现
(1)既往风湿热病史
(2)关节痛[a]
(3)发热</td><td rowspan="5">1. 近期患过猩红热
2. 咽拭子培养溶血性链球菌阳性
3. ASO 或风湿热抗链球菌抗体增高</td></tr>
<tr><td>2. 多关节炎</td><td rowspan="4">实验室检查
(1)ESR 增快,CRP 阳性,白细胞增多,贫血
(2)心电图[b]:P-R 间期延长,Q-T 间期延长</td></tr>
<tr><td>3. 舞蹈病</td></tr>
<tr><td>4. 环形红斑</td></tr>
<tr><td>5. 皮下小结</td></tr>
</table>

注:a:如关节炎已列为主要表现,则关节痛不能作为 1 项次要表现。

b:如心脏炎已列为主要表现,则心电图不能作为 1 项次要表现。

由于近年风湿热不典型和轻症病例增多,如果强行执行 Jones 诊断标准,易造成诊断失误,因此,对比 1992 年修订的 Jones 标准,2002—2003 年 WHO 标准对风湿热作出了分类诊断,并作如下改变:①对伴有风湿性心脏病的复发性风湿热的诊断明显放宽,只需具有 2 项次要表现及前驱链球菌感染证据即可作出诊断;②对隐匿发病的风湿性心脏炎和舞蹈病诊断放宽,不需要有其他主要表现,即使前驱链球菌感染证据缺如也可作出诊断;③对多关节炎、多关节痛或单关节炎可能发展为风湿热给予重视,以避免误诊及漏诊。

如有前驱链球菌感染证据,并有 2 项主要表现或 1 项主要表现加 2 项次要表现者,高度提示可能为急性风湿热。但对以下 3 种情况,又缺乏风湿热病因者,可不必严格遵循上述诊断标准:①以舞蹈病为唯一临床表现者;②隐匿发病或缓慢发生的心脏炎；③有风湿热史或现患风湿性心脏病，当再感染A组链球菌时，有风湿热复发风险者。

确诊风湿热后，应尽可能明确发病类型，特别应了解是否存在心脏损害。以往有风湿热病史者，应明确是否有风湿热活动。

2.鉴别诊断

（1）风湿热与风湿性关节炎的鉴别诊断：①幼年特发性关节炎：常侵犯指（趾）小关节，关节炎无游走性特点。反复发作后遗留关节畸形，X线骨关节摄片可见关节面破坏、关节间隙变窄和邻近骨骼骨质疏松。②急性化脓性关节炎：多为全身脓毒血症的局部表现，中毒症状重，好累及大关节，血培养阳性，常为金黄色葡萄球菌感染。③急性白血病：除发热、骨关节疼痛外，多数伴有贫血、出血倾向，肝、脾及淋巴结肿大。周围血片可见幼稚白细胞，骨髓检查可予鉴别。④生长痛：疼痛多发生于下肢，夜间或入睡尤甚，喜按摩，局部无红肿。

（2）风湿热与风湿性心脏炎的鉴别诊断：①感染性心内膜炎：先天性心脏病或风湿性心脏病合并感染性心内膜炎时，易与风湿性心脏病伴风湿活动相混淆，贫血、脾大、皮肤瘀斑或其他栓塞症状有助诊断，血培养可获阳性结果，超声心动图可看到心瓣膜或心内膜有赘生物。②病毒性心肌炎：单纯风湿性心肌炎与病毒性心肌炎难以区别。一般而言，病毒性心肌炎杂音不明显，较少发生心内膜炎，较多出现过早搏动等心律失常，实验室检查可发现病毒感染证据。

七、治疗

风湿热的治疗目标：清除链球菌感染，去除诱发风湿热病因；控制临床症状，使心脏炎、关节炎、舞蹈病及风湿热症状迅速缓解，解除风湿热带来的痛苦；处理各种并发症，提高患者身体素质和生活质量，延长寿命。

1.休息

卧床休息的期限取决于心脏受累程度和心功能状态。急性期无心脏炎患儿，建议卧床休息2周，随后逐渐恢复活动，于2周后达正常活动水平；心脏炎无心力衰竭患儿，建议卧床休息4周，随后于4周内逐渐恢复活动；心脏炎伴充血性心力衰竭患儿，则需卧床休息至少8周，在以后2～3个月内逐渐增加活动量。

2.清除链球菌感染

应用青霉素80万单位肌注，每日2次，持续2周，以彻底清除链球菌感染。青霉素过敏者，可改用其他有效抗生素（如红霉素等）。

3. 抗风湿热治疗

心脏炎时宜早期使用糖皮质激素,泼尼松每日 2 mg/kg,最大量≤60 mg/d,分次口服,2~4 周后减量,总疗程 8~12 周。无心脏炎时可用非甾体抗炎药,如阿司匹林,每日 100 mg/kg,最大量≤3 g/d,分次服用,2 周后逐渐减量,疗程 4~8 周。

4. 其他治疗

有充血性心力衰竭时应视为心脏炎复发,及时给予大剂量静脉注射糖皮质激素,如甲泼尼龙每日 1 次,剂量 10~30 mg/kg,共 1~3 次。多数情况在用药后 2~3 天即可控制心力衰竭。应慎用或不用洋地黄制剂,以免发生洋地黄中毒。低盐饮食,必要时氧气吸入及给予利尿剂和血管扩张剂。舞蹈病时可用苯巴比妥、地西泮等镇静剂。关节肿痛时应予制动。

八、预防和预后

风湿热预后主要取决于心脏炎的严重程度、首次发作是否得到正确抗风湿热治疗,以及是否正规抗链球菌治疗。心脏炎者易于复发,预后较差,尤以严重心脏炎伴充血性心力衰竭患儿为甚。建议每 3~4 周肌内注射苄星青霉素(长效青霉素)120 万单位,预防注射期限至少 5 年,最好持续至 25 岁;有风湿性心脏病者,宜作终身药物预防。青霉素过敏者,可改用红霉素类药物口服,每月口服 6~7 天,持续时间同前。

风湿热或风湿性心脏病患儿,当拔牙或行其他手术时,术前、术后应用抗生素以预防感染性心内膜炎。

(李东明、陈霞静、李强、陆金海)

案例20

20

孩子白天正常，晚上睡前哭闹几个小时，这是怎么了？

【学习目标】

1. 基础医学

(1)小儿营养物质的代谢特点和需要量。

(2)维生素 D 的生理功能与调节。

(3)维生素 D 缺乏的病理表现。

(4)营养状况评价。

(5)各种维生素和矿物质的作用与来源。

2. 临床医学

(1)维生素 D 缺乏性佝偻病的病因。

(2)维生素 D 缺乏性佝偻病的临床特征。

(3)维生素 D 缺乏性佝偻病的诊断与鉴别诊断。

(4)维生素 D 缺乏性佝偻病的治疗。

(5)维生素 D 缺乏性佝偻病的预防。

3. 课程思政

(1)讨论维生素 D 缺乏性佝偻病目前在我国的发病情况,讨论如何在我国目前的医疗卫生体制下更有效地降低该疾病的发生率及致残率。

(2)讨论如何预防维生素 D 缺乏性佝偻病严重后遗症的发生。

(3)讨论如何利用各种网络平台开展科普知识教育,明显降低发生率。

【教学建议】

1. 本案例涉及课程内容

维生素 D 的生理与调节;维生素 D 的作用与来源;维生素 D 缺乏性佝偻病的病因;维生素 D 缺乏性佝偻病的临床特征;维生素 D 缺乏性佝偻病的诊断与鉴别诊断;维生素 D 缺乏性佝偻病的治疗;维生素 D 缺乏性佝偻病的预防。

2. 本案例的教学重点

维生素 D 缺乏性佝偻病的病因及发病机制;维生素 D 缺乏性佝偻病的临床诊断、治疗及预防。

3. 本案例适宜临床医学专业本科学生(大学四年级)做讨论的基础

学习营养和营养性疾病的发生机制及临床表现。

【参考书目】

1. 李林,武丽杰. 人体发育学[M]. 3 版. 北京:人民卫生出版社,2018.

2. 石淑华,戴耀华. 儿童保健学[M]. 3 版. 北京:人民卫生出版社,2014.

3. 王庭槐. 生理学[M]. 9 版. 北京:人民卫生出版社,2018.

4. 王天有,申昆玲,沈颖. 诸福棠实用儿科学[M]. 9 版. 北京:人民卫生出版社,2022.

5. 万学红,卢雪峰. 诊断学[M]. 9 版. 北京:人民卫生出版社,2018.

案例摘要

患儿,男,8 个月,因多汗、烦躁哭闹、睡眠不安 3 个月就诊。患儿系 G_1P_1,足月顺产,出生时体重 3.4 kg,生后牛乳喂养,至今未加辅食。维生素 D 未能按时补充,耐心差,脾气暴躁,食欲差,白天精神可,夜间多汗,易惊醒哭闹,睡眠不安。既往史、个人史、家族史无特殊。

查体:体温 36.6 ℃,心率 110 次/分,呼吸 30 次/分,体重 6.5 kg,身高 68 cm,前囟宽大,双侧瞳孔等大等圆,直径 3 mm,对光反射灵敏。双肺呼吸音清。心音有力,律齐,未闻及心脏杂音。腹软,腹部稍胀,腹壁皮下脂肪 0.8 cm,肝肋下 2 cm,脾肋下未触及,神经系统正常。末梢血红蛋白 102 g/L。专科检查:头发稀黄,枕秃,前囟宽大,未出牙。肋缘外翻,未见 O 型腿及 X 型腿,背部无弯曲,肌肉松软。维生素 D 测定 25 ng/mL。

案例将要讨论内容的摘要

1. 基础医学

人体营养结构和需求;各种维生素和矿物质的每日适宜摄入量;维生素 D 的来源和代谢;维生素 D 缺乏性佝偻病发病机制。

2. 临床医学

维生素 D 缺乏性佝偻病的病因;维生素 D 缺乏性佝偻病的临床特征;维生素 D 缺乏性佝偻病的诊断与鉴别诊断;维生素 D 缺乏性佝偻病的治疗;维生素 D 缺乏性佝偻病的预防。

3. 课程思政

讨论维生素 D 缺乏性佝偻病目前在我国的发病情况,讨论如何在我国目前的医疗卫生体制下更有效地降低该疾病的发生率及致残率;讨论如何预防维生素 D 缺乏性佝偻病严重后遗症的发生;讨论如何利用各种网络平台开展科普知识教育,明显降低发生率。

第1幕(1学时)

1. 辅导注意事项及提示用问题

(1)上述病例包含哪些重要的信息?

(2)如何对佝偻病患者进行详细病史询问?其要点是什么?

(3)为进一步作出临床判断,需要进一步了解并获取病人的哪些信息才能有助于临床对疾病的诊断?

2. 主要讨论方向

(1)佝偻病的临床表现为非特异性,还有哪些疾病可以引起哭闹等类似临床表现?

(2)佝偻病在不同的年龄段还有什么临床表现?

(3)佝偻病的常见原因是什么?

(4)发病机制与病人的哪些临床症状相关?

第2幕(1学时)

1. 辅导注意事项及提示用问题

(1)你认为最可能的疾病是什么?请提供依据。

(2)你认为还需要对病人进行哪方面的检查?有什么检查意义?

(3)该患者可能出现哪些并发症?

2. 主要讨论方向

(1)维生素D缺乏性佝偻病的临床诊断标准有哪些?

(2)该患儿维生素D缺乏性佝偻病处于哪个期?

(3)依据患儿临床表现,需与哪些病鉴别?

(4)该病有哪些后遗症?

第3幕(2学时)

1. 辅导注意事项及提示用问题

(1)患儿的体征提示发生了什么病理变化?

(2)该患儿目前需还要哪些辅助检查?

(3)维生素D缺乏性佝偻病的治疗原则是什么?

(4)维生素D缺乏性佝偻病如何预防?

2. 主要讨论方向

(1)维生素D缺乏性佝偻病的发病机制与病人的哪些临床症状体征相关?

(2)维生素 D 来源代谢受哪些因素影响？

(3)维生素 D 缺乏性佝偻病的防治重点是什么？

(4)维生素 D 缺乏性佝偻病发生手足搐搦症治疗措施有哪些？

案例讨论小结（1 学时）

1. 学生各小组小结

各小组以 PPT 的形式进行小结，小结的内容应包括该案例发病病因、机制、临床表现、诊断标准、鉴别诊断及其治疗原则和预防措施。

2. 教师总结

(1)案例讨论所涉及专业知识：①维生素 D 的作用与来源；②维生素 D 缺乏佝偻性病的病因；③维生素 D 缺乏性佝偻病的临床特征；④维生素 D 缺乏性佝偻病的诊断与鉴别诊断；⑤维生素 D 缺乏性佝偻病的治疗；⑥维生素 D 缺乏性佝偻病的预防。

(2)案例讨论过程点评：尤其对团队合作、批判精神、逻辑思维等方面予以点评。

教师备课用材料

一、维生素 D 缺乏性佝偻病

维生素 D 缺乏性佝偻病是由于儿童体内维生素 D 不足，使钙、磷代谢紊乱，产生一种以骨骼病变为特征的全身慢性营养性疾病。典型的表现是生长着的长骨干骺端和骨组织矿化不全维生素 D 不足使成熟骨矿化不全，则表现为骨质软化症。佝偻病也同时有骨质软化症，长骨与生长板同时受损。

婴幼儿(特别是小婴儿)，生长快、户外活动少，是发生营养性维生素 D 缺乏性佝偻病的高危人群。近年来，随社会经济文化水平的提高，我国营养性维生素 D 缺乏性佝偻病的发病率逐年降低，病情也趋于轻度。我国因冬季较长、日照短，北方佝偻病患病率高于南方。

1. 维生素 D 的生理与调节

(1)维生素 D 的体内活化：维生素 D 是一组具有生物活性的脂溶性类固醇衍生物，包括维生素 D_2(麦角骨化醇)和维生素 D_3(胆骨化醇)，前者存在于植物中，后者系由人体或动物皮肤中的 7-脱氢胆固醇(7-HDC)经日光中紫外线光化学作用转变而成。食物中的维生素 D 在胆汁的作用下，在小肠刷状缘经淋巴管吸收。皮肤合成的维生素 D_3，直接吸收入血。维生素 D_2 和 D_3 在人体内都没有生物活性，它们被摄入血循环后即与血浆中的维生素 D 结合蛋白(DBP)相结合后被转运、储存于肝脏、脂肪、肌肉等组织内。维生素 D 在体内必须经过两次羟化作用后始能发挥生物效应。首先经肝细胞微粒体和线粒体中的 25-羟化酶作用生成 25-羟维生素 D(25-OHD),循环中的 25-OHD 再与 d-球蛋白结合被运载到肾脏,在近端肾小管上皮细胞线粒体中的 1α-羟化酶(属细胞色素 P450 酶)的作用下再次羟化,生成有较强生物活性的 1,25-二羟维生素 D,即 1,25-(OH)2D。

(2)维生素 D 的生理功能:从肝脏释放循环中的 25-OHD 浓度较稳定,可反映体内维生素 D 的营养状况,血中正常值为 11～60 ng/mL。25-OHD 虽有一定的生物活性,但生理浓度范围时,作用较弱,可动员骨钙入血,抗佝偻病的生物活性较低。

正常情况下,血循环中的 1,25-(OH)2D 约 85% 与 DBP 相结合;约 15% 与白蛋白结合;仅 0.4% 以游离形式存在,可对靶细胞发挥其生物效应。1,25-(OH)2D 是维持钙、磷代谢平衡的主要激素之一,主要通过作用于靶器官(肠、肾、骨)而发挥其抗佝偻病的生理功能:①促小肠黏膜细胞合成一种特殊的钙结合蛋白(CaBP),增加肠道钙的吸收,磷也伴之吸收增加。1,25-(OH)2D 可能有直接促进磷转运的作用。②增加肾小管对钙、磷的重吸收,特别是磷的重吸收,提高血磷浓度,有利于骨的矿化作用。③促进成骨细胞的增殖和破骨细胞分化,直接作用于骨的矿物质代谢(沉积与重吸收)。根据目前对 1,25-(OH)2D 的全代谢过程及其作用的分子机制研究,1,25-(OH)2D 已被认为是一个类固醇激素,维生素 D 不仅是一个重要的营养成分,也是一个激素的前体。

近年来还发现,1,25-(OH)2D 尚参与多种细胞的增殖、分化和免疫功能的调控过程。

(3)维生素 D 代谢的调节:①自身反馈作用:正常情况下维生素 D 的合成是根据机体需要,并受血中 25-OHD 的浓度自行调节,即生成的 1,25-(OH)2D 的量达到一定水平时,可抑制 25-OHD 在肝内、1,25-(OH)2TM 在肾脏内的羟化过程。②血钙、磷浓度与甲状旁腺、降钙素调节:肾脏生成 1,25-(OH)2D 间接受血钙浓度调节。当血钙过低时,甲状旁腺激素(PTH)分泌增加,PTH 刺激肾脏 1,25-(OH)2D 合成增多;PTH 与 1,25-(OH)2D 共同作用于骨组织,使破骨细胞活性增加,降低成骨细胞活性,骨重吸收增加,骨钙释放入血,使血钙升高,以维持正常生理功能。血钙过高时,降钙素(CT)分泌,抑制肾小管羟化生成 1,25-(OH)2D。血磷降低可直接促肾脏内 25-(OH)2D 羟化生成 1,25-(OH)2D 的增加,高血磷则抑制其合成。

2. 维生素 D 的来源

婴幼儿体内维生素 D 来源有三个途径。

(1)母体-胎儿的转运:胎儿可通过胎盘从母体获得维生素 D,胎儿体内 25-OHD 的贮存可满足生后一段时间的生长需要。早期新生儿体内维生素 D 的量与母体维生素 D 的营养状况及胎龄有关。

(2)食物中的维生素 D:是婴幼儿维生素 D 营养的外源性来源。天然食物中(包括母乳),维生素 D 含量较少,谷物、蔬菜、水果几乎不含维生素 D。肉和鱼中维生素 D 含量很少。随强化食物的普及,婴幼儿可从这些食物中获得充足的维生素 D。

(3)皮肤的光照合成是人类维生素 D 的主要来源:人类皮肤中的 7-脱氢胆骨化醇,是维生素 D 生物合成的前体,经日光中紫外线照射(波长 290 ~ 320 nm)变为胆骨化醇,即内源性维生素 D_3。皮肤产生维生素 D_3 的量与日照时间、波长、暴露皮肤的面积有关。

3. 病因

(1)围产期维生素 D 不足:母亲妊娠期(特别是妊娠后期)维生素 D 营养不足,如母亲严重营养不良、肝肾疾病、慢性腹泻以及早产、双胎,均可使婴儿体内储存不足。

(2)日照不足:因紫外线不能通过玻璃窗,婴幼儿被长期过多地留在室内活动,使内源性维生素 D 生成不足。城市高大建筑可阻挡日光照射,大气污染(如烟雾、尘埃)可吸收部分紫外线。气候的影响,如冬季日照短、紫外线较弱,也可影响部分内源性维生素 D 的生成。

(3)生长速度快:如早产或双胎婴儿生后生长发育快,需要维生素 D 多,且体内储存的维生素 D 不足,易发生维生素 D 缺乏性佝偻病。重度营养不良婴儿生长迟缓,发生佝偻病者不多。

(4)食物中补充维生素 D 不足:因天然食物中含维生素 D 少,即使纯母乳喂养,婴儿若户外活动少也易患佝偻病。

(5)疾病影响胃肠道或肝胆:疾病影响维生素 D 吸收,如婴儿肝炎综合征、先天性胆道狭窄或闭锁、脂肪泻、胰腺炎、慢性腹泻等,肝、肾严重损害可致维生素 D 羟化障碍,1,25-(OH)2D 生成不足,引起佝偻病。

长期服用抗惊厥药物可使体内维生素 D 不足,如苯妥英钠、苯巴比妥,可刺激肝细胞微粒体的氧化酶系统活性增加,使维生素 D 和 25-OHD 加速分解为无活性的代谢产物。糖皮质激素有对抗维生素 D 对钙的转运作用。

4. 发病机理

维生素 D 缺乏性佝偻病可以看成是机体为维持血钙水平而对骨骼造成的损害。长期严重维生素 D 缺乏造成肠道吸收钙、磷减少和低钙血症,以致甲状旁腺功能代偿性亢进,PTH 分泌增加以动员骨钙释出,使血清钙浓度维持在正常或接近正常的水平;但 PTH 同时也抑制肾小管重吸收磷,继发机体严重钙、磷代谢失调,特别是严重低血磷的结果。细胞外液钙、磷浓度不足,破坏了软骨细胞正常增殖、分化和凋亡的程序;钙化管排列紊乱,使长骨骺线失去正常的形态,成为参差不齐的阔带,钙化带消失;骨基质不能正常矿化,成骨细胞代偿增生,碱性磷酸酶分泌增加,骨样组织堆积于干骺端,骺端增厚,向两侧膨出形成"串珠""手足镯"。骨膜下骨矿化不全,成骨异常,骨皮质被骨样组织替代,骨膜增厚,骨质疏松;颅骨骨化障碍而颅骨软化,颅骨骨样组织堆积出现"方颅"。临床出现一系列佝偻病症状和血生化改变。

5. 临床表现

多见于婴幼儿,特别 3 月龄以下的小婴儿。主要表现为生长最快部位的骨骼改变,并可影响肌肉发育及神经兴奋性的改变。年龄不同,临床表现不同。佝偻病的骨骼改变常在维生素 D 缺乏一段时间后出现,围产期维生素 D 不足的婴儿,佝偻病出现较早。儿童期发生佝偻病的较少。重症佝偻病患儿还可有消化和心肺功能障碍,并可影响行为发育和免疫功能。

本病在临床上可分期如下:

(1)初期(早期):多见 6 月龄以内,特别是 3 月龄以内小婴儿。多为神经兴奋性增高的表现,如易激惹、烦闹、汗多刺激头皮而摇头等。但这些并非佝偻病的特异症状,仅作为临床早期诊断的参考依据。此期常无骨骼病变,骨骼 X 线可正常,或钙化带稍模糊;血清 25-(OH)D_3 下降,PTH 升高,血钙下降,血磷降低,碱性磷酸酶正常或稍高。

(2)活动期(激期):早期维生素 D 缺乏的婴儿未经治疗继续加重,出现 PTH 功能亢进以及钙、磷代谢失常的典型骨骼改变。

6 月龄以内婴儿的佝偻病以颅骨改变为主,前囟边较软,颅骨薄,检查者用双手固定婴儿头部,指尖稍用力压迫枕骨或顶骨的后部,可有压乒乓球样的感觉。6 月龄以后,尽管病情仍在进展,但颅骨软化消失。正常婴儿的骨缝周围也可有乒乓球样感觉。额骨和顶骨中心部分常逐渐增厚,至 7 ~ 8 月龄时,变成方盒样头型,即方头(从上向下看),头围也较正常增大。方盒样头应与前额宽大的头型区别。骨骺端因骨样组织堆积而膨大，沿肋骨方向于肋骨与肋软骨交界处可及圆形隆起，从上至下如串珠样突起，以第 7 ~ 10 肋骨最明显，称佝偻病串珠；手腕、足踝部也可形成钝圆形环状隆起，称手、足镯。1 岁左右的小儿可见到胸廓畸形，胸骨和邻近的软骨向前突起，形成鸡胸样畸形；严重佝偻病小儿胸廓的下缘形成一水平凹陷，即肋膈沟或郝氏沟。有时正常小儿胸廓两侧肋缘稍高，应与肋膈沟区别。由于骨质软化与肌肉关节松弛，小儿开始站立与行走后双下肢负重，可出现股骨、胫骨、腓骨弯曲，形成严重膝内翻（O 型）或膝外翻（X 型）。正常 1 岁内小儿可有生理性弯曲和正常的姿势变化，如足尖向内或向外等，3 ~ 4 岁后自然矫正，须予以鉴别。

患儿会坐与站立后，因韧带松弛可致脊柱畸形。严重低血磷使肌肉糖代谢障碍，使全身肌肉松弛，肌张力降低和肌力减弱。此期血生化除血清钙稍低外，其余指标改变更加显著。X 线显示长骨钙化带消失，干骺端呈毛刷样、杯口状改变；骨骺软骨盘增宽（>2 mm）；骨质稀疏，骨皮质变薄；可有骨干弯曲畸形或青枝骨折，骨折可无临床症状。

（3）恢复期：以上任何期经日光照射或治疗后，临床症状和体征逐渐减轻或消失。血钙、磷逐渐恢复正常，碱性磷酸酶需 1 ~ 2 月降至正常水平。治疗 2 ~ 3 周后，骨骼 X 线改变有所改善，出现不规则钙化线，以后钙化带致密增厚，骨骺软骨盘<2 mm，逐渐恢复正常。

（4）后遗症期：多见于 2 岁以后的儿童。因婴幼儿期严重佝偻病，残留不同程度的骨骼畸形。无任何临床症状，血生化正常，X 线检查骨骼干骺端病变消失。

6. 诊断

早期诊断，及时治疗，避免发生骨骼畸形。正确的诊断必须依据维生素 D 缺乏的病因、临床表现、血生化及骨骼 X 线检查。应注意早期的神经兴奋性增高症状无特异性，如多汗、枕脱、烦闹等。因此仅据临床表现的诊断，准确率较低。以血清 25-OHD 水平测定为最可靠的诊断标准，血清 25-OHD 在早期明显降低，但一般医院无条件进行该项测定，故多数以血生化与骨骼 X 线的检查进行诊断。

7. 鉴别诊断

（1）与佝偻病体征的鉴别：①黏多糖病：黏多糖代谢异常时，常多器官受累，可出现多发性骨发育不全,如头大、头型异常、脊柱畸形、胸廓扁平等体征。此病除临床表现外,主要依据骨骼 X 线变化及尿中黏多糖的测定作出诊断。②软骨营养不良:为遗传性软骨发育障碍,出生时即可见四肢短、头大、前额突出、腰椎前突、臀部后凸。根据特殊的体态(短肢型矮小)及骨骼 X 线作出诊断。③脑积水:生后数月起病者,头围与前囟进行性增大。因颅内压增高,可见前囟饱满、紧张,骨缝分离,颅骨叩诊有破壶声,严重时两眼向下呈落日状。头颅 B 超、CT 检查可作出诊断。

(2)与佝偻病体征相同而病因不同的鉴别:①低血磷抗生素 D 佝偻病:本病多为性连锁遗传,也可为常染色体显性或隐性遗传,也有散发病例。为肾小管重吸收磷及肠道吸收磷的原发性缺陷所致。佝偻病的症状多发生于 1 岁以后,因而 2 ~3 岁后仍有活动性佝偻病表现;血钙多正常,血磷明显降低,尿磷增加。用一般治疗剂量维生素 D 治疗佝偻病无效时,应与本病鉴别。②远端肾小管性酸中毒:为远曲小管泌氢不足,从尿中丢失大量钠、钾、钙,继发性甲状旁腺功能亢进,骨质脱钙,出现佝偻病体征。患儿骨骼畸形显著,身材矮小,有代谢性酸中毒,多尿,碱性尿(尿 pH 不低于 6),除低血钙、低血磷之外,血钾也低,血氨增高,并常有低血钾症状。③维生素 D 依赖性佝偻病:为常染色体隐性遗传,可分两型:Ⅰ型为肾脏 1-羟化酶缺陷,使 25-OHD 转变为 1,25-(OH)2D 发生障碍,血中 25-OHD 浓度正常;Ⅱ型为靶器官 1,25-(OH)2D 受体缺陷,血中 1,25-(OH)2D 浓度增高。两型临床均有严重的佝偻病体征,低钙血症,低磷血症,碱性磷酸酶明显升高及继发性甲状旁腺功能亢进,Ⅰ型患儿可有高氨基酸尿症;Ⅱ型患儿的一个重要特征为脱发。④肾性佝偻病:由于先天或后天原因所致的慢性肾功能障碍,导致钙磷代谢紊乱,血钙低,血磷高,甲状旁腺继发性功能亢进,骨质普遍脱钙,骨骼呈佝偻病改变。多于幼儿后期症状逐渐明显,形成侏儒状态。⑤肝性佝偻病:肝功能不良可能使 25-OHD 生成障碍。若伴有胆道阻塞,不仅影响维生素 D 吸收,而且由于钙皂形成,会进一步抑制钙的吸收。急性肝炎、先天性肝外胆管缺乏或其他肝脏疾病时,循环中 25-OHD 可明显降低,出现低血钙性、抽搐和佝偻病的体征。

各型佝偻病的实验室检查,见表 20-1。

表 20-1　各型佝偻病的实验室检查

病名	血清						氨基酸尿	其他
	钙	磷	碱性磷酸酶	25-(OH)D3	1,25-(OH)2D3	甲状腺旁腺素		
维生素 D 缺乏性佝偻病	正常(↓)	↓	↑	↓	↓	↑	(-)	尿磷↑
家族性低磷血症	正常	↓	↑	正常(↑)	正常(↓)	正常	(-)	尿磷↑
远端肾小管性酸中毒	正常(↓)	↓	↑	正常(↑)	正常(↓)	正常(↑)	(-)	碱性尿、高氯低钾
维生素 D 依赖性佝偻病 Ⅰ型	↓	↓	↑	↑	↓	↑	(+)	
Ⅱ型	↓	↓	↑	正常	↑	↑	(+)	
肾性佝偻病	↓	↑	正常	正常	↓	↑	(-)	等渗尿、氮质血症 酸中毒

8. 治疗

目的在于控制活动期,防止骨骼畸形。治疗的原则应以口服为主,一般剂量为每日 50 ~ 100 μg(2 000 ~ 4 000 IU),或 1,25-(OH)$2D_3$ 0.5 ~ 2.0 μg,1 月后改预防量为 400 IU/d。

大剂量维生素 D 与治疗效果无正比例关系,不缩短疗程,与临床分期无关;且采用大剂量治疗佝偻病的方法缺乏可靠的指标来评价血中维生素 D 代谢产物浓度、维生素 D 毒性、高血钙症的发生以及远期后果。因此大剂量治疗应有严格的适应证。当重症佝偻病有并发症或无法口服者,可大剂量肌内注射维生素 D 20 万 ~ 30 万 IU 一次,3 个月后改预防量。治疗 1 个月后应复查,如临床表现、血生化与骨骼 X 线改变无恢复征象,应与抗维生素 D 佝偻病鉴别。

除采用维生素 D 治疗外,应注意加强营养,及时添加其他食物,坚持每日户外活动。如膳食中钙摄入不足,应补充适当钙剂。

9. 预防

营养性维生素 D 缺乏性佝偻病是一种自限性疾病,有研究证实日光照射和生理剂量的维生素 D(400 IU)可治疗。因此,现认为确保儿童每日获得维生素 D 400 IU 是预防和治疗的关键。

(1)围产期:孕母应多户外活动,食用富含钙、磷、维生素 D 以及其他营养素的食物。妊娠后期适量补充维生素 D(800 IU/d)有益于胎儿储存充足维生素 D,以满足生后一段时间生长发育的需要。

(2)婴幼儿期:预防的关键在于日光浴与适量维生素 D 的补充。生后 2 ~ 3 周后即可让婴儿坚持户外活动,冬季也要注意保证每日 1 ~ 2 小时户外活动时间。有研究显示,每周让母乳喂养的婴儿户外活动 2 小时,仅暴露面部和手部,可维持婴儿血 25-(OH)D_3 浓度在正常范围的低值(>11 ng/dL)。

早产儿、低出生体重儿、双胎儿生后 2 周开始补充维生素 D 800 IU/d,3 个月后改预防量。足月儿生后 2 周开始补充维生素 D 400 IU/d,至 2 岁。夏季户外活动多,可暂停服用或减量。一般可不加服钙剂。

二、维生素 D 缺乏性手足搐搦症

维生素 D 缺乏性手足搐搦症是维生素 D 缺乏性佝偻病的伴发症状之一,多见 6 月龄以内的小婴儿。目前因预防维生素 D 缺乏工作的普遍开展,维生素 D 缺乏性手足搐搦症已较少发生。

1. 病因和发病机理

维生素 D 缺乏时血钙下降,而甲状旁腺不能代偿性分泌增加;血钙继续降低，当总血钙低于 1.75 ~ 1.88 mmol/L（<7 ~ 7.5 mg/dL），或离子钙低于 1.0 mmol/L（4 mg/dL）时，可引起神经肌肉兴奋性增高，出现抽搐。维生素 D 缺乏时机体出现甲状旁腺功能低下的原因尚不清楚，推测当婴儿体内钙营养状况较差时，维生素 D 缺乏的早期甲状旁腺急剧代偿分泌增加，以维持血钙正常；当维生素 D 继续缺乏，甲状旁腺功能反应过度而疲惫，以致出现血钙降低。因此维生素 D 缺乏性手足搐搦症的患儿，同时存在甲状旁腺功能亢进所产生的佝偻病的表现，以及甲状旁腺功能低下的低血钙所致的临床表现。

2. 临床表现

主要为惊厥、喉痉挛和手足搐搦，并有程度不等的活动期佝偻病表现。

（1）隐匿型：血清钙多在 1.75 ~ 1.88 mmol/L，没有典型发作的症状，但可通过刺激神经肌肉而引出体征。①面神经征：以手指尖或叩诊锤骤击患儿颧弓与口角间的面颊部（第 7 颅神经孔处），引起眼睑和口角抽动为面神经征阳性，新生儿期可呈假阳性；②腓反射：以叩诊锤骤击膝下外侧腓骨小头上腓神经处，引起足向外侧收缩者即为腓反射阳性；③陶瑟征：以血压计袖带包裹上臂，使血压维持在收缩压与舒张压之间，5 分钟之内该手出现痉挛症状属阳性。

（2）典型发作：血清钙低于 1.75 mmol/L 时，可出现惊厥、喉痉挛和手足搐搦。①惊厥：突然发生四肢抽动，两眼上窜，面肌颤动，神志不清，发作时间可短至数秒钟，或长达数分钟以上，发作时间长者可伴口周发绀。发作停止后，意识恢复，精神萎靡而入睡，醒后活泼如常，发作次数可数日 1 次或 1 日数次，甚至多至 1 日数十次。一般不发热，发作轻时仅有短暂的眼球上窜和面肌抽动，神志清楚。②手足搐搦：可见于较大婴儿、幼儿，突发手足痉挛呈弓状，双手呈腕部屈曲状，手指伸直，拇指内收掌心，强直痉挛；足部踝关节伸直，足趾同时向下弯曲。③喉痉挛：婴儿见多，喉部肌肉及声门突发痉挛，呼吸困难，有时可突然发生窒息，严重缺氧甚至死亡。三种症状以无热惊厥为最常见。

3. 诊断与鉴别诊断

突发无热惊厥，且反复发作，发作后神志清醒，无神经系统体征，同时有佝偻病存在，总血钙低于 1.75 ~ 1.88 mmol/L，钙离子低于 1.0 mmol/L。应与下列疾病鉴别。

（1）其他无热惊厥性疾病：①低血糖症：常发生于清晨空腹时，有进食不足或腹泻史，重症病例惊厥后转入昏迷，一般口服或静脉注射葡萄液后立即恢复，血糖常低于 2.2 mmol/L。②低镁血症：常见于新生儿或年幼婴儿，常有触觉、听觉过敏，引起肌肉颤动，甚至惊厥、手足搐搦，血镁常低于 0.58 mmol/L（1.4 mg/dL）。

③婴儿痉挛症:起病于1岁以内,呈突然发作,头及躯干、上肢均屈曲,手握拳,下肢弯曲至腹部,伴点头状抽搦和意识障碍,发作数秒至数十秒自停,伴智力异常,脑电图有高幅异常节律。④原发性甲状旁腺功能减退:表现为间歇性惊厥或手足搐搦,间隔几天或数周发作1次,血磷升高>3.2 mmol/L(10 mg/d),血钙降至1.75 mmol/L(7 mg/dL)以下,碱性磷酸酶正常或稍低,颅骨X线可见基底节钙化灶。

(2)中枢神经系统感染:脑膜炎、脑炎、脑脓肿等大多伴有发热和感染中毒症状,精神萎靡,食欲差等。体弱年幼儿反应差,有时可不发热。有颅内压增高体征及脑脊液改变。

(3)急性喉炎:大多伴有上呼吸道感染症状,也可突然发作,声音嘶哑伴犬吠样咳嗽及吸气困难,无低血钙症状,钙剂治疗无效。

4.治疗

(1)急救处理:①氧气吸入:惊厥期应立即吸氧,喉痉挛者须立即将舌头拉出口外,并进行口对口呼吸或加压给氧,必要对作气管插管以保证呼吸道通畅。②迅速控制惊厥或喉痉挛:可用10%水合氯醛,每次40~50 mg/kg,保留灌肠;或地西泮每次0.1~0.3 mg/kg,肌内或静脉注射。

(2)钙剂治疗:口服钙剂治疗,如口服钙有困难,可给10%葡萄糖酸钙5~10 mL加入10%~25%葡萄糖液10~20 mL,缓慢静脉注射(10分钟以上),不可皮下或肌内注射,以免造成局部坏死。

(3)维生素D治疗:急诊情况控制后,按维生素D缺乏性佝偻病补充维生素D。

附:维生素D中毒

近年来屡有因维生素D摄入过量引起中毒的报道,应引起儿科医师的重视。维生素D中毒多因以下所致:①短期内多次给以大剂量维生素D治疗佝偻病;②预防量过大,每日摄入维生素D过多,或大剂量维生素D数月内反复肌注;③误将其他骨骼代谢性疾病或内分泌疾病诊为佝偻病而长期大剂量摄入维生素D。维生素D中毒剂量的个体差异大。一般,小儿每日服用500~1 250 μg(2万~5万IU),或每日50 μg/kg(2 000 IU/kg),连续数周或数月即可发生中毒。敏感小儿每日100 μg(4 000 IU),连续1~3个月即可中毒。

当机体大量摄入维生素D,使体内维生素D反馈作用失调,血清1,25-(OH)$2D_3$分泌增加,肠吸收钙与磷增加,血钙浓度过高,降钙素(CT)调节使血钙沉积于骨与其他器官组织，影响其功能。如钙盐沉积于肾脏可产生肾小管坏死和肾钙化，严重时可发生肾萎缩、慢性肾功能损害；钙盐沉积于小支气管与肺泡，损坏呼吸道上皮细胞引起溃疡，或钙化灶；如在神经系统，心血管等重要器官组织出现较多钙化灶，可产生不可逆的严重损害。

早期症状为厌食、恶心、倦怠、烦躁不安、低热、呕吐、顽固性便秘，体重下降。重症可出现惊厥、血压升高、心律不齐、烦渴、尿频、夜尿，甚至脱水、酸中毒；尿中出现蛋白质、红细胞、管型等改变，随即发生慢性肾功能衰竭。

有维生素D过量的病史。因早期症状无特异性，且与早期佝偻病的症状有重叠，如烦躁不安、多汗等，应仔细询问病史加以鉴别。

早期血钙升高，>3 mmol/L（12 mg/dL），尿钙强阳性（Sulkowitch 反应），尿常规检查示尿蛋白阳性，严重时可见红细胞、白细胞、管型。X线检查可见长骨干骺端钙化带增宽（>1 mm），致密，骨干皮质增厚，骨质疏松或骨硬化；颅骨增厚，呈环形密度增深带；重症时大脑、心、肾、大血管、皮肤有钙化灶。可出现氮质血症、脱水和电解质紊乱。肾脏B超示肾萎缩。

5. 治疗

疑维生素D过量中毒即应停服维生素D，如血钙过高应限制钙的摄入，包括减少富含钙的摄入。加速钙的排泄，口服氢氧化铝或依地酸二钠减少肠钙的吸收，使钙从肠道排出；口服泼尼松抑制肠内钙结合蛋白的生成，降低肠钙的吸收；也可试用降钙素。注意保持水、电解质的平衡。

（凌赛泳、陆兰芬、黄月艳）

21

孩子平时不活泼，今天突然面色苍白、双眼上翻，这是怎么了？

【学习目标】

1. 基础医学

(1)小儿营养物质的代谢特点和需要量。

(2)营养不良的病理生理。

(3)营养状况的评价。

(4)各种维生素和矿物质的作用与来源。

2. 临床医学

(1)营养不良的病因。

(2)营养不良的临床特征。

(3)营养不良的并发症。

(4)营养不良的诊断标准与分度。

(5)营养不良的治疗与预防。

3. 课程思政

(1)讨论营养不良目前在我国的发病情况,讨论如何在我国目前的医疗卫生体制下更有效地降低该疾病的发生率。

(2)讨论如何预防长期营养不良导致的智力发育迟缓与神经心理发育损伤修复。

(3)讨论如何利用各种网络平台开展科普知识教育,明显降低发生率。

【教学建议】

1. 本案例涉及课程内容

营养不良的病因;营养不良的临床特征;营养不良的并发症;营养不良的诊断标准与分度;营养不良的治疗与预防。

2. 本案例的教学重点

营养不良的病因及病理生理;营养不良的临床分型分度及治疗与预防。

3. 本案例适宜临床医学专业本科学生(大学四年级)做讨论的基础

学习营养和营养性疾病的发生机制及临床表现。

【参考书目】

1. 严仁英. 实用优生学[M]. 北京:人民卫生出版社,1997.

2. 李林,武丽杰. 人体发育学[M]. 3 版. 北京:人民卫生出版社,2018.

3. 石淑华,武耀华. 儿童保健学[M]. 3 版. 北京:人民卫生出版社,2014.

4. 王庭槐. 生理学[M]. 9 版. 北京:人民卫生出版社,2018.

5. 王天有,申昆玲,沈颖. 诸福棠实用儿科学[M]. 9 版. 北京:人民卫生出版社,2022.

6. 万学红,卢雪峰. 临床诊断学[M]. 9 版. 北京:人民卫生出版社,2018.

案例摘要

患儿,男,系 G_1P_1,6 月龄,足月顺产。生后母乳+米糊喂养,但食欲差,近 4 个月来体重不增遂入院。平素表现不及同龄儿活泼,今日突然面色苍白,双眼上翻,经压人中、给氧、喝糖水后苏醒。患儿平时经常患"肺炎""气管炎"和"肠炎",至今未加辅食。

查体:神清,精神萎靡,营养差,体重 6.9 kg,身长 65 cm,前囟已闭,心肺(-)。腹壁皮肤弹性差,皮下脂肪消失,四肢肌张力低下,活动尚可。

辅助检查:末梢血血红蛋白 92 g/L,红细胞 3×10^{12}/L,血糖 3.4 mmol/L,维生素 D 测定 35 ng/mL,血钙 2.25 mmol/L(9 mg/dL),血磷 1.9 mmol/L。

案例将要讨论内容的摘要

1. 基础医学

人体营养结构和需求;人体三大宏量营养素供给比例;各种维生素、矿物质每日适宜摄入量,婴儿营养与喂养;母乳成分、喂养的优点及喂养方法,人工喂养奶方的配制及喂养方法;婴儿辅食添加及幼儿膳食特点;儿童营养状况评价。

2. 临床医学

蛋白质-能量营养障碍的病因、临床表现、分度、并发症、治疗及预防;营养不良的病理生理及实验室检查。

3. 课程思政

讨论蛋白质-能量营养障碍目前在我国的发病情况;讨论如何在我国目前的医疗卫生体制下更有效地降低该疾病的发生率;讨论如何预防蛋白质-能量营养障碍及各种并发症的发生;讨论如何利用各种网络平台开展科普知识教育,明显降低发生率。

第 1 幕(1 学时)

1. 辅导注意事项及提示用问题

(1)上述病例包含哪些重要的信息?

(2)哪些疾病可以出现上述临床表现?

(3)为进一步作出临床判断，需要进一步了解并获取病人的哪些信息才能有助于临床对疾病的诊断？

2. 主要讨论方向

(1)蛋白质-能量营养障碍为儿科常见病吗？发生率如何？
(2)蛋白质-能量营养障碍的定义是什么？
(3)蛋白质-能量营养障碍的常见原因是什么？
(4)蛋白质-能量营养障碍的哪些机制导致了病人的临床症状？

第2幕（1学时）

1. 辅导注意事项及提示用问题

(1)你认为最可能的疾病是什么？请提供依据。
(2)你认为还需要对病人进行哪方面的检查？有什么检查意义？
(3)该患儿可能出现哪些并发症？

2. 主要讨论方向

(1)蛋白质-能量营养障碍的临床诊断标准有哪些？
(2)营养不良的分型、分度是什么？
(3)蛋白质-能量营养障碍的各种并发症是什么？哪些危及生命？
(4)蛋白质-能量营养障碍的鉴别诊断有哪些？其鉴别要点是什么？

第3幕（2学时）

1. 辅导注意事项及提示用问题

(1)什么让患儿出现面色苍白、双眼上翻等表现？
(2)该患儿目前需要怎么样的处理措施？
(3)蛋白质-能量营养障碍的治疗原则是什么？
(4)蛋白质-能量营养障碍还有哪些临床表现？

2. 主要讨论方向

(1)蛋白质-能量营养障碍会发生哪些致命并发症？
(2)蛋白质-能量营养障碍必须积极处理哪些致命并发症？
(3)蛋白质-能量营养障碍注重个性化治疗怎么实施？
(4)蛋白质-能量营养障碍怎么预防？降低发生率？

案例讨论小结(1学时)

1. 学生各小组小结

各小组以PPT的形式进行小结,小结的内容应包括该案例发病病因、机制、临床表现、诊断标准、鉴别诊断及其治疗原则和预防措施。

2. 教师总结

(1)案例讨论所涉及专业知识:①营养不良的病因;②营养不良的临床特征;③营养不良的并发症;④营养不良的诊断标准与分度;⑤营养不良的治疗与预防;⑥营养不良的病因及病理生理;⑦营养不良的临床分型分度及治疗预防。

(2)案例讨论过程点评:尤其对团队合作、批判精神、逻辑思维等方面予以点评。

教师备课用材料

蛋白质-能量营养不良(PEM)是由于缺乏能量和(或)蛋白质所致的一种营养缺乏症,主要见于3岁以下婴幼儿。临床上以体重明显减轻、皮下脂肪减少和皮下水肿为特征,常伴有各器官系统的功能紊乱。急性发病者常伴有水、电解质紊乱,慢性者常有多种营养素缺乏。临床常见三种类型:能量供应不足为主的消瘦型;以蛋白质供应不足为主的浮肿型;介于以上两者之间的消瘦-浮肿型。

一、病因

1. 摄入不足

小儿处于生长发育的阶段,对营养素尤其是蛋白质的需要相对较多,喂养不当是导致营养不良的重要原因,如:母乳不足而未及时添加其他富含蛋白质的食品;奶粉配制过稀;突然停奶而未及时添加辅食;长期以淀粉类食品(粥、米粉、奶糕)喂养等。较大小儿的营养不良多为婴儿期营养不良的继续,或因不良的饮食习惯(如偏食、挑食、吃零食过多、不吃早餐等)引起。

2. 消化吸收不良

消化吸收障碍,如消化系统解剖或功能上的异常(唇裂、腭裂、幽门梗阻、迁延性腹泻、过敏性肠炎、肠吸收不良综合征等),均可影响食物的消化和吸收。

3. 需要量增加

急、慢性传染病(如麻疹、伤寒、肝炎、结核)的恢复期、生长发育快速阶段等,均可因需要量增多而造成营养相对缺乏;糖尿病、大量蛋白尿、发热性疾病、甲状腺功能亢进、恶性肿瘤等，均可使营养素的消耗量增多而导致营养不足。先天不足和生理功能低下（如早产、双胎），因追赶生长而需要量增加也可引起营养不良。

二、病理生理

1. 新陈代谢异常

（1）蛋白质：由于蛋白质摄入不足或蛋白质丢失过多，使体内蛋白质代谢处于负平衡。当血清总蛋白浓度<40 g/L、白蛋白<20 g/L 时，便可发生低蛋白性水肿。

（2）脂肪：能量摄入不足时，体内脂肪大量消耗以维持生命活动的需要，故血清胆固醇浓度下降。肝脏是脂肪代谢的主要器官，当体内脂肪消耗过多，超过肝脏的代谢能力时，可造成肝脏脂肪浸润及变性。

（3）碳水化合物：由于摄入不足和消耗增多，糖原不足和血糖偏低，轻度时症状并不明显，重度时可引起低血糖昏迷甚至猝死。

（4）水、盐代谢：由于脂肪大量消耗，细胞外液容量增加，低蛋白血症可进一步加剧而呈现浮肿；PEM 时 ATP 合成减少，可影响细胞膜上 Na^+/K^+-ATP 酶的运转，钠在细胞内潴留，细胞外液一般为低渗状态，易出现低渗性脱水、酸中毒、低钾、低钠、低钙和低镁血症。

（5）体温调节能力下降：营养不良儿体温偏低，可能与热能摄入不足、皮下脂肪薄、散热快、血糖降低、氧耗量低、脉率和周围血循环量减少等有关。

2. 各系统功能低下

（1）消化系统：由于消化液和酶的分泌减少、酶活力降低，肠蠕动减弱，菌群失调，致消化功能低下，易发生腹泻。

（2）循环系统：心脏收缩力减弱，心搏出量减少，血压偏低，脉细弱。

（3）泌尿系统：肾小管重吸收功能减低，尿量增多而尿比重下降。

（4）神经系统：精神抑郁，时有烦躁不安、表情淡漠、反应迟钝、记忆力减退，条件反射不易建立。

（5）免疫功能：非特异性（如皮肤黏膜屏障功能、白细胞吞噬功能、补体功能）和特异性免疫功能均明显降低。患儿结核菌素等迟发性皮肤反应可呈阴性；常伴 IgG 亚类缺陷和 T 细胞亚群比例失调等。由于免疫功能全面低下，患儿极易并发各种感染。

三、临床表现

体重不增是营养不良的早期表现。随营养失调日久加重，体重逐渐下降，患儿主要表现为消瘦,皮下脂肪逐渐减少以致消失,皮肤干燥、苍白、逐渐失去弹性,额部出现皱纹如老人状,肌张力逐渐降低,肌肉松弛、萎缩呈"皮包骨",四肢可有挛缩。皮下脂肪层消耗的顺序首先是腹部,其次为躯干、臀部、四肢,最后为面颊。皮下脂肪层厚度是判断营养不良程度的重要指标之一。营养不良初期,身高并无影响,但随着病情加重,骨骼生长减慢,身高也低于正常。轻度营养不良,精神状态正常,但重度可出现精神萎靡、反应差、体温偏低、脉细无力、无食欲、腹泻、便秘交替等。合并血浆白蛋白明显下降时,可有凹陷性浮肿、皮肤发亮,严重时可破溃、感染形成慢性溃疡。重度营养不良可有重要脏器功能损害,如心脏功能下降可有心音低钝、血压偏低、脉搏变缓、呼吸浅表等。

常见的并发症有营养性贫血,以小细胞低色素性贫血最为常见,贫血与缺乏铁、叶酸、维生素 B_{12}、蛋白质等造血原料有关。营养不良可有多种维生素缺乏,尤以脂溶性维生素 A、维生素 D 缺乏常见。在营养不良时,维生素 D 缺乏的症状不明显,在恢复期生长发育加快时症状比较明显。约有 3/4 的病儿伴有锌缺乏,由于免疫功能低下,故易患各种感染,如反复呼吸道感染、鹅口疮、肺炎、结核病、中耳炎、尿路感染等;婴儿腹泻常迁延不愈加重营养不良,形成恶性循环。

营养不良可并发自发性低血糖,患儿可突然表现为面色灰白、神志不清、脉搏减慢、呼吸暂停、体温不升,但无抽搐,若不及时诊治,可致死亡。

四、实验室检查

人血白蛋白浓度降低是最重要的改变,但其半衰期较长(19~21 天)故不够灵敏。视黄醇结合蛋白(半衰期 10 小时)、前白蛋白(半衰期 1.9 天)、甲状腺结合前白蛋白(半衰期 2 天)和转铁蛋白(半衰期 3 天)等代谢周期较短的血浆蛋白质具有早期诊断价值。胰岛素样生长因子 I(IGF-I)不仅反应灵敏且受其他因素影响较小,是诊断蛋白质营养不良的较好指标。营养不良小儿牛磺酸和必需氨基酸浓度降低,而非必需氨基酸变化不大;血清淀粉酶、脂肪酶、胆碱酯酶、转氨酶、碱性磷酸酶、胰酶和黄嘌呤氧化酶等活力均下降,经治疗后可迅速恢复正常;胆固醇、各种电解质及微量元素浓度皆可下降;生长激素水平升高。

五、诊断

根据小儿年龄及喂养史,有体重下降、皮下脂肪减少、全身各系统功能紊乱及其他营养素缺乏的临床症状和体征,典型病例的诊断并不困难。轻度患儿易被忽略,需通过定期生长监测、随访才能发现。诊后还需详细询问病史和进一步检查,以确定病因。5 岁以下小儿营养不良的体格测量指标分型和分度如下。

1. 体重低下

体重低于同年龄、同性别参照人群值的中位数-2SD，如：在中位数-2～3SD为中度；在中位数-3SD以下为重度。

2. 生长迟缓

身长低于同年龄、同性别参照人群值中位数-2SD，如：在中位数-2～3SD为中度；在中位数-3SD以下为重度。

3. 消瘦

体重低于同性别、同身高参照人群值的中位数-2SD，如：在中位数-2～3SD为中度；在中位数-3SD以下为重度。

临床常综合应用以上指标来判断患儿营养不良的类型和严重程度。以上三项判断营养不良的指标可同时存在，也可仅符合其中一项。符合一项即可进行营养不良的诊断。

六、治疗

营养不良的治疗原则是积极处理各种危及生命的并发症，祛除病因，调整饮食，促进消化等。

1. 处理危及生命的并发症

严重营养不良常发生危及生命的并发症，如腹泻时的严重脱水和电解质紊乱、酸中毒、休克、肾功能衰竭、自发性低血糖、继发感染及维生素A缺乏所致的眼部损害等。有真菌感染的患儿，除积极给予支持治疗外，要及时进行抗真菌治疗及其他相应的处理。

2. 祛除病因

在查明病因的基础上积极治疗原发病，如纠正消化道畸形，控制感染性疾病，根治各种消耗性疾病，改进喂养方法等。

3. 调整饮食

PEM患儿的消化道因长期摄入量过少，已适应低营养的摄入，过快增加摄入量易出现消化不良、腹泻，故饮食调整的量和内容应根据实际的消化能力和病情逐步完成，不能操之过急。轻度营养不良可从每日250～330 kJ/kg（60～80 kcal/kg）开始，中度、重度可参考原来的饮食情况，从每日165～230 kJ/kg（40～55 kcal/kg）开始，逐步少量增加；若消化吸收能力较好，可逐渐增加到每日500～727 kJ/kg（120～170 kcal/kg），并按实际体重计算热能需要。

母乳喂养儿可根据患儿的食欲哺乳,按需哺喂;人工喂养儿从给予稀释奶开始,适应后逐渐增加奶量和浓度。除乳制品外,可给予蛋类、肝泥、肉末、鱼粉等高蛋白食物,必要时也可添加酪蛋白水解物、氨基酸混合液或要素饮食。蛋白质摄入量从每日 1.5 ~ 2.0 g/kg 开始,逐步增加到每日 3.0 ~ 4.5 g/kg,过早给予高蛋白食物可引起腹胀和肝肿大。食物中应含有丰富的维生素和微量元素。

4. 促进消化

其目的是改善消化功能。

(1)药物:可给予 B 族维生素和胃蛋白酶、胰酶等以助消化。蛋白质同化类固醇制剂(如苯丙酸诺龙)能促进蛋白质合成,并能增加食欲,每次肌注 10 ~ 25 mg,每周 1 ~ 2 次,连续 2 ~ 3 周,用药期间应供给充足的热量和蛋白质。对食欲差的患儿可给予胰岛素注射,降低血糖,增加饥饿感,以提高食欲,通常皮下注射胰岛素 2 ~ 3 单位,每日一次,注射前先服葡萄糖 20 ~ 30 g,每 1 ~ 2 周为一疗程。锌制剂可提高味觉敏感度,有增加食欲的作用,每日可口服元素锌 0.5 ~ 1 mg/kg。

(2)中医治疗:中药参苓白术散能调整脾胃功能,改善食欲;针灸、推拿、抚触、捏脊等也有一定疗效。

5. 其他

病情严重伴明显低蛋白血症或严重贫血者,可考虑成分输血。静脉点滴高能量脂肪乳剂、多种氨基酸、葡萄糖等,也可酌情选用。此外,充足的睡眠、适当的户外活动、纠正不良的饮食习惯和良好的护理,也极为重要。

七、预后和预防

本病的预后取决于营养不良的发生年龄、持续时间及其程度,其中尤以发病年龄最为重要,年龄愈小,其远期影响愈大,尤其是认知能力和抽象思维能力易发生缺陷。本病的预防应采取综合措施。

1. 合理喂养

大力提倡母乳喂养,对母乳不足或不宜母乳喂养者应及时给予指导,采用混合喂养或人工喂养并及时添加辅助食品;纠正偏食、挑食、吃零食的不良习惯,早餐要吃饱,午餐应保证供给足够的能量和蛋白质。

2. 合理安排生活作息制度

坚持户外活动,保证充足睡眠,纠正不良的卫生习惯。

3. 防治传染病和预防先天畸形

按时进行预防接种；对患有唇裂、腭裂及幽门狭窄等先天畸形者，应及时手术治疗。

4. 推广应用生长发育监测图

定期测量体重，并将体重值标在生长发育监测图上，如发现体重增长缓慢或不增，应尽快查明原因，及时予以纠正。

（凌赛泳、陆兰芬、黄月艳）